AF462803

TRAITÉ THÉORIQUE
ET PRATIQUE
DE L'HÉMOSPASIE.

PARIS.

G. MASSON, ÉDITEUR,

LIBRAIRE DE L'ACADÉMIE DE MÉDECINE,

PLACE DE L'ÉCOLE DE MÉDECINE, 17.

TRAITÉ THÉORIQUE
ET PRATIQUE
DE L'HÉMOSPASIE,

PAR

V.-T. JUNOD,

DOCTEUR EN MÉDECINE DE LA FACULTÉ DE PARIS,
DEUX FOIS LAURÉAT DE L'INSTITUT DE FRANCE
(PREMIER PRIX MONTYON EN 1836; GRAND PRIX DE MÉDECINE ET DE CHIRURGIE EN 1870),
MEMBRE CORRESPONDANT DE LA SOCIÉTÉ MÉDICALE DE LONDRES, ETC.

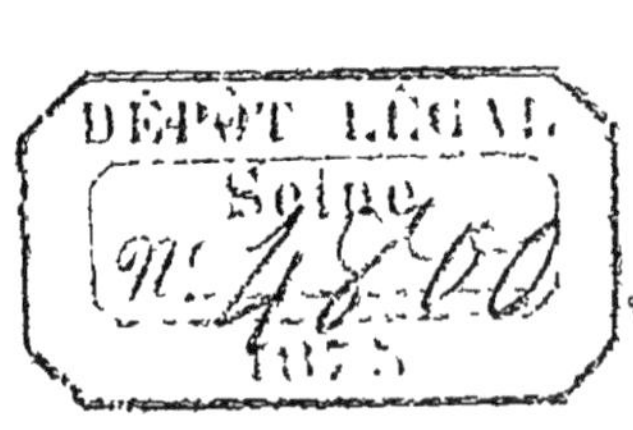

PARIS.

IMPRIMÉ PAR ORDRE DU GOUVERNEMENT

À L'IMPRIMERIE NATIONALE.

M DCCC LXXV.

INTRODUCTION.

Ce n'est pas la première fois que je m'adresse au monde savant. De nombreuses communications aux académies, des résultats heureux dans les hôpitaux ont fait connaître mes découvertes et en ont répandu l'usage en France et dans les diverses contrées que j'ai visitées. Elles consistent, comme on le sait, dans l'emploi de l'aérothérapie ou de la compression et de la raréfaction de l'air, tant sur le corps que sur les membres isolés; d'où j'ai tiré les trois modes de traitement suivants :

1° Les bains d'air comprimé;

2° Les bains d'air raréfié;

3° L'hémospasie [1].

Pour épargner à mes confrères des recherches souvent difficiles, j'ai voulu faire sur cette troisième méthode un travail plus étendu; ils y trouveront l'historique de l'hémospasie, la description de mes récipients anciens et nouveaux, leur mode d'application, leurs effets sur l'homme sain et sur l'homme malade; enfin, une série d'observations venant à l'appui de mes assertions et de mes idées théoriques.

L'étude que j'offre aujourd'hui au public médical est donc le résumé et le complément de mes recherches

[1] *αἷμα, sang; σπάω, j'attire.*

antérieures sur une méthode thérapeutique dont l'efficacité ne peut plus être mise en doute.

J'entends par hémospase l'application d'un appareil hémospasique pendant un temps donné.

On peut distinguer, suivant leurs degrés, des hémospases simples ou doubles, des hyperhémospases et des hémospases lipothymiques ou anesthésiques. Parfois je donne le nom de dérivateurs[1] aux appareils hémospasiques.

Il me reste à adresser ici un tribut de reconnaissance à ceux de mes confrères qui, en m'appelant dans les hôpitaux, m'ont donné l'occasion de recueillir sous leurs yeux de nombreux faits, permettant de placer l'hémospasie au nombre des agents les plus énergiques et les plus certains de la thérapeutique rationnelle.

HISTORIQUE.

Au début de mes études médicales, je visitai les Alpes, les Pyrénées et le mont Etna, afin d'y observer les effets des climats de montagnes. A mesure que j'approchais des cimes les plus élevées, je remarquais que le pouls augmentait de fréquence et diminuait graduel-

[1] Je prends le mot de *dérivation* dans son acception la plus étendue, et j'y attache par conséquent l'idée de révulsion; il m'arrivera parfois de dire : *révulsion hémospasique*. J'ai cru pouvoir me servir de ces deux mots de *dérivation* et de *révulsion* comme synonymes, les modernes n'attachant plus la même valeur aux distinctions admises par les anciens. On voit que je me suis permis bien peu de néologisme.

lement de volume; je crus devoir attribuer ce phénomène à ce que, sous une tension moins grande de l'atmosphère, il s'opérait une dérivation naturelle sur le réseau capillaire des surfaces cutanée et pulmonaire; et je me demandai si une chambre pneumatique qui permettrait de reproduire à volonté ces mêmes effets ne constituerait pas un dérivatif énergique, et si, par contre, un bain d'air comprimé n'aurait pas des propriétés médicales.

L'expérience seule pouvait confirmer ce que la théorie me faisait pressentir sur l'utilité de l'aérothérapie, et, sans attendre le terme de mes études, je fis construire, en 1829, une première chambre ou cloche pneumatique[1].

Me trouvant en face de l'inconnu, je me soumis à diverses pressions, depuis les plus légères jusqu'à celle de cinq atmosphères, et je constatai sur moi-même que les pressions les plus fortes étaient parfois suivies de réaction si l'on ne ménageait pas les transitions; que deux cinquièmes d'atmosphère offraient plus d'efficacité

[1] Cette chambre consistait en un vaste récipient de fer laminé, éclairé par des disques de cristal fixés sur ses parois, et dans lequel l'air pouvait être comprimé ou raréfié à volonté au moyen d'une pompe mue par la vapeur. L'entrée de cette chambre était pourvue de deux portes en quelque sorte juxtaposées, l'une s'ouvrant à l'intérieur pour la compression, l'autre à l'extérieur pour la raréfaction, de telle sorte que le même appareil pouvait servir, soit aux bains d'air comprimé, soit aux bains d'air raréfié. Un robinet servait à ménager une fuite permanente, nécessaire au renouvellement de l'air intérieur, et à graduer la pression ou la raréfaction d'après les indications d'un manomètre ou celles d'un baromètre.

que des pressions plus hautes, et qu'en général on ne devait pas dépasser une demi-atmosphère.

Ces expériences physiologiques me conduisirent à des recherches thérapeutiques, qui me démontrèrent l'efficacité des bains d'air comprimé, notamment dans le traitement de l'emphysème et de certains états généraux de l'organisme, l'anémie en particulier.

Après avoir obtenu ces premiers résultats par les bains d'air comprimé, je me soumis à des expériences analogues sur les effets du bain d'air raréfié.

Dès que j'amenais la raréfaction de l'air à un degré approchant de celui qui s'observe au sommet du Mont-Blanc, je ressentais cette même tendance à la défaillance que j'avais éprouvée à de grandes altitudes.

Je constatai ensuite les bons effets dérivatifs du bain d'air raréfié dans le traitement de certaines phlegmasies aiguës ou chroniques, mais je fixai à un quart d'atmosphère la limite à laquelle on devait le plus ordinairement s'arrêter, la dérivation pouvant occasionner la défaillance, si le vide était porté trop rapidement au delà d'un tiers ou d'une demi-atmosphère.

Des médecins, témoins de mes premiers résultats thérapeutiques, voulurent bien m'adresser de leurs clients, et l'un d'entre eux me conduisit un jour près d'une jeune personne affectée d'une méningite cérébrale qui ne lui laissait plus d'espoir. En présence de cette difficulté, il me vint pour la première fois l'idée d'isoler toute une extrémité pour la soumettre à l'action du vide; nous obtînmes une dérivation énergique sur la jambe, suivie d'une amélioration notable; trois heures après, une seconde hémospase sur l'extrémité opposée fit cesser le délire et amena la convalescence.

Dès que je fus en possession d'un nouvel agent aussi énergique et d'un emploi plus facile que mes chambres pneumatiques, je rencontrai moins d'obstacles pour en faire l'application dans tous les hôpitaux de Paris. Les résultats encourageants que je ne tardai pas à y obtenir me firent ensuite un devoir de renouveler ces hémospases dans les principales cliniques de la France et dans celles des contrées voisines. Je me rendis d'abord en Italie en passant par Montpellier, où le professeur Delpech appela l'attention de ses élèves sur les applications hémospasiques que je fis à l'hôpital Saint-Éloi. Puis je visitai les cliniques de l'Italie, de l'Autriche, de l'Allemagne, et plus tard celles de Strasbourg, où la méthode hémospasique obtint de nouveaux succès. On en pourra juger par la lettre suivante :

Monsieur et très-honoré confrère,

Je me rappelle, avec un vif plaisir, les essais que vous fîtes, en 1831, ou en 1832, dans notre clinique de chirurgie, à l'aide de ceux de vos récipients qui permettent d'opérer le vide sur une ou plusieurs extrémités.

Nous comprîmes alors les effets avantageux que l'on pourrait retirer de l'application de cet ingénieux moyen pour combattre des congestions cérébrales et d'autres affections.

J'ai su depuis que vous avez continué à vous occuper de l'emploi de vos appareils hémospasiques et que vos efforts ont été couronnés de succès; il ne me reste donc qu'à vous féliciter des heureux résultats que vous avez obtenus dans le cours d'une longue et honorable carrière, et je désire ardemment que, dans l'intérêt de l'humanité, vos découvertes se vulgarisent de plus en plus.

Agréez, etc.

Signé EHRMANN,
Doyen honoraire de la faculté de Strasbourg.

Strasbourg, le 27 février 1875.

Durant la première invasion du choléra à Paris, on eut recours à l'hémospasie, notamment à l'Hôtel-Dieu, où, en présence de M. Bally, chef de service, et de M. Nonat, nous obtînmes de nouveaux résultats non moins concluants.

En 1833, le 31 août, je signalai, dans ma thèse inaugurale[1], les avantages de l'hémospasie, et je soumis à mes examinateurs les différents appareils qui s'y trouvaient décrits, entre autres un récipient permettant d'hémospasier tout le corps, la tête exceptée.

Le 25 août 1834, je lus à l'Académie des sciences un premier mémoire intitulé : *Recherches physiologiques et thérapeutiques sur les effets de la compression et de la raréfaction de l'air, tant sur le corps que sur les membres isolés.* Ce mémoire[2] contenait la description d'une chambre à air comprimé ou raréfié et celle d'appareils propres à opérer le vide sur les extrémités isolées.

L'Académie nomma une commission composée de Savart, Double et Magendie.

[1] Un compte rendu de cette thèse fut publié dans *le Censeur médical.*

[2] Inséré dans la *Revue médicale*, septembre 1834.

A l'Hôtel-Dieu, où se trouvait le service du rapporteur, il ne put observer que les effets de l'hémospasie, l'espace ayant manqué pour y installer mes chambres à air comprimé ou raréfié.

Après des expériences journellement renouvelées pendant près d'une année, la commission fit, le 1er août 1835, un rapport favorable; il fut confirmé l'année suivante par une nouvelle commission plus nombreuse, composée de Magendie, Double, Dulong, Savart, Larrey, Roux, Duméril, de Blainville, Serres, dont le rapport nous valut un premier prix Montyon.

Appuyé sur de tels suffrages, je lus à l'Académie des sciences les mémoires suivants :

1° *Observations sur les effets avantageux de l'hémospasie*[1].

2° *Mémoire sur les effets anesthésiques de l'hémospasie*[2]. Avant que les effets de l'éther et du chloroforme fussent connus, j'avais recours à des hémospases lipothymiques pour supprimer la douleur dans certaines opérations chirurgicales de courte durée.

3° *Nouvelles observations sur l'emploi des appareils hémospasiques et des bains d'air comprimé, lues à l'Académie des sciences le 8 novembre 1841*[3]. Ce mémoire contient, entre autres, quatre cas d'amaurose et deux très-graves de pneumonie.

[1] Ce mémoire a été inséré dans la *Gazette des hôpitaux*, nos 151 et 152, 26 décembre 1837, t. XL.

[2] Inséré dans la *Gazette médicale*, 1838.

[3] *Idem*, 1841.

4° *De l'hémospasie appliquée au traitement des fièvres typhoïdes*[1].

5° *De la méthode hémospasique, de ses diverses applications et des appareils qui y sont appropriés*[2]. Observations relatives à l'application de la méthode hémospasique, au traitement des plaies par armes à feu et de diverses affections chirurgicales. Je fais ressortir dans ce mémoire les avantages de ma méthode pour arrêter les hémorrhagies et modérer l'inflammation qui accompagne si fréquemment les blessures.

6° *De l'emploi de la méthode hémospasique dans le traitement du choléra épidémique*[3]. Ce mémoire a pour objet de démontrer l'efficacité de l'hémospasie contre les complications cérébrales et pulmonaires, si fréquentes dans le cours de cette maladie.

Les mémoires qui suivent, dont je fis également lecture à l'Académie des sciences, étaient destinés à faire connaître au public médical les avantages de la méthode hémospasique, comparée aux autres agents de la thérapeutique[4].

Dans le premier, je signalai les dangers des saignées générales et locales, trop abondantes ou trop répétées; je m'élevai contre les abus de ce moyen héroïque, mais

[1] Mémoire adressé à l'Académie des sciences le 24 août 1846.

[2] Mémoire lu à l'Acad. des sciences le 18 juin 1849, et inséré dans la *Gazette médicale* du 4 août 1849.

[3] Mémoire lu à l'Académie des sciences le 7 août 1849, reproduit dans la *Revue médicale*, p. 393.

[4] Mémoire lu à l'Académie des sciences le 19 février 1849, et inséré dans la *Revue médicale*, février même année, p. 185.

spoliateur du fluide sanguin. Je proposai ma méthode dérivative, équivalente par son action immédiate sur le sang, qu'elle soustrait à la circulation générale, mais bien différente par ses effets ultérieurs, puisque, si elle prive momentanément l'économie d'un élément précieux, elle permet de le lui restituer à volonté[1].

Le second mémoire[2] avait pour objet : *Les avantages de la méthode hémospasique substituée à d'autres médications énergiques.* Il y est surtout question des purgatifs et des contre-stimulants. J'en signale les inconvénients; j'explique comment, au moyen de l'hémospasie, on obtient des effets dérivatifs puissants et une réduction graduée de l'énergie vitale, sans avoir à redouter les irritations intestinales, les secousses violentes et les dépressions, difficilement réparables. Enfin, j'indique le moyen de provoquer une transpiration abondante, en abaissant la température interne et externe du corps au lieu de l'élever; ressource qui manquait encore à la thérapeutique.

Dans le troisième mémoire[3], je me livrai à l'*Examen comparatif de l'hémospasie avec les stimulants énergiques.* Mes termes de comparaison étaient surtout les sinapismes, les vésicatoires et les ventouses sèches. Je signa-

[1] Cette polémique contre l'abus de la saignée n'aurait plus aujourd'hui sa raison d'être; mon mémoire n'en conserve pas moins sa valeur au point de vue historique.

[2] Mémoire lu à l'Académie des sciences le 28 mai 1849, inséré dans la *Revue médicale*, même année, p. 32.

[3] Mémoire lu à l'Académie des sciences le 4 février 1850, inséré *in extenso* dans la *Revue médicale.*

lais le peu d'efficacité des sinapismes; je faisais ressortir les inconvénients multiples du vésicatoire, inconvénients que ne présente point l'hémospasie. Quant aux petites ventouses, connues sous le nom de *ventouses sèches*, il ne m'était pas difficile de prouver leur infériorité.

Le mémoire intitulé : *Thérapeutique spéciale, ou moyen certain d'obtenir une grande économie dans les hôpitaux*[1], était destiné à y faire adopter mes appareils, remplaçant souvent avec avantage les sangsues. Déjà, par un arrêté en date du 2 avril 1839, l'Administration des hôpitaux de Paris avait adopté mes appareils hémospasiques, et, à cette occasion, le secrétaire général fut chargé de me remercier, au nom du Conseil, des soins personnels donnés gratuitement aux malades.

En 1854, envoyé, par le ministre, en mission dans la Haute-Marne, décimée par le choléra, les résultats que j'obtins dans les hôpitaux de Chaumont, de Vassy, de Saint-Dizier et de Langres, me valurent une médaille d'or et les rapports les plus favorables des médecins de ces établissements. Ces résultats ont fait le sujet d'un mémoire que j'ai lu à l'Académie des sciences[2].

En 1855, j'obtins un prix à l'Exposition universelle de Paris, où je fis fonctionner devant le jury une de mes chambres pneumatiques, spécialement destinée à l'emploi des bains d'air comprimé ou raréfié.

[1] Compte rendu de l'Académie des sciences, 23 septembre 1850, et *Revue médicale*. — [2] Mémoire inséré dans la *Gazette médicale*, 28 octobre 1854.

En 1858, afin de mieux étudier l'influence des climats sur les effets de l'hémospasie, je répétai en Algérie les applications que j'avais faites dans plusieurs contrées du nord de l'Europe.

On sait combien, sous les latitudes méridionales, il est important de ménager la force de résistance de l'économie, si nécessaire en face des maladies endémiques graves de ces régions. Les résultats que j'obtins sont consignés dans un mémoire que je lus à l'Académie des sciences le 14 juin 1858.

Revenu de l'Algérie, je renouvelai, à l'hôpital de la Charité, une série d'applications hémospasiques dont on trouvera le compte rendu dans *l'Ami de la science*, par M. Henri Favre (2 septembre 1858).

Enfin, j'obtins un nouveau prix à l'Exposition universelle de 1867, pour des perfectionnements apportés à mes divers appareils.

L'aérothérapie en général, et l'hémospasie en particulier, ne restaient cependant pas renfermées dans le cercle étroit de quelques publications isolées ou périodiques. Quinze ans à peine écoulés, elles avaient définitivement pris place dans les traités élémentaires et dans les différents ouvrages classiques de l'École.

Ainsi, le docteur Ch. Londe en décrit les effets dans ses nouveaux éléments d'hygiène[1]; Michel Lévy en fait ressortir les avantages dans son *Traité d'hygiène publique*

[1] Édition de 1847.

et privée[1], Bourgery[2], Vidal de Cassis[3], Nélaton[4], Philippe Boyer[5], Bérard et Denonvilliers[6], la placent parmi les moyens thérapeutiques définitivement acquis à la science.

Il me reste, pour compléter cet historique, à jeter un coup d'œil rapide sur les travaux dont la médecine pneumatique a été l'objet.

Mon premier mémoire, lu à l'Académie des sciences en 1834, et le rapport fait à cette occasion en 1835 eurent un certain retentissement; mais ce ne fut qu'à la suite du premier prix Montyon, qui me fut décerné en 1836, que des praticiens se décidèrent à répéter mes expériences.

Quelques médecins allemands firent de l'hémospasie le sujet d'une étude sérieuse et en proclamèrent les avantages. En 1846, le docteur Szokalski publia, dans les *Archives* de Roses et Wanderlich (p. 229 et suiv.), un mémoire fort remarquable sur les troubles de la cornée transparente, dans lequel il déclare que de tous les révulsifs appropriés à cette affection, l'appareil hémospásique Junod est le plus efficace; qu'il serait même difficile d'opposer aux maladies des yeux déterminées par des congestions un moyen plus énergique. «Je

[1] 2e édition.

[2] *Traité de médecine opératoire*, faisant suite à son grand ouvrage sur l'*Anatomie de l'homme*.

[3] *Traité de pathologie externe de médecine opératoire*, t. I, p. 193.

[4] *Éléments de pathologie chirurgicale*, t. I, p. 32.

[5] *Traité des maladies chirurgicales et du traitement qui leur convient*.

[6] *Compendium de chirurgie pratique*, t. I, p. 144.

« m'étonne, dit-il, que cet appareil ait si peu fixé l'at-« tention des ophthalmologistes. »

Une brochure a été publiée par Ficinus à Dresde, en 1848, sous le titre : *L'hémospasie, ou la grand eventouse Junod, ses effets physiologiques et thérapeutiques.*

Ficinus donne peut-être trop d'importance aux explications théoriques, bien qu'il s'appuie sur mes observations et sur les siennes; mais je dois rendre hommage au zèle qu'il a déployé pour répandre cette méthode thérapeutique en Allemagne.

La même année, M. Jourdan soutenait une thèse sur le même sujet à la faculté de médecine de Giessen, sous la présidence de Vogel. Ce travail contient un historique intéressant et vingt observations sur les effets avantageux de l'hémospasie comparés à ceux des saignées.

Mes appareils hémospasiques m'ayant valu un prix à l'Exposition universelle de Londres (1851) et l'approbation de toute la presse médicale, je profitai de cet appui pour visiter les hôpitaux des trois royaumes, où je reçus de mes confrères l'accueil le plus bienveillant.

J'obtins de M. A. Smith, médecin en chef des armées britanniques, des lettres d'introduction pour les médecins professeurs des hôpitaux militaires, ce qui m'offrit l'occasion de mieux démontrer les avantages de l'hémospasie.

Nos expériences, faites à Chatham en présence de commissions composées d'hommes compétents, donnèrent lieu à différents rapports.

Le premier, le plus important, inséré dans le *Medical Times and Gazet* du 10 septembre 1853, se termine par cette conclusion : « Bien que nos malades ne fussent « pas dans la position que l'auteur désigne comme la plus « favorable à l'application de sa méthode, nous sommes « néanmoins restés convaincus que ce moyen, employé « avec discernement, aide puissamment le chirurgien, « aussi bien que le médecin, à obtenir la guérison des « maladies caractérisées par l'inflammation et surtout par « des congestions locales, comme cela s'observe dans la « méningite, le rhumatisme, l'amaurose, l'ophthalmie et « les névralgies crâniennes. » Ce rapport contient, à l'appui de ces assertions, plusieurs faits choisis parmi beaucoup d'autres, dans lesquels l'hémospasie a montré sa puissance et son innocuité. J'en mentionnerai deux :

1° Une névralgie cérébrale intermittente datant de plusieurs mois, chez un malade âgé de 60 ans; cette affection, après avoir résisté à tous les moyens connus, céda à une seule hémospase;

2° Un cas d'amputation du bras, où le moignon enflammé fut ramené en vingt-quatre heures à l'état le plus satisfaisant.

Le second rapport, fait par le docteur A. Maclean, contient quelques objections auxquelles je m'empressai de répondre[1]. Si le moyen, disais-je, ne remplit pas toujours l'attente de l'expérimentateur, cela peut tenir, soit à ce que l'appareil n'est pas appliqué à propos ou

[1] *Medical Times and Gazet* du 15 octobre 1853.

avec la persévérance convenable, soit à ce que le vide est produit trop rapidement.

J'appuie mes observations d'un exemple très-concluant observé à l'hôpital de la garnison de Chatham (service de M. Maclean), celui d'un militaire affecté d'hémiplégie depuis la veille, et qui recouvra, séance tenante, la faculté de se mouvoir et de parler.

Depuis, le journal *The Lancet* a souvent rendu compte de nos hémospases dans les hôpitaux anglais, et, le 16 août 1868, le docteur Clarck s'y exprime ainsi :

« J'ai vu le docteur Junod appliquer efficacement « son appareil dans le traitement du choléra à l'hôpital « de Londres, notamment contre les congestions secon- « daires et passives que produit cette maladie; c'est un « appareil dont l'usage mérite d'être répandu [1]. »

En 1869, j'ai adressé à l'Académie des sciences, pour le concours des prix de médecine et de chirurgie

[1] Je rappellerai à cette occasion que, dès que le fléau asiatique cessait à Paris, je me rendais dans les contrées voisines où il continuait à sévir, afin de mettre mes appareils à la disposition des chefs de service dans les hôpitaux. C'était dans ce même but que j'avais fait le voyage de Londres en 1868, alors que l'épidémie y exerçait ses ravages dans les quartiers situés à l'est de la ville. Lorsque le choléra régnait à Constantinople, en 1871, je me rendis dans cette ville. Là encore les quartiers de l'est étaient exclusivement décimés, tandis que ceux de l'ouest, plus heureux, jouissaient d'une entière immunité. J'ai souvent observé cette particularité, et je l'ai signalée à l'Académie des sciences (séance du 26 février 1855) dans un mémoire où j'ai cru pouvoir en indiquer les principales causes et les mesures à prendre pour y obvier.

(fondation Montyon), un travail ayant pour titre : *Des médications hémospasique et aérothérapique, ou de la compression et de la raréfaction de l'air, tant sur le corps que sur les membres isolés.* Dans la séance annuelle du 11 juillet 1870, l'Académie, adoptant le rapport de sa commission, a couronné ce travail par le grand prix de médecine et de chirurgie. (Voir aux documents.)

TRAITÉ
THÉORIQUE ET PRATIQUE
DE
L'HÉMOSPASIE.

PREMIÈRE PARTIE.

CHAPITRE PREMIER.

DESCRIPTION DES DIVERS APPAREILS HÉMOSPASIQUES.

La fig. 1 représente une hémospase sur la jambe (application scélique[1]).

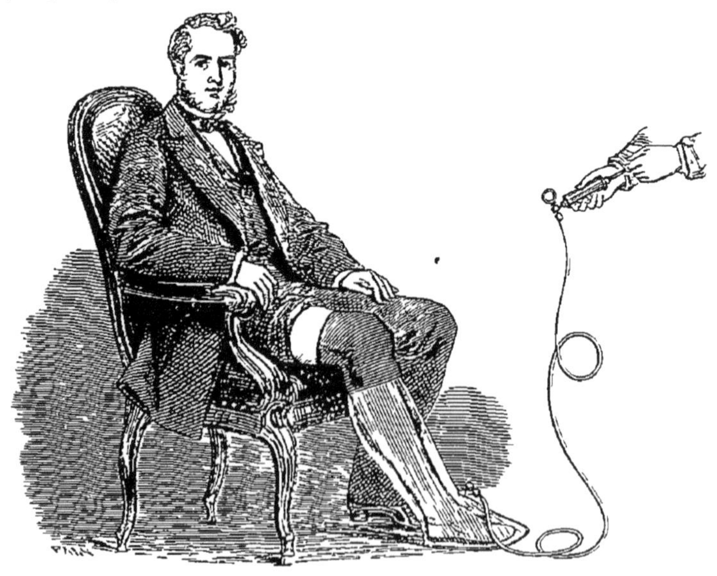

Fig. 1.

On voit le récipient de cristal qui sert à isoler la jambe

[1] De σκέλος, jambe.

à l'aide d'un nouveau système de manchons enveloppant le genou. On voit également le tube flexible, établissant la communication entre le récipient et la pompe aspirante pourvue d'un manomètre. Dès que la pompe fonctionne, la pression atmosphérique est abaissée sur la jambe, et aussitôt il en résulte une dérivation énergique dont on peut suivre de l'œil les progrès à travers le récipient de cristal.

La fig. 2 est la reproduction du récipient de cristal fig. 1. Les nervures transversales qui se dessinent sur ce récipient sont destinées à donner à ses parois la force voulue pour résister à l'action du vide.

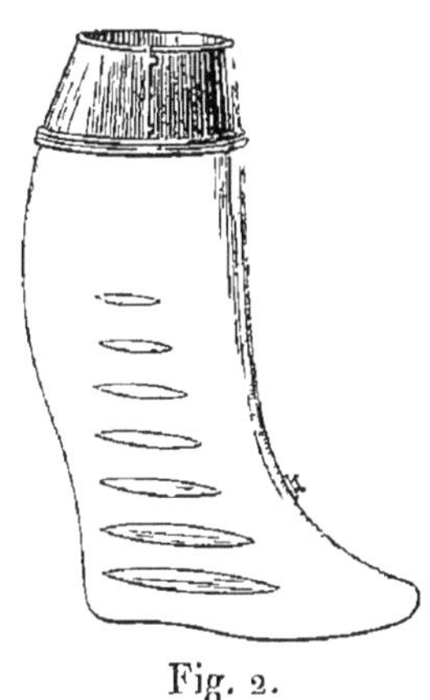

Fig. 2.

Il est surmonté de l'une de ses pièces mobiles, le manchon de métal, afin que l'on puisse se rendre compte du rôle de ce prolongement dans le nouveau système obturateur que nous allons décrire.

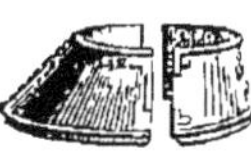

Fig. 3.

La fig. 3 représente ce manchon de métal. Il se divise en deux valves qui s'assemblent à l'aide de verrous dont les têtes se dessinent sur la gravure. Ce manchon s'adapte au récipient par l'emboîtement dit *à tabatière*.

La fig. 4 est le manchon de soie. Son bord inférieur porte une coulisse où est engagé un fil de laiton de $0^{m},002$ d'épaisseur; l'une de ses extrémités se termine par un anneau, l'autre par un porte-mousqueton, qui, s'adaptant à cet anneau, fixe le manchon dans une rainure ménagée à l'entrée du récipient.

L'autre orifice du même manchon porte aussi une coulisse où se trouve un fil en caoutchouc très-fin, qui le fronce légèrement.

On voit que les deux côtés de ce manchon sont inégaux; le plus long est antérieur. Ce manchon de soie, recouvrant le manchon de métal et le dépassant de 10 centimètres sur les téguments, offre un nouvel appui souple et résistant au manchon de caoutchouc.

Enfin, comme dernier support, une manche en tricot de coton, d'un mètre de longueur sur un décimètre de largeur, contenant, dans les deux tiers de son étendue, une bande de feutre, de molleton de laine ou d'ouate, entoure la jambe immédiatement au-dessus de l'entrée du récipient, afin de la soustraire à la pression que l'atmosphère y exerce au moment où le vide se fait.

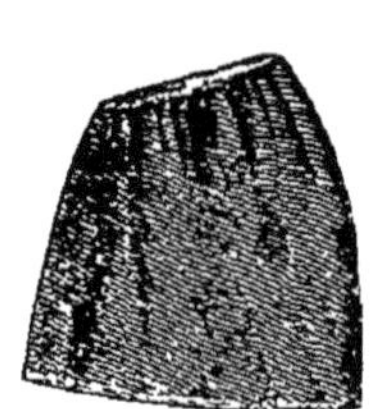

Fig. 4.

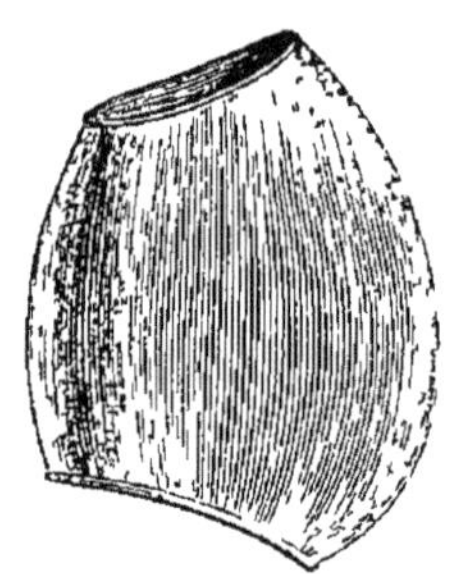

Fig 5

La fig. 5 est le manchon en caoutchouc. Il est de forme ovoide; son côté le plus long contourne le genou.

Les deux orifices de ce manchon diffèrent de grandeur, ce qui permet de réserver et de laisser libre celui dont le diamètre paraît le plus en rapport avec l'extrémité qui doit être hémospasiée, tandis que l'autre s'adapte au récipient.

Le rôle du manchon de caoutchouc est donc d'envelopper hermétiquement la jonction en la dépassant sur les téguments et sur le récipient. On comprend que, dès aujourd'hui, l'on puisse donner à ce manchon toute la souplesse désirable, et même le rendre plus mince qu'une feuille de papier, sans qu'il se déchire sous la pression de l'air, étant soutenu de tous côtés par ses manchons auxiliaires[1].

En raison de cette extensibilité extrême, un seul manchon de caoutchouc pourrait suffire; mais il est préférable d'en avoir qui diffèrent, soit en longueur, soit par la grandeur des orifices, car plus ces manchons recouvrent les téguments et le récipient sur une grande étendue, mieux ils interceptent le passage de l'air. Ainsi, des manchons de réserve peuvent dépasser en longueur celui qui est représenté fig. 5.

Enfin, une bande de caoutchouc d'un mètre de longueur sur $0^{m},05$ de largeur s'applique sur les bords de chacune des extrémités de ce manchon imperméable, et complète ce nouveau système obturateur.

La fig. 6 fait voir la pompe à laquelle on peut, au besoin, adapter un manomètre qui consiste dans un ressort spiral en communication avec le pivot du cadran qui porte l'aiguille. Le même pivot communique, d'autre part, avec une poche imperméable, qui, lorsqu'elle est attirée par l'effet du vide, transmet à l'aiguille ses différents degrés de traction.

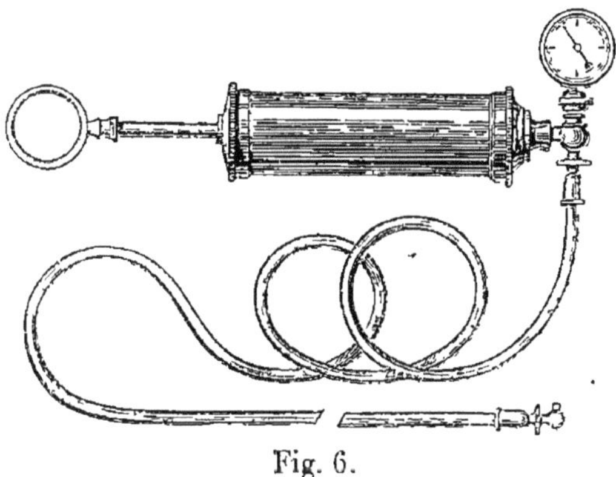

Fig. 6.

[1] Ce n'est qu'après des années de recherches que je viens d'obtenir ce perfectionnement important.

Enfin, un tube flexible sert à établir la communication entre la pompe et le récipient, auxquels il s'adapte à frottement.

Pour terminer la description d'un appareil scélique, nous devons y ajouter celle des pièces mobiles qui permettent de prolonger le récipient ou de le diminuer en hauteur, lorsque la stature s'écarte de la moyenne.

La fig. 7 est la pièce mobile qui permet de prolonger le récipient lorsque la jambe dépasse la longueur moyenne. Cette pièce de prolongement se place au-dessous du manchon de métal. Elle peut se diviser en deux parties et s'engager à l'intérieur du récipient, pour la facilité du transport.

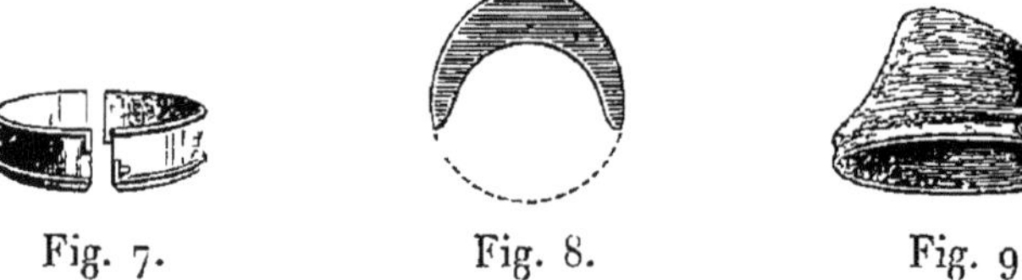

Fig. 7. Fig. 8. Fig. 9.

La fig. 8 représente, sous la forme d'un croissant, un diaphragme de métal ou de bois laqué qui, substitué au manchon de métal, permet de raccourcir le récipient si la hauteur de la jambe est au-dessous de la moyenne.

Une série de quelques-uns de ces diaphragmes ou croissants, de grandeurs différentes, permet aussi de rétrécir l'entrée du récipient ou du manchon de métal, en offrant l'appui nécessaire aux manchons obturateurs. Ces diaphragmes, en raccourcissant le récipient, offrent aussi l'avantage de soustraire le jarret à l'action du vide, certaines personnes y éprouvant une tension gênante.

La fig. 9 représente un manchon pouvant, dans certains cas, remplacer le manchon de métal. Il est en cuir bouilli et verni, et se ferme en arrière.

La fig. 10 représente plus en grand l'appareil fig. 1. Le récipient est de cristal.

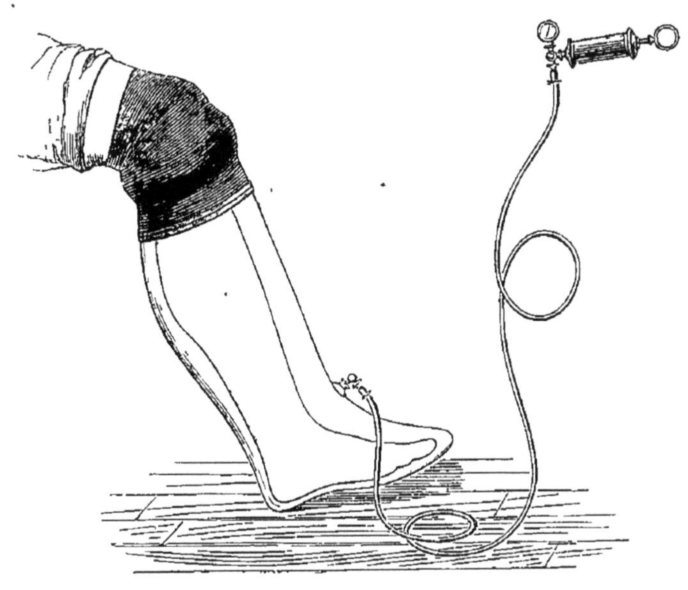

Fig. 10.

Ayant souvent remarqué que le poids de la couverture d'un lit pouvait faire ployer le tube flexible au point d'intercepter le passage de l'air, nous y avons obvié en donnant une forme coudée à l'ajutage du tube qui s'adapte au récipient, ainsi que cela est représenté par la gravure.

La même gravure représente également la forme que le manchon en caoutchouc doit prendre pour obvier à la pression gênante que l'atmosphère exerçait sur ce point, avant nos derniers perfectionnements.

La fig. 11 montre un récipient scélique, de métal, qui porte de chaque côté des disques de cristal, permettant d'observer à l'intérieur les effets locaux de la dérivation.

La fig. 12 est encore un récipient scélique qui diffère du

précèdent en ce que les disques se trouvent remplacés par des lames de cristal.

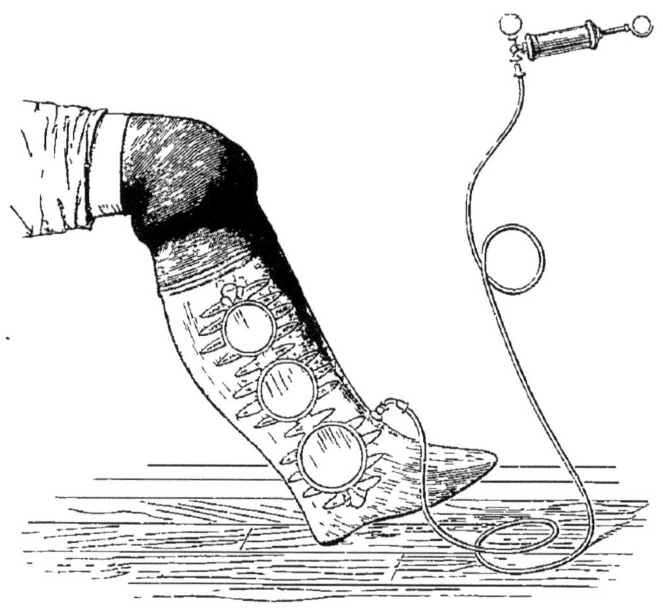

Fig. 11.

Les fig. 13 et 14 représentent des récipients entièrement

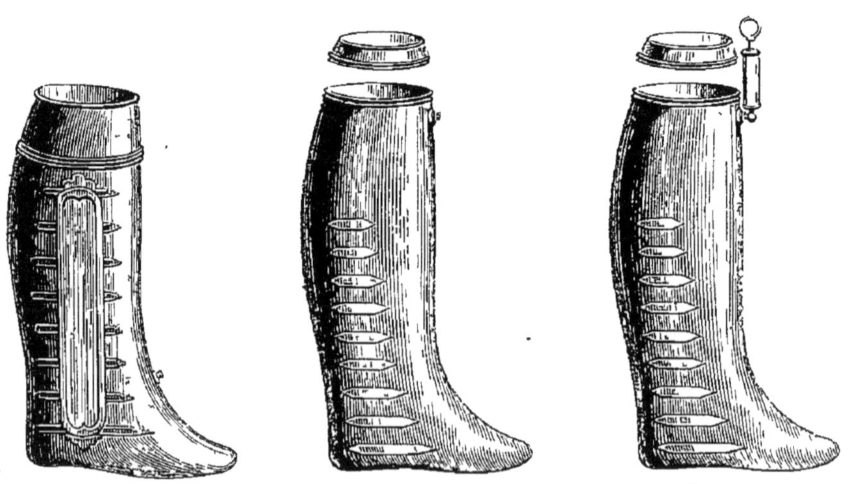

Fig. 12. Fig. 13. Fig. 14.

de métal. Leurs manchons de métal sont représentés séparément, et la fig. 14 montre la pompe vissée au récipient sans tube intermédiaire.

La fig. 15 est le récipient méroscélique [1]. Étant de plus grandes dimensions, il permet d'opérer le vide sur les deux tiers ou les quatre cinquièmes de l'une des extrémités pelviennes.

La fig. 16 reproduit le même récipient divisé en différentes parties, dont les plus petites peuvent être emboîtées dans la plus grande, pour la facilité du transport. Des bracelets en caoutchouc, liés à demeure par un de leurs côtés, servent à réunir entre elles ces différentes parties et rendent la jonction hermétique.

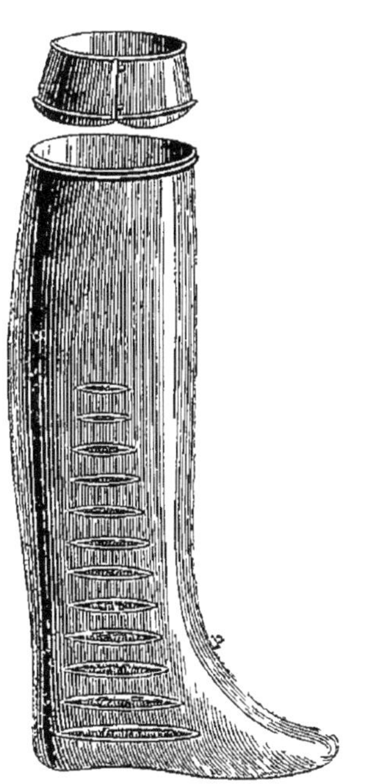

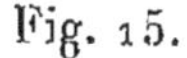

Fig. 15.

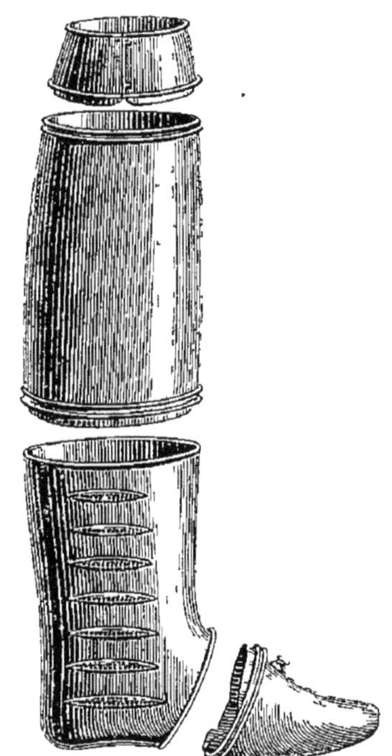

Fig. 16.

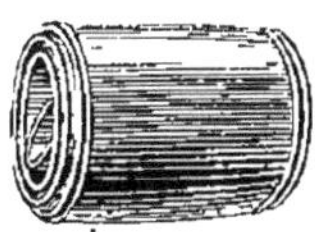

Fig. 17.

La fig. 17 reproduit, sur une plus petite échelle, la fig. 16 au moment où les différentes pièces qui composent le récipient se trouvent emboîtées pour la facilité du transport.

[1] De μηρός, cuisse, et σκέλος, jambe.

La fig. 18 représente un autre récipient pouvant se prolonger à volonté.

Il est estampé avec nervures, ce qui permet de lui donner toute la légèreté et la résistance voulues. Il se divise en trois parties qui s'emboîtent.

La fig. 19 n'est que le récipient fig. 18 prolongé.

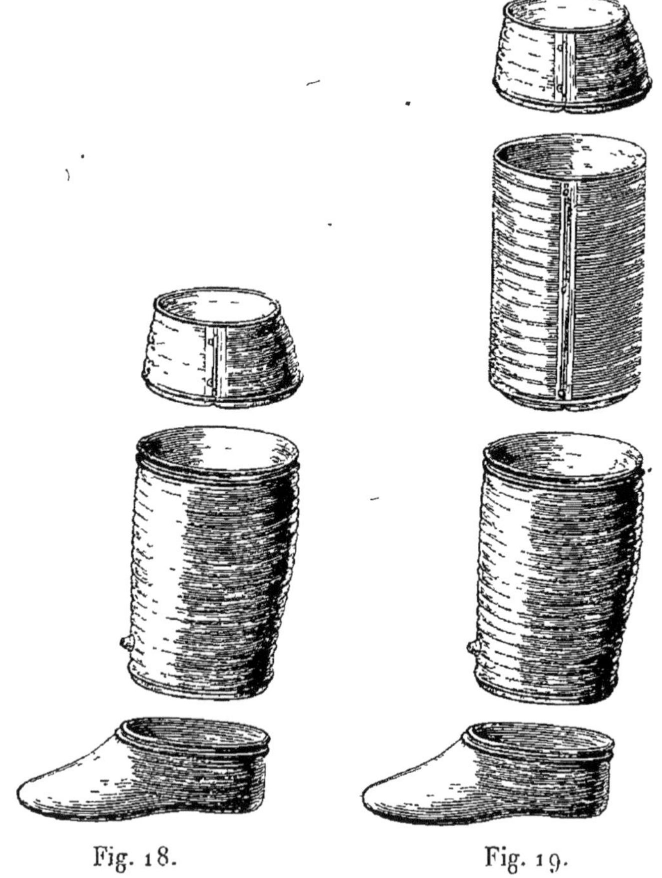

Fig. 18. Fig. 19.

La fig. 20 est la pièce intermédiaire qui permet de prolonger le récipient fig. 18. Elle se divise en deux valves, qui peuvent recouvrir les différentes pièces, lorsqu'elles sont emboîtées pour être transportées.

La fig. 21 représente celui de ces récipients qui est le

plus portatif. Par sa forme il rappelle d'anciennes armures. Comme ses portions moyenne et supérieure se divisent et se réunissent à l'aide de verrous, cela nécessite un manchon de caoutchouc d'une longueur proportionnée à l'étendue qu'il doit recouvrir.

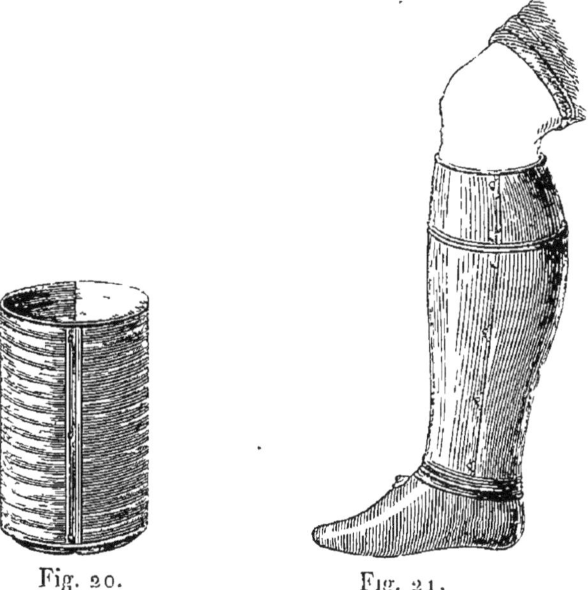

Fig. 20. Fig. 21.

Ce même récipient peut être agrandi à volonté par l'adjonction d'une pièce de prolongement également à deux valves, qui ne diffère de la fig. 20 que par ses dimensions réduites.

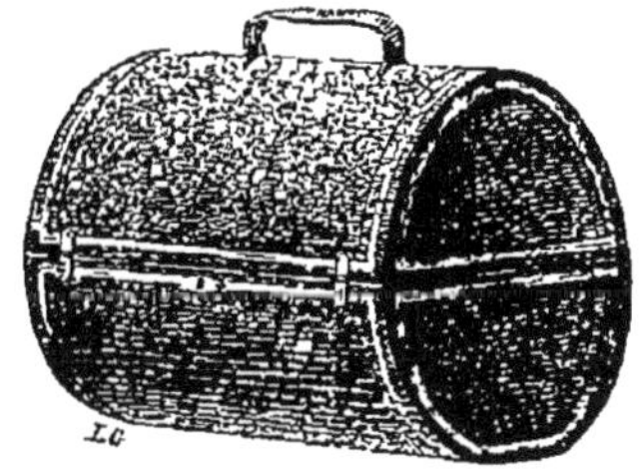

Fig. 22.

La fig. 22 est la boîte de l'un des appareils portatifs qui précèdent.

La fig. 23 représente une hémospase sur un enfant au berceau (position horizontale). Le récipient est de cristal.

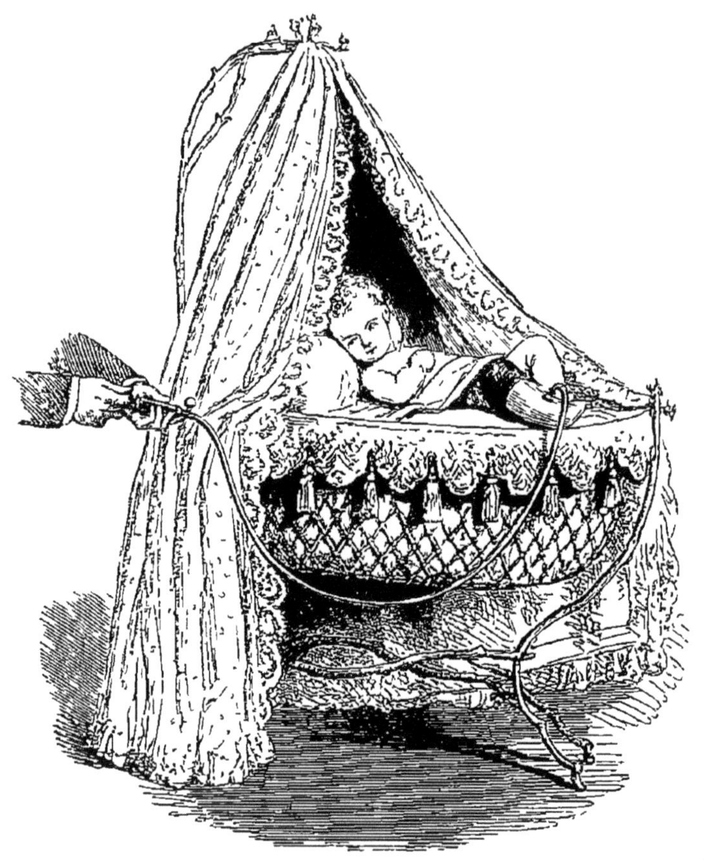

Fig. 23.

La fig. 24 reproduit séparément le même récipient de cristal.

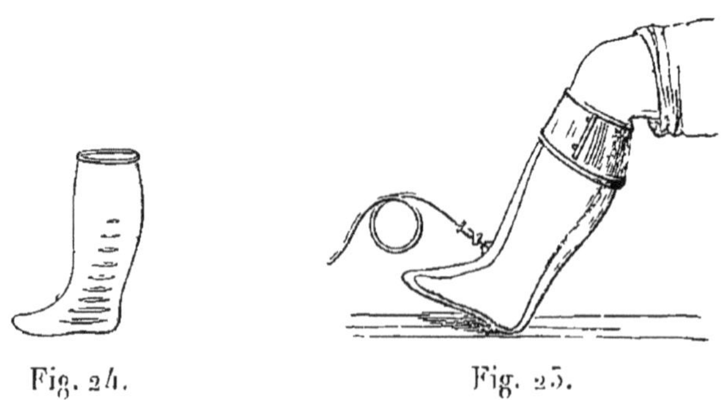

Fig. 24. Fig. 25.

La fig. 25 représente un récipient de cristal pour un enfant de cinq ans (position assise).

La fig. 26 reproduit le même récipient, mais en métal. Il se divise en quatre parties, pour être plus portatif.

La fig. 27 est un autre récipient portatif de grandeur suffisante pour un enfant d'environ huit ans. Il se divise également en quatre parties qui s'emboîtent; mais il diffère du précédent par sa forme et par son mode d'emboîtement.

La fig. 28 reproduit le même appareil placé dans sa boîte entr'ouverte.

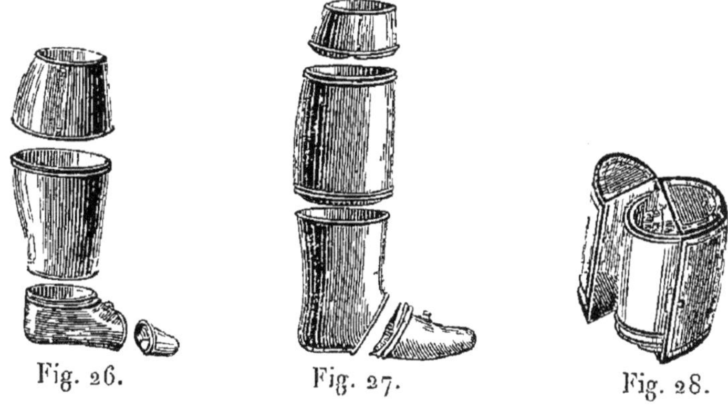

Fig. 26. Fig. 27. Fig. 28.

La fig. 29 est la même boîte. En comparant son volume à celui de la main, on voit que l'appareil est actuellement assez réduit pour être porté dans la poche.

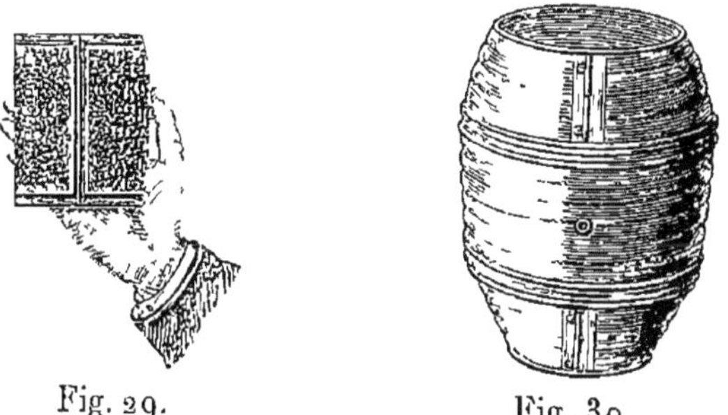

Fig. 29. Fig. 30.

La fig. 30 est le récipient mérique [1]. Il sert à isoler une

[1] De μηρός, cuisse.

des extrémités inférieures au-dessus du genou. A cet effet, il est pourvu de deux manchons de métal. Ce récipient ayant deux orifices, son application exige deux séries de manchons obturateurs. Ceux de métal sont reproduits par la figure.

La fig. 31 représente une hémospase sur l'une des extrémités supérieures, à l'aide d'un récipient de cristal.

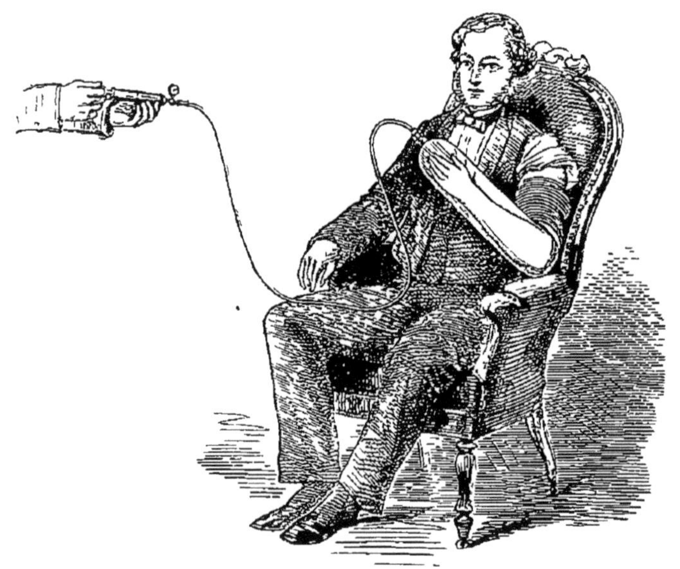

Fig. 31.

Le bras est ici fléchi à angle aigu. Dans cette flexion, l'olécrane se porte en avant, et le coude présente alors une surface plane qui prend son point d'appui sur la portion coudée du récipient. Cette simple modification, apportée à la forme de l'appareil, obvie aux pressions gênantes et souvent intolérables qui, jusqu'à présent, avaient fait renoncer à la dérivation sur le bras. Aujourd'hui, ce dérivateur pourra être placé au nombre des agents les plus utiles de l'hémospasie.

La fig. 32 reproduit le récipient fig. 31 sur une plus grande échelle. Il est en métal; mais il porte une lame de cristal qui permet de suivre les progrès de la dérivation. On remarquera la saillie circulaire, c'est-à-dire la forme que prend le manchon de caoutchouc lorsqu'il recouvre le coussin protecteur.

La fig. 33 est le manchon de caoutchouc représenté séparément. Par sa forme et par son épaisseur plus réduite, il diffère de celui qui s'applique sur la jambe.

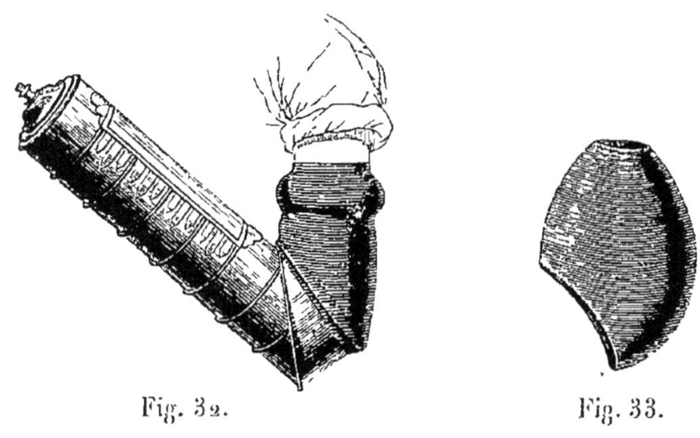

Fig. 32. Fig. 33.

La fig. 34 laisse voir à découvert le manchon de métal

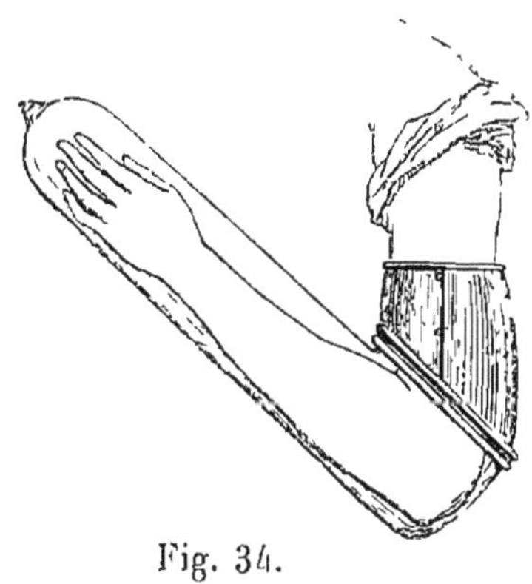

Fig. 34.

à deux valves, adapté au récipient. Ces valves se réunissent sur les côtés.

La fig. 35 est une autre reproduction du même récipient en cristal, qui permet de voir que la pompe peut s'y adapter directement à l'aide d'un pas de vis et sans tube intermédiaire.

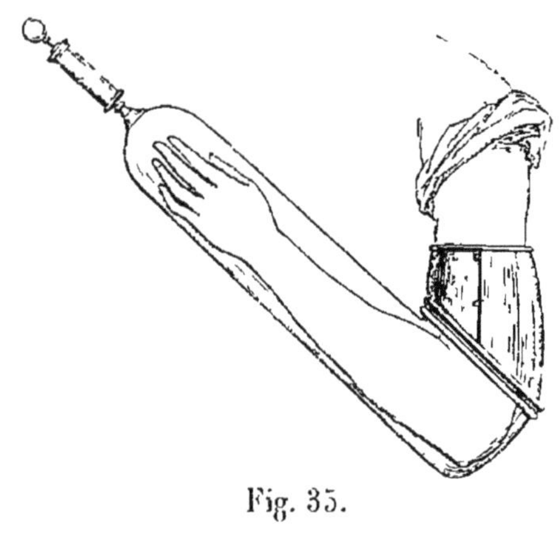

Fig. 35.

La fig. 36 représente une hémospase sur le bras, à l'aide

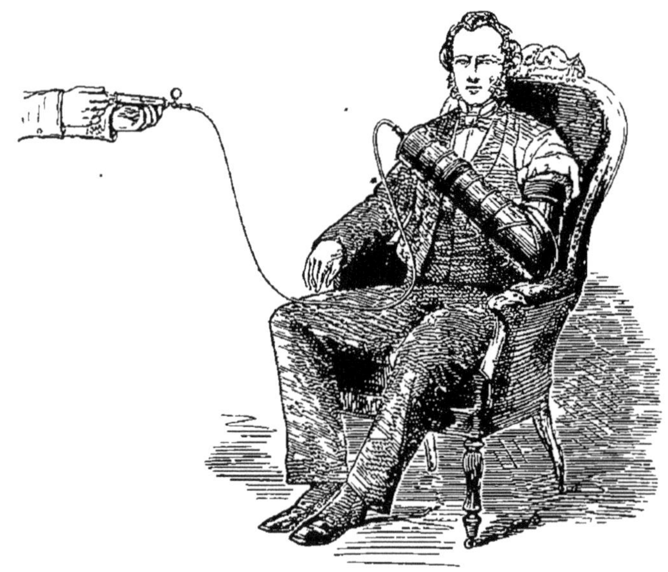

Fig. 36.

d'un récipient de métal, se divisant en trois parties qui s'emboîtent, ce qui le rend très-portatif.

La ligne foncée qui se dessine aux deux tiers de la longueur du tube indique l'une des deux jonctions. Cette jonction est rendue hermétique au moyen d'un bracelet de caoutchouc. On voit également un autre bracelet recouvrant la seconde jonction sur un point correspondant à l'avant-bras, au-dessus du coude.

Cet appareil diffère, entre autres, de celui qui est représenté fig. 31, en ce que son manchon de métal est d'une seule pièce, ainsi que le représente la fig. 37. D'un côté, ce manchon s'adapte au corps du récipient représenté fig. 38 au moyen d'un bracelet en caoutchouc; de l'autre, il reçoit les manchons de soie et de caoutchouc qui s'appliquent ensuite sur le bras entouré du coussin protecteur.

La fig. 37 est également un récipient de métal pour le bras; il ne se divise qu'en deux parties.

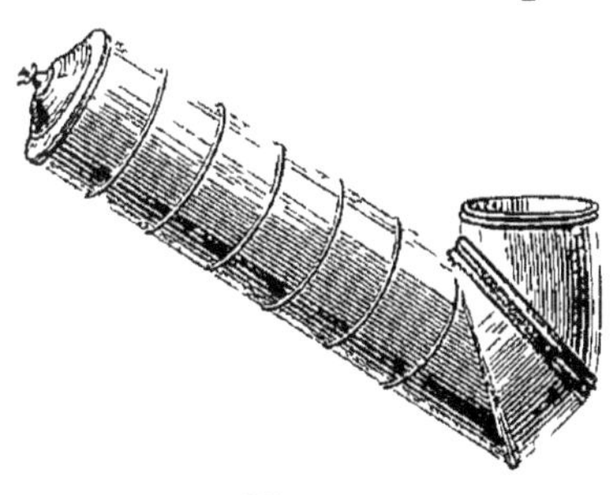

Fig. 37.

Pour mieux adapter le manchon de métal au tube principal qui forme le corps du récipient, un bout de fil de fer de 0m,015 de long sur 0m,003 d'épaisseur est soudé en haut, et transversalement, à quelques millimètres de l'entrée du tube principal, où il forme une courte saillie intérieure, au-dessous de laquelle vient se loger une autre saillie semblable, ménagée à la gorge du manchon de métal. Il suffit que cette pièce de rétrécissement soit ainsi maintenue en avant, pour qu'elle ait la solidité voulue, dès que le bracelet de caoutchouc a complété la jonction.

La fig. 38 montre le manchon de caoutchouc déjà adapté au même récipient. On voit que les deux orifices de ce manchon sont parallèles.

La fig. 39 représente une hémospase sur le bras, la main exceptée. On voit les deux manchons de caoutchouc soutenus à l'intérieur par leurs coussins et manchons auxiliaires.

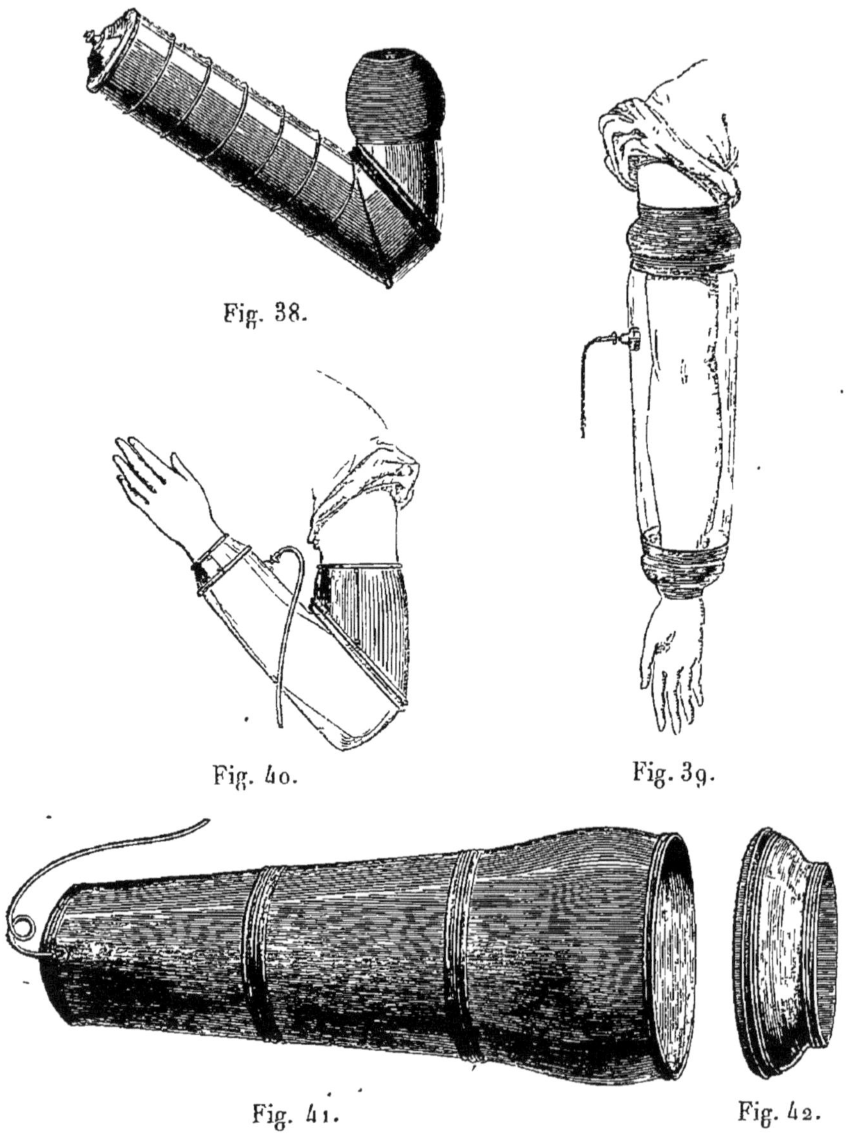

Fig. 38.

Fig. 40.

Fig. 39.

Fig. 41.

Fig. 42.

La fig. 40 est un autre récipient de cristal du même genre, mais de forme coudée.

La fig. 41 représente un récipient hémisomatique [1].

[1] De ἡμι, demi; σῶμα. corps.

Il isole la moitié inférieure du corps.

Il se divise en trois parties qui s'emboîtent, et la jonction hermétique s'obtient à l'aide de bracelets en caoutchouc, décrits plus haut.

La fig. 42 est le manchon de métal, à deux valves, du récipient fig. 41. Il s'adapte à son entrée.

La fig. 43 montre séparément le manchon de métal qui s'adapte au récipient suivant.

La fig. 44 est le récipient pelvien. Il exige trois séries de manchons, l'une pour la ceinture, les deux autres pour les extrémités.

La fig. 45 est le récipient abdominal. Il opère le vide sur l'abdomen, qu'il recouvre presque en totalité.

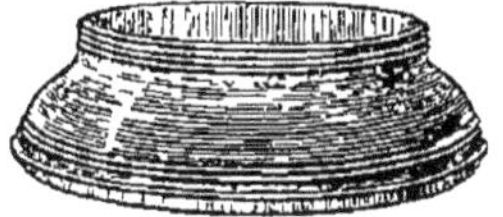

Fig. 43.

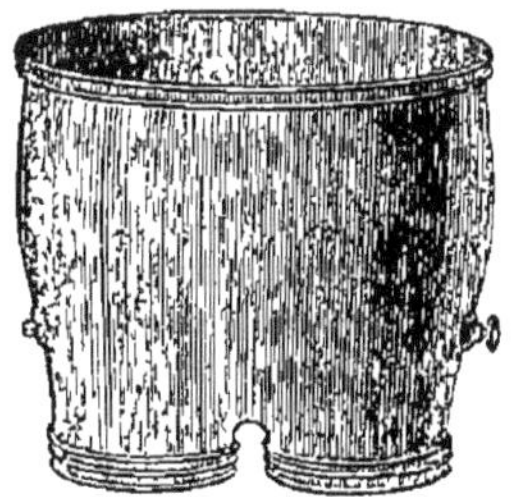

Fig. 44.

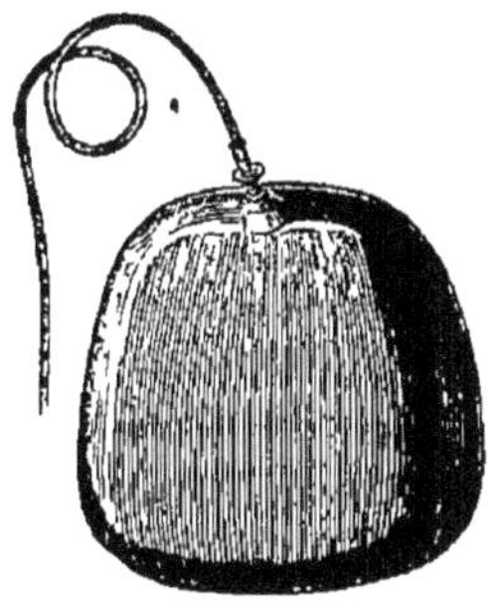

Fig. 45.

Un anneau ou bracelet de caoutchouc, de $0^{m},03$ de largeur sur $0^{m},003$ d'épaisseur, peut être lié à demeure dans une rainure ménagée à cet effet autour du récipient; de telle sorte que le bord libre de cet anneau puisse se prolonger sur les téguments, afin de mieux intercepter le passage de l'air. On peut également recouvrir les bords du récipient au moyen d'un bracelet en caoutchouc, dans le but d'en atténuer la pression.

Ce récipient peut, en outre, être pourvu d'un double fond laissant un espace pour recevoir de l'eau chaude, afin de faire concourir l'action du calorique avec celle de l'appel hémospasique.

Les deux fig. 46 et 47 représentent l'intérieur du même récipient. On y voit des diaphragmes mobiles qui retiennent les téguments à distance du fond, lorsque le vide s'opère.

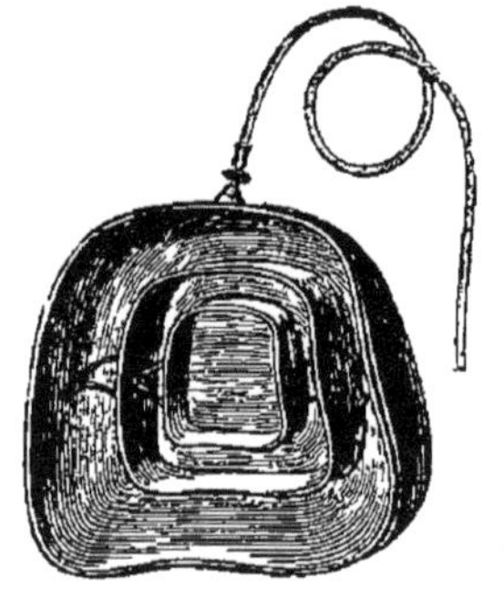
Fig. 46.

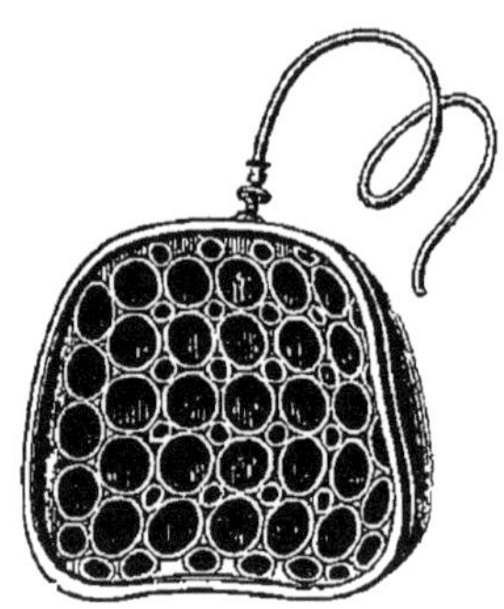
Fig. 47.

La fig. 48 est le récipient latérothoracique. Ses bords, qui présentent une certaine surface, peuvent aussi être recouverts d'un bracelet en caoutchouc.

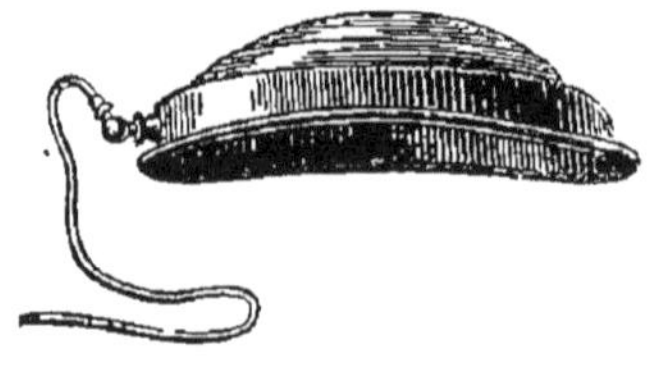
Fig. 48.

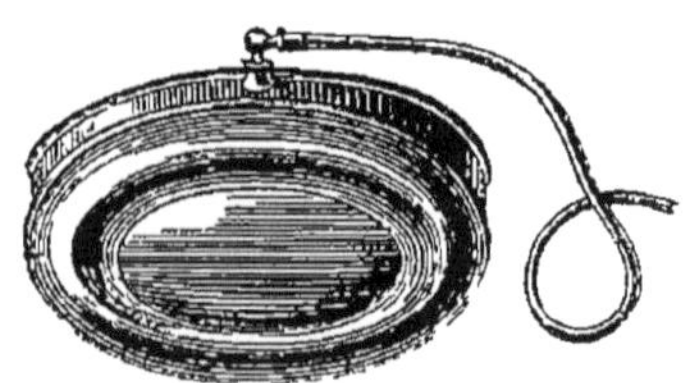
Fig. 49.

La fig. 49 montre le récipient précordial.

La fig. 50 représente le récipient scapulothoracique. Il

est de cristal, et son nom indique suffisamment la région sur laquelle il s'applique. Toutefois, il peut servir, comme les précédents, à hémospasier différentes surfaces, la hanche plus spécialement.

On peut également le faire servir à la scarification comme complément de l'hémospasie.

La fig. 51 est le récipient périspasique. Il opère le vide sur les téguments qui entourent une tumeur superficielle.

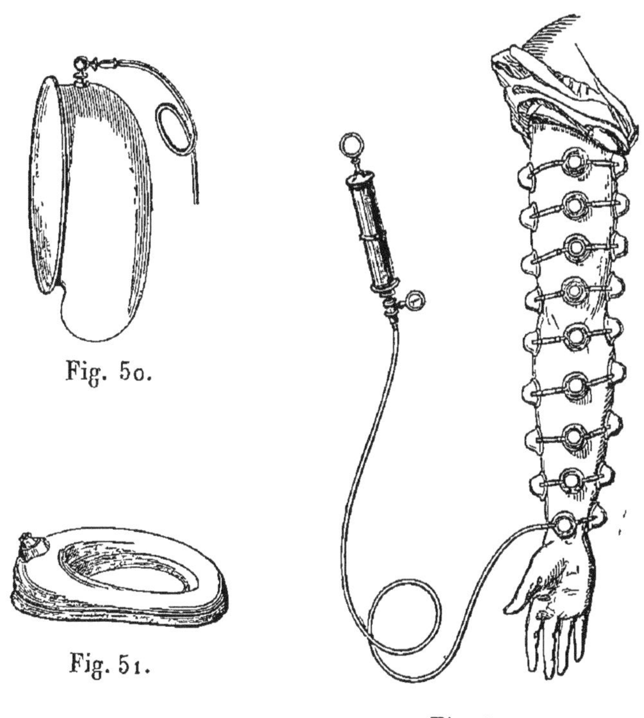

Fig. 50.

Fig. 51.

Fig. 52.

La fig. 52 représente une application de l'appareil vertébral sur le bras. Il se compose d'une série de cloches qui peuvent s'appliquer sur diverses régions, notamment sur les côtés de la colonne vertébrale.

La fig. 53 reproduit séparément le même appareil.

On remarquera que les cloches sont en cristal et qu'elles communiquent entre elles par les côtés, ce qui en facilite l'application sur le trajet de la colonne vertébrale.

La fig. 54 est un appareil du même genre. Les cloches, en métal, communiquent ici avec le tube, par le sommet.

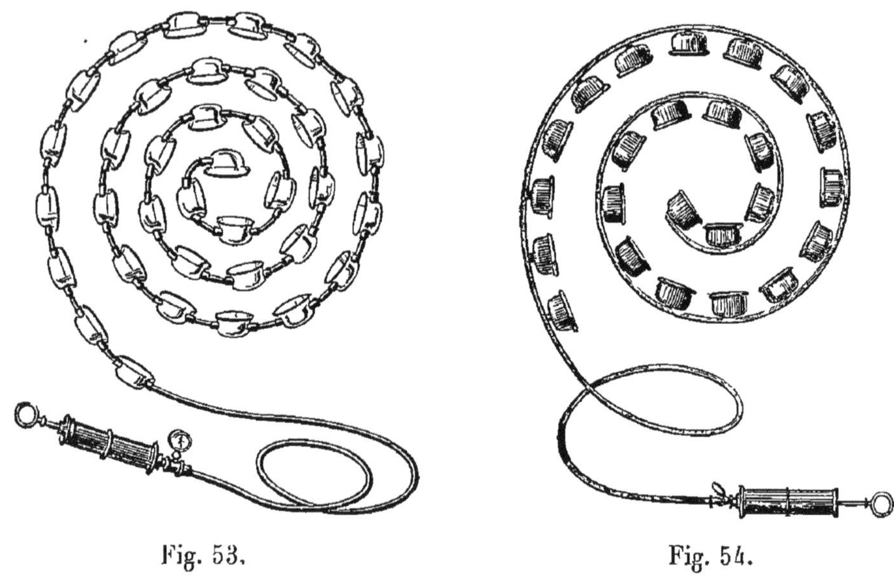

Fig. 53. Fig. 54.

La fig. 55 représente le récipient somatique[1] permettant d'hémospasier tout le corps, la tête exceptée.

Elle montre le capuchon en caoutchouc soutenu par son manchon de soie. Ces manchons recouvrent la tête en laissant la face presque entièrement à découvert, et se réunissent ensuite au récipient. Le siége que l'on remarque à l'intérieur de l'appareil n'est autre chose que le tabouret en usage pour les pianos. Comme il s'élève à volonté, on obtient facilement la hauteur voulue pour que la tête, sou-

[1] Σῶμα, corps.

tenue par des coussins et un diaphragme, demeure sous la pression normale de l'atmosphère.

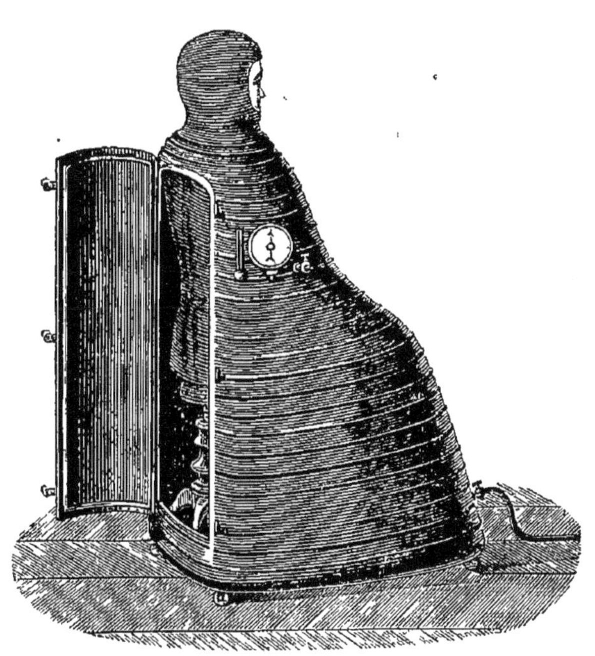

Fig. 55.

La porte peut être hermétiquement fermée au moyen d'un cordon en caoutchouc qui est placé à demeure dans une rainure ménagée dans ses feuillures.

Le cadran que l'on voit sur l'un des côtés représente un manomètre; à la même hauteur on distingue un thermomètre et un robinet.

La fig. 56 reproduit le même appareil sous une autre forme. Il se divise en deux parties, à la hauteur de la ceinture.

La fig. 57 est aussi la reproduction du même récipient sous une forme qui en facilite l'application chez les malades qui gardent le lit.

Il se divise en trois parties qui s'emboîtent.

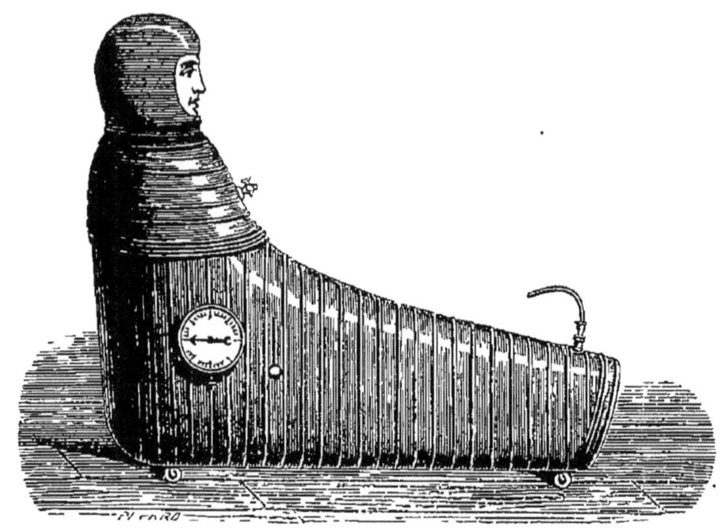

Fig. 56

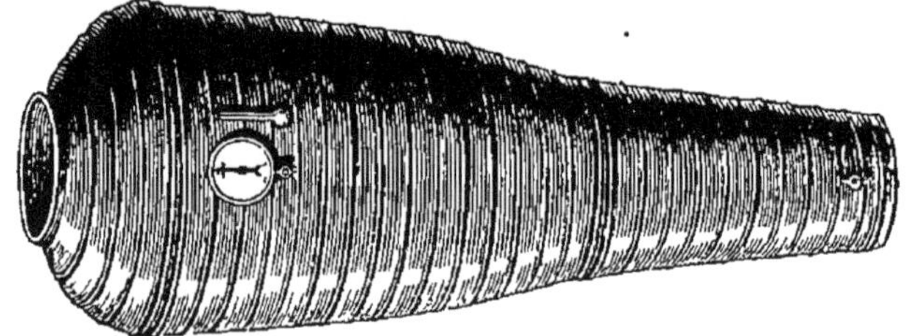

Fig. 57.

La fig. 58 est le dérivateur péridérique[1]. Il isole le cou et se compose de trois manchons, l'un en caoutchouc, le second en soie et le troisième en métal. Ce dernier est à deux valves et laisse l'espace voulu pour que la dérivation puisse avoir lieu. Il trouve son appui en contournant le maxillaire, l'occiput, ainsi que la portion supérieure du thorax.

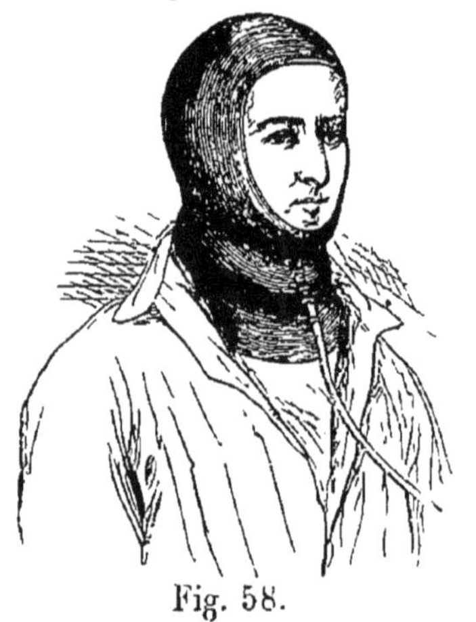

Fig. 58.

[1] Περί, autour; δέρη, cou.

Le tube flexible s'adapte à un ajutage lié au manchon de caoutchouc.

La fig. 59 représente le récipient cervical. Il est en cristal et peut s'appliquer sur la région postérieure du cou et sur toute autre région.

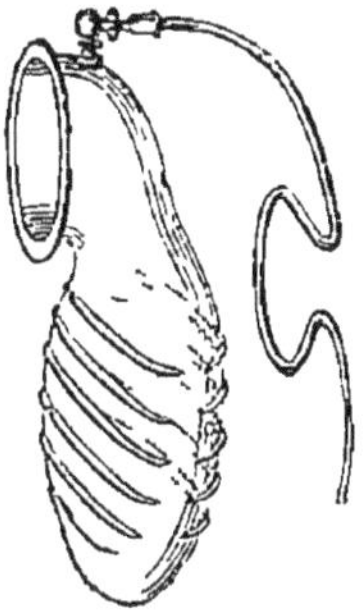

Fig. 59.

Bien que les bords de ce récipient, déjà larges, n'exercent qu'une pression modérée, on peut la diminuer encore à l'aide d'un bracelet de caoutchouc qui s'y maintient par sa propre élasticité.

Nous avons donné à ce récipient une forme elliptique, ce qui permet de l'employer, non-seulement comme dérivateur, mais de l'associer à l'hémospasie comme moyen déplétif, lorsque parfois cela est indiqué. Les nervures qui se dessinent sur le côté servent à donner la force voulue, ou mesurent, au besoin, la quantité de fluides obtenus.

La fig. 60 représente le récipient céphalique. Lorsqu'il est pourvu de ses manchons de soie et de caoutchouc, il permet d'opérer le vide sur la tête, la face exceptée.

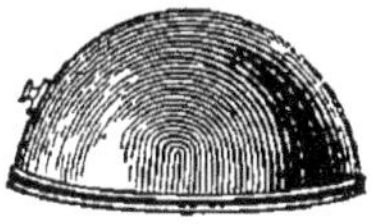

Fig. 60.

Trois pelotes en caoutchouc, liées entre elles et placées à distance les unes des autres, maintiennent l'écartement voulu.

Chacun des récipients qui ont été décrits exige une pompe aspirante s'il fonctionne isolément; mais lorsqu'un certain nombre de malades se trouvent réunis dans un même local, un seul médecin peut diriger facilement plus de quarante hémospases par heure, si l'établissement est pourvu de notre régulateur automatique. Lorsque les malades sont isolés ou gardent le lit, on peut encore utiliser le régulateur. Il suffit, pour cela, de les mettre en communication avec celui des cylindres régulateurs qui opère le vide au plus faible degré. En pareil cas, la durée de l'hémospase dépasse la moyenne; mais il arrive souvent que les dérivations de longue durée n'en sont que plus efficaces. Par précaution, on peut confier au malade un tube flexible communiquant avec son appareil, dans lequel l'air rentre en sifflant, dès qu'il cesse de fermer avec le doigt l'ouverture qui est à l'extrémité libre de ce tube.

La fig. 61 représente un de ces régulateurs. Il se compose d'un récipient en fer laminé, de deux mètres de hau-

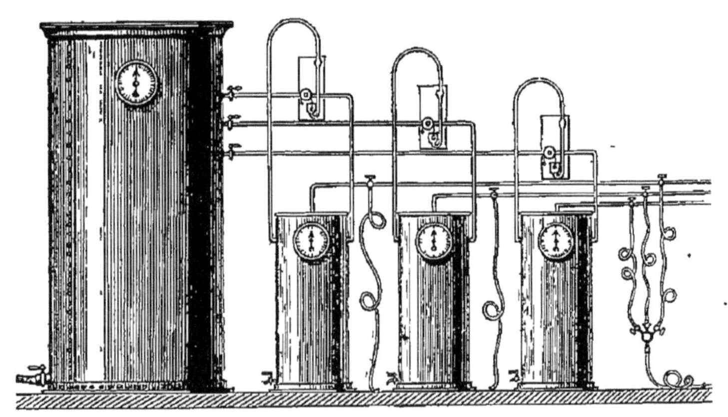

Fig. 61.

teur. Celui-ci communique, par un tube, près de la base à gauche, avec une pompe aspirante qui y maintient constamment le vide au-dessus d'un quart d'atmosphère. A droite, ce récipient communique également, par des tubes aboutissant à la droite des autres cylindres de plus petite dimension.

Trois autres tubes, adaptés au centre de la paroi supérieure des petits cylindres, se dirigent à droite, où ils sont reliés à des tubes de plomb longeant les murs des salles, ainsi que cela a lieu pour les conduites de gaz.

Des tubes en caoutchouc, ou tubes flexibles, s'adaptent, à proximité de chacun des lits, à des robinets soudés à ces tubes de plomb, et servent à compléter la communication entre le régulateur qui va être décrit et les divers appareils hémospasiques qui fonctionnent dans les salles.

La figure représente quelques-uns de ces tubes flexibles. Le dernier se réunit par des robinets à trois autres tubes, également flexibles, qui s'adaptent chacun à l'un des trois tubes de plomb, ce qui a été dit plus haut. Les robinets, qui se voient à la jonction de ces trois tubes de caoutchouc avec leur tube terminal, servent à graduer à volonté l'effet hémospasique.

Quant aux trois cylindres, de plus petite dimension, ils permettent de régler automatiquement le degré de vide. Le premier est réglé à un quart d'atmosphère, le second à un sixième et le troisième à un huitième; ce qui laisse le choix pour remplir l'indication du moment. Au début d'une hémospase, on commence généralement par un huitième d'atmosphère, pour terminer par un quart de la même pression.

Le mécanisme de cette répartition automatique est très-simple. Nous aurions pu nous dispenser de le décrire, d'autant plus qu'il se rapproche de celui du baromètre à cadran.

Pour ne parler d'abord que d'un seul des trois petits cylindres distributeurs, voici en quoi ce mécanisme consiste. On remarquera à la gauche de ce récipient, fig. 61. un tube qui s'élève perpendiculairement et s'arrondit pour se réunir à un siphon de cristal encadré sur une planchette en bois. Sur ce même cadre, on voit également une poulie adhérente à la clef d'un robinet destiné à ouvrir ou à fermer le tube qui établit la communication entre le réservoir et le récipient.

Ce mécanisme est représenté plus en grand fig. 62. Chacune des branches du siphon contient une certaine quantité de mercure; la plus courte supporte un flotteur suspendu à un fil de soie qui s'enroule autour d'une poulie. A l'autre extrémité de ce fil se trouve un contre-poids.

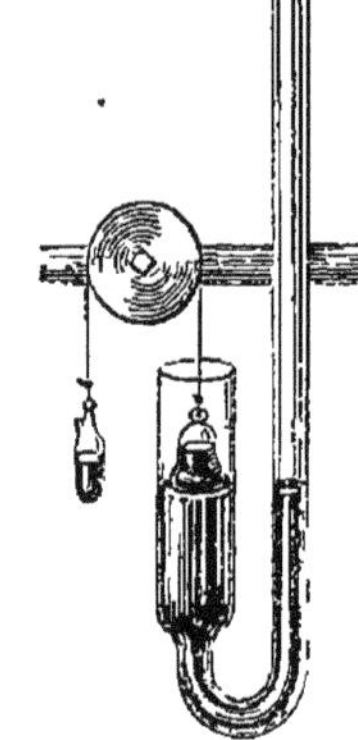

Fig. 62.

Quant au robinet, il ne se voit pas, se trouvant masqué par la poulie qui le met en mouvement. Ce robinet ouvre ou ferme le tube établissant la communication entre le petit cylindre et le réservoir. Une portion de ce tube de communication, portant le robinet et la poulie, est représentée horizontalement.

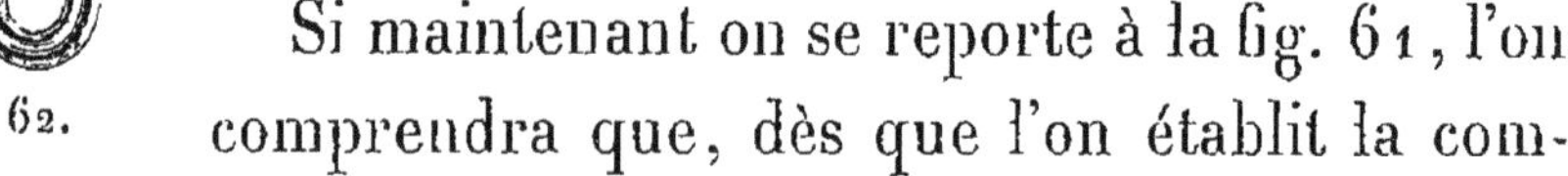

Si maintenant on se reporte à la fig. 61, l'on comprendra que, dès que l'on établit la communication entre le réservoir et le récipient, l'aspiration fait monter le mercure dans la longue branche du siphon, tandis qu'il baisse dans la courte brauche. Il en résulte que le flotteur, en suivant ce mouvement du mercure, entraîne la poulie de gauche à droite, et comme elle est adhérente au robinet elle le ferme au moment où le vide arrive au degré voulu dans le récipient distributeur.

Par contre, dès que la raréfaction de l'air devient insuffisante dans ce récipient distributeur, le mercure s'abaisse dans la grande branche du siphon. Il en résulte que le flotteur remonte dans la courte branche du tube, et que la poulie, entraînée de droite à gauche par le contre-poids, ouvre de nouveau le robinet, ce qui rétablit la communication, et ramène aussitôt le vide à un quart d'atmosphère.

Ainsi que nous l'avons dit, le premier des cylindres est réglé à un quart d'atmosphère, le second à un sixième et le troisième à un huitième.

Enfin, il nous reste à dire comment on arrive à régler cette distribution automatique.

Ce mécanisme peut se décrire en deux mots.

Il suffit de donner une forme elliptique à l'ouverture de la clef du robinet adhérente à la poulie, ce qui permet d'agrandir cette ouverture ou de la diminuer. Or, cette ouverture elliptique a peu d'étendue dans le mécanisme du troisième des récipients distributeurs. Aussi, dès que le mercure parvient à une élévation correspondant à un huitième d'atmosphère, dans la longue branche du siphon (fig. 62), le robinet qui adhère à la poulie se ferme.

Si, au contraire, l'ellipse a plus d'étendue, ainsi que cela s'observe dans la clef du robinet du premier des cylindres distributeurs, le mercure parviendra à 19 centimètres de hauteur (hauteur correspondant à un quart d'atmosphère), avant que le robinet soit entièrement fermé. Par ce simple mécanisme, on peut obtenir une graduation automatique très-exacte [1].

[1] Deux tubes en plomb, circulant dans les salles d'un hôpital ou d'un dispensaire où le régulateur est installé, suffisent, au besoin, pour y faire fonctionner les divers appareils hémospasiques. Toutefois, il est préférable d'en avoir un troisième, d'autant plus, qu'à l'occasion ce tube peut être mis en communication avec la pompe qui est à double effet, et

La fig. 63 représente le décliveur. Ce lit spécial permet d'obtenir, à l'instant même, toute inclinaison, ce qui, dans certains cas, facilite considérablement la dérivation hémospasique. On le fixe aisément par l'intermédiaire du segment qui se voit sur l'un des côtés.

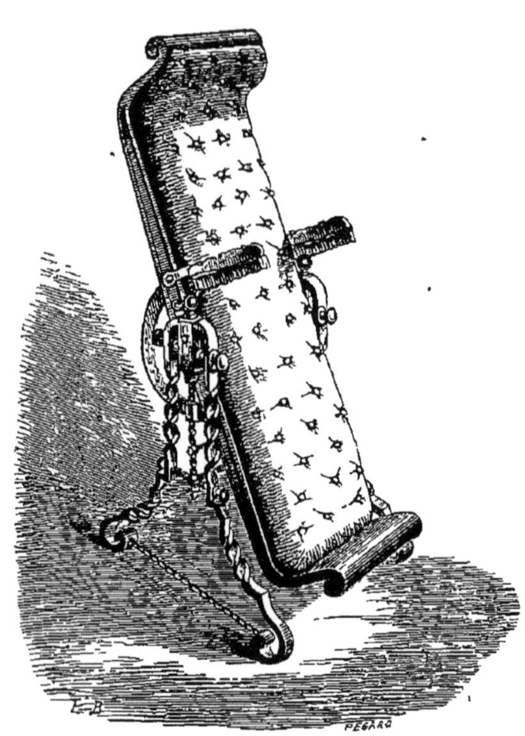

Fig. 63.

Il est inutile de dire que ce lit se démonte, ce qui en facilite le transport.

sans nouveaux frais d'installation; cela permet de donner des douches d'air froid, nouvelle et précieuse ressource dans le traitement de certaines maladies internes et externes. Ces douches d'air remplacent souvent avec avantage les irrigations d'eau froide et s'associent facilement à la dérivation hémospasique. Si cette ventilation était généralisée dans les hôpitaux, elle y remplirait plus d'une indication, ainsi que cela m'a été démontré par l'expérience.

En hiver, l'air aspiré du dehors, par un tube, peut suffire; en été, celui des caves peut y suppléer.

A défaut de l'appareil régulateur, on peut obtenir cette ventilation au moyen d'un appareil portatif que j'ai fait construire à cet effet.

CHAPITRE II.

MODE D'APPLICATION.

POSITION.

L'appareil hémospasique s'applique dans quatre positions principales :

1° La position assise;

2° La position horizontale;

3° La position inclinée, c'est-à-dire intermédiaire entre les positions verticale et horizontale;

4° La position verticale.

Celle-ci s'obtient facilement à l'aide du décliveur ou lit à bascule (fig. 63), qui permet, en outre, de donner toute autre inclinaison pouvant faciliter la dérivation hémospasique.

HÉMOSPASE SCÉLIQUE.

Ayant souvent remarqué, ainsi que je l'ai dit plus haut, que l'on éprouvait de la gêne au jarret, pendant l'hémospase scélique, lorsque le récipient dépassait le genou, j'ai obvié à cela au moyen des pièces supplémentaires (fig. 7 et 8). Ainsi, avant d'appliquer ce récipient, on doit préalablement s'assurer de ses proportions, afin que, s'il n'avait pas la dimension voulue, on pût le raccourcir ou l'allonger à l'aide des pièces mobiles, de telle sorte que le jarret ne soit pas soumis à l'action du vide. On pourrait encore obtenir le même résultat au moyen d'un tampon d'ouate placé et maintenu sous le jarret à l'aide d'un tour de bande.

Il reste maintenant à fixer le manchon de caoutchouc à l'entrée du récipient; et, pour plus de facilité, on pourra s'asseoir, afin de maintenir le récipient devant soi, avec les genoux.

Avant d'adapter le manchon de caoutchouc au récipient, on choisira celle de ses extrémités dont l'ouverture paraîtra le plus en rapport avec le volume de la jambe; puis on distendra des deux mains, en repliant les doigts à l'intérieur, l'autre extrémité qui sera adaptée au récipient. Le côté le plus long de ce manchon devra être antérieur pour contourner le genou.

En distendant ce manchon de caoutchouc pour l'adapter au récipient, il faut éviter de s'aider des ongles, qui le perceraient infailliblement. J'ajouterai que ces manchons peuvent être facilement réparés.

Dès que ce premier manchon a été adapté, on le lie à sa jonction avec le récipient à l'aide d'une bande en caoutchouc, qui contourne son bord en le recouvrant, afin de mieux intercepter le passage de l'air, et l'on arrête l'extrémité de cette bande en la passant sous la dernière circonvolution. On roule ensuite le manchon sur lui-même, de dedans en dehors, et il est ainsi amené sur le récipient où on le laisse, sous forme de bourrelet, à 2 centimètres de l'entrée.

Si le manchon de soie n'a pas encore été placé à l'entrée du récipient, on le fixera dans la rainure qui borde cette entrée. Son côté le plus long devra également être antérieur, et, en le roulant sur lui-même, toujours de dedans en dehors, on l'amènera au-devant du manchon précédent, où il formera un second bourrelet.

On choisira alors celui des manchons de métal dont le diamètre d'entrée se rapprochera le plus de celui de la jambe, et on l'adaptera au récipient. Si ce manchon peut se diviser en deux valves, on pourra ne le placer qu'après que la jambe aura été engagée dans le récipient.

La jambe, revêtue d'un bas large et extensible, ou enveloppée avec soin d'une serviette, est alors engagée dans le récipient, qui a été préalablement chauffé, si la température l'exige; puis on adapte le manchon de métal au récipient, s'il n'y a pas encore été placé, et l'on ramène le manchon de soie sur celui de métal, qu'il doit dépasser de 6 à 8 centimètres sur les téguments. La bande, ou coussin protecteur, entourera ensuite le prolongement du manchon de soie immédiatement au-dessus du manchon de métal.

Enfin, pour compléter cette jonction, on ramènera le manchon de caoutchouc sur ses manchons auxiliaires, qu'il recouvrira en totalité en les dépassant sur les téguments; puis on entourera le bord de ce manchon de quelques tours d'une bande en caoutchouc, légèrement serrée afin de ne point intercepter la circulation.

Pendant l'hémospase, on obtiendra la température voulue à l'aide d'une bouteille à eau chaude en caoutchouc, ou au moyen de cruches enveloppées de serviettes placées près du récipient. L'expérience m'a appris que le calorique est un puissant auxiliaire de l'appel hémospasique; aussi, à moins de contre-indication, le récipient devra-t-il avoir, autant que possible, une température égale à celle de l'intérieur du corps (37°).

Après ces dispositions préliminaires, on adapte la pompe

au récipient par l'intermédiaire du tube flexible. On comprend que le vide doit être opéré graduellement. Néanmoins, au début de la séance, il faudra rapprocher les aspirations de la pompe, de façon à arriver de suite à un huitième d'atmosphère. Une fois arrivé à ce degré, on augmentera graduellement l'action du vide, pour atteindre, en quinze minutes, un quart d'atmosphère, ce que je considère comme la limite où l'on doit généralement s'arrêter. Des aspirations moins rapprochées suffiront ensuite pour maintenir ce degré.

On observera avec soin la fréquence du pouls, la diminution de son volume, la coloration de la face, le degré d'affaiblissement de la voix, la température; en un mot, tout ce qui pourra éclairer la marche de l'hémospase.

Lorsque l'hémospase est double, c'est-à-dire lorsqu'elle a lieu sur deux extrémités simultanément, on peut facilement placer, dans la même main, les deux pompes d'aspiration, si l'on n'a pas un tube avec embranchement.

HÉMOSPASE MÉROSCÉLIQUE.

Le récipient méroscélique n'étant en quelque sorte que le récipient scélique prolongé, cela dispense d'entrer dans de nouveaux détails sur son mode d'application; je me bornerai donc à rappeler que la pelote d'ouate qui doit soutenir le jarret trouve ici son plus utile emploi.

HÉMOSPASES MÉRIQUE, PELVIENNE ET HÉMISOMATIQUE.

Ce qui a été dit plus haut suffit pour faire comprendre le mode d'application des récipients mérique, pelvien et hémisomatique. Je ferai seulement observer, à l'égard de ce dernier, qu'on doit proportionner le degré de raréfaction à l'étendue de la surface hémospasiée s'il n'est pas indiqué de provoquer la lipothymie.

HÉMOSPASE VERTÉBRALE.

La série des cloches (fig. 52, 53 et 54) s'applique le plus ordinairement sur l'un des côtés de la colonne vertébrale. Le malade étant couché, il suffit qu'il se soulève légèrement d'un côté, pour s'appuyer ensuite sur toutes les cloches que l'on aura glissées entre lui et le drap, afin qu'elles adhèrent dès que la pompe fonctionnera.

HÉMOSPASE SUR LE BRAS.

On place à l'avant-bras le manchon de métal, que l'on réunit à l'autre portion du récipient, en se rappelant que l'emboîtement des récipients de métal pour le bras porte deux petites saillies intérieures qui affermissent l'ajustement. On ramène ensuite sur le bras le manchon de soie, que l'on entoure de la bande ou coussin protecteur. Le manchon de caoutchouc, en se déroulant à son tour, vient rendre la jonction hermétique, ainsi que cela a été décrit plus haut. Au besoin, on peut placer sous le coude un petit coussin, pour soustraire ce point à toute pression, et l'on maintiendra la température au degré voulu.

HÉMOSPASE SUR LA TOTALITÉ DU CORPS, LA TÊTE EXCEPTÉE.

Dès que la personne est assise dans le récipient, on adapte les capuchons de soie et de caoutchouc, qui sont soutenus, à l'intérieur, par un diaphragme formé de deux croissants, et par un coussin qui entoure le cou et recouvre le diaphragme.

Quant aux appareils qui s'appliquent, l'un sur la tête, l'autre autour du cou, la description faite plus haut (fig. 58 et 60) suffit à en faire comprendre le mode d'application.

HÉMOSPASE PRATIQUÉE DANS UN BAIN D'EAU SIMPLE OU MINÉRALE, OU DANS UN BAIN DE VAPEUR.

La plupart des dérivateurs qui viennent d'être décrits peuvent également s'appliquer pendant la durée d'un bain; mais alors la pompe, au lieu d'aspirer de l'air, aspire de l'eau.

En raison de la densité de ce fluide, l'appareil fonctionne mieux, c'est-à-dire d'une manière plus étanche, d'où il résulte que les aspirations de la pompe deviennent moins fréquentes.

On peut appeler mixtes les hémospases qui ont lieu sur les extrémités dans la position assise, lorsque le récipient n'est que partiellement rempli par de l'eau simple ou chargée de principes plus ou moins excitants. En pareil cas, la pompe communique avec le récipient par un ajutage fixé au-dessus du niveau de l'eau (fig. 13 et 14).

A quelques égards, les mêmes considérations s'appliquent à une hémospase pratiquée dans un bain de vapeur.

MODE D'APPLICATION DU DÉCLIVEUR.

La description qui a été faite du décliveur (fig. 63) pourrait suffire pour en faire comprendre le mode d'application. Cependant, nous devons ajouter que lorsqu'il y a lieu de donner une position inverse à la position normale, c'est-à-dire dans laquelle les régions supérieures du corps deviennent les plus déclives, on pourra, à défaut d'aides.

maintenir le sujet au moyen d'une camisole ou d'un gilet à longues manches, fixé à l'extrémité opposée du lit où se trouvent des boucles destinées à cet usage. Dans cette position, le poids du corps est soutenu par les épaules.

MODE D'EMPLOI DU RÉGULATEUR.

Quant à l'appareil régulateur (fig. 61), la description qui en a été faite suffit également pour indiquer son mode d'application. Nous en avons signalé les avantages et les côtés défectueux. Son emploi nous a été très-utile dans les différents dispensaires que nous avons fondés, sans qu'il en soit résulté aucun inconvénient.

CHAPITRE III.

REMARQUES PRATIQUES SUR LE MODE D'APPLICATION EN GÉNÉRAL.

---

§ 1er. — Durée des hémospases.

Dans le traitement des maladies chroniques, la durée des hémospases est ordinairement d'une heure. Il en serait de même dans le traitement des maladies aiguës, si parfois leur durée ne devait pas varier d'après l'étendue de la surface hémospasiée, la force du sujet et la nature de l'affection que l'on veut combattre.

Il se présente des cas assez graves pour exiger que le volume du pouls soit réduit de près de moitié, pendant plusieurs jours, et même maintenu à l'état filiforme, pendant quelques heures. En pareil cas, si la constitution est forte, la dérivation peut avoir lieu à l'aide d'une double hémospase méroscélique ou d'une aspiration hémisomatique.

§ 2. — Fréquence des hémospases.

Dans le traitement des affections chroniques, une hémospase en vingt-quatre heures suffit ordinairement.

Mais, d'après ce que nous avons dit plus haut, on comprend que, lorsqu'il s'agit de combattre certaines phlegmasies aiguës, la première condition du succès est de renouveler les dérivations aussi souvent qu'elles se trouvent indiquées.

§ 3. — Énergie des hémospases.

L'énergie d'une hémospase dépend de sa durée, du degré de vide et, enfin, de l'étendue de la surface sur laquelle on opère. Elle doit être calculée d'après les indications. Par exemple, dans le traitement de certaines maladies chroniques, on pourra hémospasier de telle sorte que le déplacement soit assez persistant pour se maintenir d'une hémospase à l'autre. A cet effet, on hémospasiera des surfaces limitées, condition remplie par le récipient scélique.

S'agit-il, au contraire, de provoquer les premiers degrés de la lipothymie, et même la syncope, pour enrayer ou arrêter l'inflammation, pour soustraire à la douleur un malade ou un opéré, on devra faire le vide sur de larges surfaces au moyen d'une double dérivation méroscélique associée, s'il y a lieu, à l'emploi du décliveur.

On devra également agir sur de larges surfaces pour rétablir la menstruation, à l'aide des dérivations méroscéliques, pelviennes ou hémisomatiques.

En effet, il ne faut ici qu'une dérivation passagère qui ne retienne point les fluides dans les capillaires hémospasiés, leur laissant toute liberté pour rentrer promptement dans la circulation générale et rétablir l'ordre physiologique.

§ 4. — Heure d'élection.

Dans le traitement de certaines maladies aiguës, accompagnées de congestions plus ou moins périodiques, une hémospase, pratiquée en temps opportun, peut en prévenir le retour.

D'ailleurs, l'oscillation diurne de la température chez

l'homme est un fait bien connu; elle est plus basse le matin vers neuf heures, et elle est à son maximum dans la soirée. Le pouls suit la température, et s'élève ou s'abaisse comme celle-ci. Ces variations, qui existent à l'état physiologique, se retrouvent également dans le cours des maladies pyrétiques, et l'on peut souvent les prévenir par des hémospases faites à propos, c'est-à-dire en tenant compte du pouls et de la température axillaire.

Quant au traitement des maladies chroniques, les moments les plus favorables sont l'après-midi ou la soirée, afin d'assurer le repos de la nuit.

Est-il nécessaire de dire qu'en général on ne doit pas hémospasier avant que la digestion gastrique soit terminée, et que l'hémospase devra cesser au moins quinze minutes avant le repas suivant?

§ 5. — Lieu d'élection.

Les effets dérivatifs de l'hémospasie varient selon qu'elle s'applique aux membres supérieurs ou aux membres inférieurs, sur telle ou telle région, ou enfin sur la totalité du corps, la tête exceptée.

En général, les dérivations méroscélique et scélique, doubles ou simples, sont celles qui nous paraissent le plus souvent indiquées [1].

Les avantages qu'offre l'hémospasie pour activer la cir-

[1] Ayant remarqué que le volume des récipients était un obstacle à l'extension de leur emploi, j'ai cherché à les réduire à des proportions qui en rendissent l'application plus facile; mais l'expérience m'a appris que ces appareils, ainsi réduits, perdaient en efficacité ce qu'ils gagnaient en facilité pratique; attendu que, pour obtenir de l'hémospasie ce qu'elle peut donner, il faut agir sur de larges surfaces.

culation sur une extrémité ou sur une région permettent d'y avoir recours comme moyen prophylactique, pour rétablir l'équilibre dans la circulation, lorsque certains appareils prennent un développement excessif au détriment des appareils voisins. Ainsi, chez les enfants atteints d'hydrocéphale à divers degrés, l'appel modéré et souvent répété des fluides vers les extrémités inférieures peut avoir une heureuse influence. En même temps que les accidents cérébraux diminuent, la température se relève aux extrémités atrophiées et les forces renaissent. Dans le traitement de l'aménorrhée, les dérivateurs mérique, pelvien et méroscélique ont souvent réussi au delà de nos espérances en provoquant la menstruation.

Quant au traitement des hémorrhagies utérines, il serait plus rationnel de s'en tenir à une double hémospase sur les bras. Toutefois, si la constitution est forte, les dérivations brachiales pourraient être insuffisantes. En pareil cas, l'expérience m'a appris qu'avec des précautions on pouvait sans inconvénient leur associer une double hémospase méroscélique; mais alors il faut pouvoir se rendre maître de la circulation, en réduisant le pouls et en le maintenant à l'état filiforme jusqu'au moment où l'hémorrhagie s'arrête.

Voici la raison de cette pratique : une hémospase trop modérée sur les extrémités inférieures pourrait multiplier les petits courants circulatoires qui se dirigent vers l'organe affecté; d'où l'augmentation de la perte sanguine. Si, au contraire, le pouls est énergiquement déprimé, la circulation est, pour ainsi dire, entre les mains de l'opérateur, lequel, en retenant à volonté les fluides dans le réseau hémospasié, provoque cet état de faiblesse, précurseur de la syncope, qui, sur les champs de bataille, a souvent arrêté des hémorrhagies graves.

Les récipients qui s'appliquent sur les deux bras simultanément ou sur un seul offrent, dans certains cas, des ressources que l'on attendrait en vain des autres dérivateurs, surtout lorsqu'il s'agit de combattre les affections aiguës ou chroniques des organes abdominaux.

La dérivation brachiale ne laisse pas que d'avoir aussi une grande efficacité dans le traitement de certaines maladies du cœur et des organes pulmonaires.

J'ai vu des rhumatismes à l'épaule céder complétement et sans retour à une seule hémospase sur le bras affecté, bien que ces affections eussent résisté depuis des années à divers moyens.

L'emploi du dérivateur abdominal se trouve indiqué dans le traitement de plusieurs des affections aiguës et chroniques des organes abdominaux.

On comprend que le récipient somatique, en raison de la grande surface sur laquelle il agit, dépasse en puissance tous ceux que nous venons de décrire; mais le déplacement qu'il produit est moins persistant. On peut donc y avoir recours dans certains cas de névralgie faciale ou dentaire, ou de congestion, qui ne demandent qu'un effet passager. Il est inutile de dire que, dans l'emploi de cet appareil, le degré de vide exigé s'écarte peu de la pression normale, et que le sujet n'y éprouve, en quelque sorte, d'autre sensation que celle de l'allégement rapide de ses souffrances.

L'appareil qui s'applique autour du cou est spécialement destiné à combattre les inflammations des organes sous-jacents; on peut lui associer, soit une double hémospase méroscélique, soit une dérivation hémisomatique ou pelvienne, si la phlegmasie se complique d'aménorrhée.

§ 6. — Précautions à prendre pendant l'application.

Les personnes soumises, pour la première fois, à la dérivation hémospasique éprouvent une certaine appréhension qui les prédispose à la lipothymie.

On comprend qu'en pareil cas les assistants devront s'abstenir de faire part de leurs remarques sur les effets produits, tels que la pâleur du visage, etc. ces remarques étant de nature à augmenter l'appréhension.

On peut, jusqu'à un certain point, obvier à cette disposition à la défaillance, en pratiquant la première hémospase dans la position horizontale, en surveillant les phénomènes locaux et généraux qui se produisent, enfin, en abrégeant la durée de cette première hémospase pour la renouveler quelques heures après, si rien ne s'y oppose.

On sait que, chez des personnes affectées de maladies des organes circulatoires, la syncope pourrait avoir une certaine gravité.

Du reste, avec un peu d'habitude, et en se guidant sur le pouls et la coloration de la face, il est facile de prévenir la défaillance, d'autant plus que, pendant le cours de l'hémospase, on peut, de temps à autre, rétablir l'équilibre de l'air, en détachant de la pompe le tube flexible qui s'y adapte.

Enfin, comme toute autre méthode thérapeutique, l'emploi de l'hémospasie exige une certaine expérience. Cependant, le praticien attentif et prudent sera bientôt à même de proportionner l'énergie des dérivations aux effets qu'il veut produire, sans les pousser au delà des limites voulues.

Notre attention extrême à surveiller la marche de la dérivation nous a permis de répéter nos hémospases par milliers, sans qu'il en soit résulté aucun accident.

Est-il nécessaire d'ajouter que, lorsque la défaillance n'est pas indiquée, le premier soin à donner, si elle avait lieu, serait de faire placer la tête de niveau avec le tronc, ou même sur un plan inférieur à celui sur lequel le corps repose? Cette position nous a toujours suffi pour faire revenir la connaissance et pour prévenir tous les accidents. Cependant, s'il n'en était pas ainsi, et que l'on vît la face rester pâle, les carotides battre faiblement et les veines jugulaires rester à peu près vides, il faudrait élever les extrémités inférieures et supérieures de façon à ramener le sang des membres au corps et, autant que possible, au cerveau. On emploierait en même temps les excitants extérieurs de la peau et des sens, les frictions, les aspersions avec l'eau froide vinaigrée, l'inspiration de l'éther et des eaux spiritueuses; mais comme la position inclinée, surtout à l'aide du décliveur, nous a toujours réussi, nous n'avons jamais eu besoin d'avoir recours à ces divers stimulants, qui peuvent être utilisés pour les syncopes occasionnées par les hémorrhagies. Ajoutons que le vide peut produire de petites phlyctènes sur l'extrémité hémospasiée; mais ces ampoules ne présentent aucune gravité et disparaissent ordinairement dans l'espace de quarante-huit heures. Elles n'exigent d'autre pansement que celui du vésicatoire volant. En général, ces phlyctènes ne s'observent que chez les adultes et sur les points des téguments récemment stimulés par des sinapismes, ou lorsque la dérivation a été trop énergique ou trop prolongée.

§ 7. — De l'influence de l'âge sur les effets hémospasiques.

L'hémospasie peut être appliquée dès la naissance jusqu'à l'âge le plus avancé.

Chez l'enfant, les capillaires artériels sont très-élastiques et se prêtent d'autant mieux à la dérivation hémospasique, que chez eux la syncope ne vient pas, comme chez l'adulte, mettre un terme à l'hémospase.

Les récipients de cristal facilitent singulièrement la dérivation hémospasique chez les enfants, en permettant de voir l'effet qui se produit graduellement sur l'extrémité ou les extrémités hémospasiées. D'ailleurs, presque toujours, les enfants sont incapables de raisonner leurs sensations.

Dans un âge avancé, les téguments se prêtent moins à la dérivation, et parfois ils prennent une teinte légèrement cyanosée, au lieu de rougir, comme chez les adultes et surtout chez les enfants. Toutefois, les nombreux faits qui suivent prouveront ce que nous ne pouvons qu'indiquer ici. Ils établiront les avantages qu'offre une puissante dérivation à tous les âges.

§ 8. — De l'influence des tempéraments.

Une pratique variée, dans les contrées les plus diverses, nous a permis de constater des différences marquées relativement aux résultats de l'hémospasie s'exerçant sur les divers tempéraments. Chez les lymphatiques et les lymphatico-sanguins, si nombreux dans le nord de l'Europe, l'appel des fluides se fait avec une grande promptitude et une remarquable facilité. Au contraire, chez les personnes de constitution sèche et bilieuse, que l'on rencontre bien plus souvent dans les climats méridionaux, et dont la peau présente une structure plus dense (le nègre en fournit le spécimen le plus complet); chez ces personnes, dis-je, la constitution même, se prêtant beaucoup moins au déplacement des fluides, nécessite des applications hémospasiques plus prolongées.

DEUXIÈME PARTIE.

CHAPITRE PREMIER.

CONSIDÉRATIONS GÉNÉRALES SUR LA PRESSION ATMOSPHÉRIQUE.

Avant d'exposer les modifications de la pression atmosphérique, que j'ai appliquées au traitement de l'organisme vivant, je crois devoir présenter quelques considérations générales sur le poids de l'atmosphère et sur la valeur de son rôle à la surface du globe.

Ces considérations, sans doute familières à la plupart de mes confrères, trouveront néanmoins ici leur place, en raison du sujet tout spécial qui nous occupe.

Les variations de la pression atmosphérique proportionnelle à l'altitude exercent, en effet, sur l'organisme une sorte d'action hémospasique naturelle.

L'atmosphère enveloppe le globe de toutes parts, comme un océan aérien dont la surface du sol forme le fond, et qui s'élève à une hauteur de quatorze ou quinze lieues.

Pour nous faire une image exacte de la réalité, il faut que nous nous représentions d'abord la terre comme un globe, de trois mille lieues de diamètre, suspendu librement dans l'espace

A ce globe est adhérente l'enveloppe aérienne dans laquelle nous sommes appelés à vivre. Bien que cette enveloppe paraisse légère, elle exerce sur nous une pression énorme. Cette pression étant d'un kilogramme par centimètre carré, et la surface du corps humain étant, en moyenne, d'un mètre carré et demi, chaque homme soutient donc un poids de 15,000 kilogrammes. Si notre organisation s'harmonise parfaitement avec une pression aussi considérable, cela tient à des conditions d'équilibre bien connues en physiologie.

Les couches inférieures de l'atmosphère, celles dans lesquelles nous respirons, sont les plus lourdes; mais leur densité diminue rapidement. A la hauteur du Mont-Blanc (4,800 mètres), l'atmosphère a déjà perdu près de la moitié de son poids.

On voit qu'il suffit d'atteindre une élévation relativement peu considérable, sur le sol ou en ballon, pour constater une grande différence de densité dans l'atmosphère.

Le poids de l'air atmosphérique, qu'Aristote avait deviné, mais dont il n'avait pu se rendre compte, ne fut démontré qu'au milieu du XVIIe siècle, par l'invention de la machine pneumatique et celle du baromètre. Les deux procédés suivants ont établi la réalité de ce poids. Otto de Guéricke pesa tour à tour un globe de verre plein et vide d'air. Il constata une différence de poids d'un gramme 29 centigrammes par litre. De son côté, en 1643, Toricelli arriva au même résultat par l'invention du baromètre.

C'est avec cet instrument que l'on mesure la pression atmosphérique. Il indique les variations et les déplacements de l'air qui pèse sur nos têtes.

La hauteur des lieux habités du globe se déduit facilement du baromètre; on sait aujourd'hui que la pression atmosphérique moyenne d'un lieu est en rapport avec son élévation au-dessus du niveau de la mer. La pression atmosphérique est moindre sur les montagnes que dans les plaines, et plus grande dans les mines profondes qu'à la surface de la mer, celle-ci étant toujours prise pour le niveau commun.

On conçoit que ces changements dans la pression de l'air sur notre corps doivent singulièrement modifier l'organisme.

De Saussure a donné le premier une description détaillée des phénomènes anomaux que détermine chez l'homme la raréfaction de l'air, phénomènes déjà signalés par Dacosta au XVIIe siècle et par Bougner au XVIIIe, dans la relation de son voyage au Pérou.

De Saussure s'exprime ainsi au sujet des sensations qu'il éprouva en exécutant, avec le docteur Pacard, de Chamouni, sa première ascension au Mont-Blanc :

« A la hauteur de 4,000 mètres, mes guides, hommes « robustes, n'avaient pas soulevé cinq ou six pelletées de « neige qu'ils se trouvaient dans l'impossibilité de remuer. « Il fallait qu'ils se relevassent d'un moment à l'autre; l'un « d'eux se trouva mal, et passa la nuit dans les angoisses « les plus pénibles. . .

« Près de la cime, l'air est si rare que je ne pouvais faire « quinze ou seize pas sans reprendre haleine, j'éprouvais « même de temps à autre un commencement de défaillance « qui me forçait à m'asseoir. Tous mes guides, proportion « gardée de leurs forces, étaient dans le même état.

« Arrivé sur la cime, quand il fallut me mettre à disposer

« mes instruments et à observer, je me trouvai, à chaque « instant, obligé d'interrompre mon travail pour ne m'occu- « per que du soin de respirer..... Toute observation faite « avec soin, dans cet air rare, fatigue, parce que, sans y « penser, on retient son souffle, et, comme il faut suppléer à « la rareté de l'air par la fréquence des inspirations, cette « suspension me causait un malaise sensible : j'étais obligé « de me reposer et de souffler après avoir observé un ins- « trument quelconque, comme après avoir fait une montée « rapide.

« Le genre de fatigue qui résulte de la rareté de l'air « est absolument insurmontable. C'est un épuisement total, « une impuissance complète de continuer sa marche jusqu'à « ce que le repos ait réparé les forces. Un homme fatigué « dans la plaine, ou sur des montagnes peu élevées, l'est « rarement assez pour ne pouvoir absolument plus aller en « avant, au lieu que sur une haute montagne on l'est quel- « quefois à tel point que, pour éviter le danger le plus im- « minent, on ne ferait pas quatre pas de plus, et peut-être « pas un seul; car si l'on persiste à faire des efforts, on est « saisi par des palpitations et des battements si forts et si « rapides dans toutes les artères, que l'on tomberait en dé- « faillance si on les augmentait encore en continuant de « monter.

« Cependant, et cela fait le second caractère de ce genre « de fatigue, les forces se réparent aussi promptement, et, « en apparence, aussi complétement qu'elles ont été épui- « sées. La seule cessation du mouvement, même sans que « l'on s'asseye, et dans le court espace de trois ou quatre « minutes, semble restaurer si parfaitement les forces, qu'en

« se remettant en marche on est persuadé qu'on montera « tout d'une haleine jusqu'à la cime de la montagne. »

De Saussure ajoute qu'arrivé sur le col du Géant, à 3,436 mètres, lui et ses compagnons éprouvèrent une excitation nerveuse qui les rendait irritables, impatients. Tous, sur le sommet de la montagne, furent tourmentés d'une fièvre caractérisée par la fréquence du pouls, par l'avidité pour l'eau fraîche, par le dégoût des boissons alcooliques et des aliments, état qui persista même après deux ou trois heures de repos.

Pour dégager le phénomène de l'accélération du pouls des perturbations attribuables à la fatigue, de Saussure compta les battements des artères. Après quatre heures de repos pris au Mont-Blanc, il trouva 98 pulsations par minute au pouls de Pierre Balmat, un de ses guides, 112 à celui de son domestique et 110 au sien propre. De retour à Chamouni, les mêmes pouls dans le même ordre, et après le même temps de repos, ne battaient plus que 59, 60 et 72 fois par minute.

Plusieurs ascensions sur le Mont-Blanc et autres montagnes élevées, comme celle exécutée par MM. Humboldt et Bonpland et, plus récemment (1831), par M. Boussingault et le colonel anglais Hall sur le Chimborazo, ascensions auxquelles on peut ajouter le voyage aérien de Gay-Lussac, ont donné les mêmes résultats.

Humboldt a vu les conjonctives de ses guides s'injecter et les gencives saigner abondamment.

Boussingault, sur les hauts plateaux de la Bolivie, a vu les taureaux que l'on y avait amenés pour combattre devenir incapables de tout effort musculaire.

Résumant les principaux symptômes développés dans l'organisme par l'influence de l'altitude, nous voyons que le pouls et la respiration s'accélèrent jusqu'à provoquer des crises de palpitation et de dyspnée; qu'il peut survenir une transsudation du sang par les surfaces muqueuses; qu'il y a de la soif, de l'inappétence et du dégoût pour les boissons alcooliques; qu'il se manifeste, du côté du système nerveux, de la céphalalgie, des vertiges, de la somnolence, une dépression extraordinaire des forces musculaires; enfin une sécheresse incommode de la muqueuse buccale et de la surface cutanée, dépendantes de l'état hygrométrique de ces hautes régions.

Tel est l'ensemble des phénomènes observés dans ce qu'on a appelé *le mal de montagne.*

CHAPITRE II.

EXPÉRIENCE PHYSIOLOGIQUE SUR UN HOMME SAIN.

Afin de se rendre compte des effets de l'hémospasie sur l'homme sain, un élève en médecine a bien voulu se soumettre à tous ses degrés, c'est-à-dire à une hémospase simple, à une hyperhémospase et à une hémospase lipothymique.

HÉMOSPASE SIMPLE.

8 heures du matin. — M. X... est à jeun, le pouls à 71 (fig. 64); température axillaire, 37°; respiration, 18.

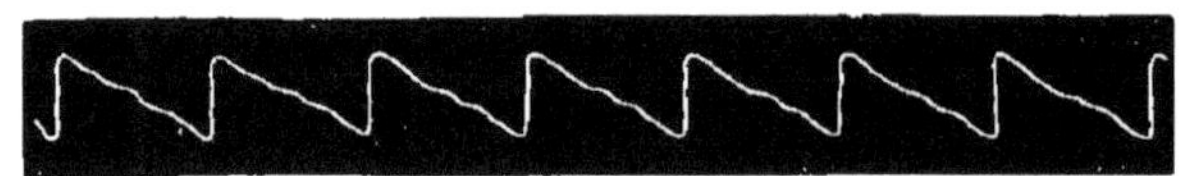

Fig. 64.

La jambe droite est hémospasiée au moyen d'un appareil méroscélique. Ce récipient, de cristal, permet de suivre de l'œil les effets locaux de la dérivation.

Dès qu'une large portion des téguments est soustraite à la pression de l'air atmosphérique, les vaisseaux capillaires surgissent de toutes parts, et, en peu d'instants, on attire une masse de fluides.

La jambe rougit, avec sensation de chaleur locale et de léger prurit.

Dès le début de l'hémospase, le pouls augmente en volume et en fréquence (fig. 65); mais bientôt, au lieu d'augmenter en force, il diminue graduellement.

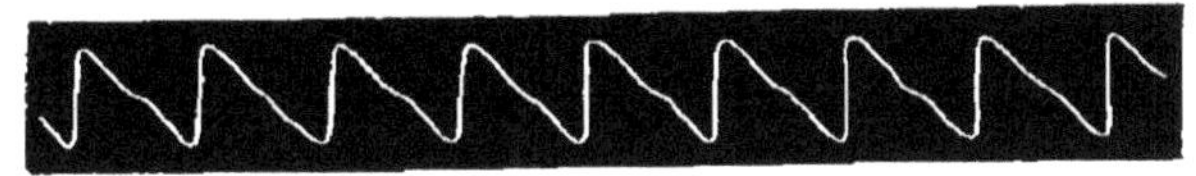

Fig. 65.

8 heures 45. — La face commence à pâlir; la température des téguments s'abaisse, surtout aux régions supérieures: l'air respiré paraît plus frais, les inspirations sont plus profondes, la voix est moins forte.

8 heures 55. — La première phase de l'expérience arrive à son terme. A ce moment, le pouls est à 82 (fig. 66); son volume est diminué de plus de moitié; température axillaire, 36°,5; respiration, 17.

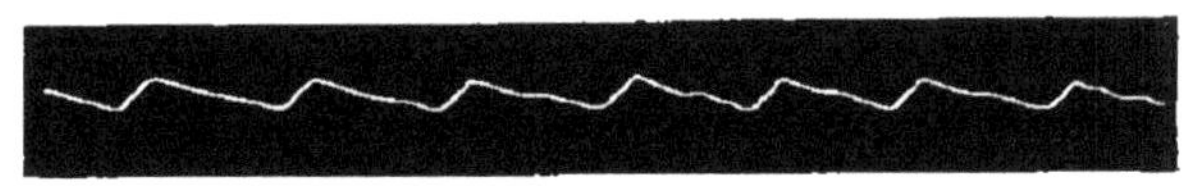

Fig. 66.

La jambe mesure une augmentation de 10 centimètres dans sa plus grande circonférence hémospasiée.

HYPERHÉMOSPASE.

La dérivation, devant être plus énergique dans cette seconde phase que dans la précédente, elle a lieu sur les deux extrémités inférieures simultanément, et M. X... se place sur le décliveur dans une position presque verticale.

9 heures 15. — Le pouls est à 84 et devient filiforme; température axillaire, 36°,3; inspirations, 16. L'affaiblissement de la voix est de plus en plus marqué. La poitrine, percutée, paraît plus sonore; il survient des bâillements rapprochés.

9 heures 20. — Le pouls tombe à 40 pulsations (fig. 67).

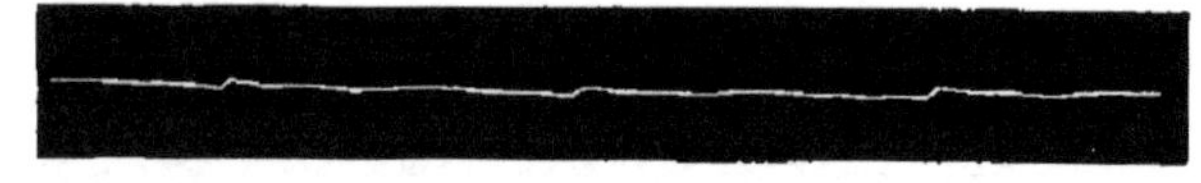

Fig. 67

A ce moment, une douce chaleur s'élève de l'épigastre pour se porter au front, qu'elle laisse couvert d'une légère moiteur. C'est un commencement de syncope qui s'annonce.

HÉMOSPASE LIPOTHYMIQUE.

9 heures 25. — La pupille se dilate, la vue se voile, l'odorat et le goût ont presque disparu, le tact devient obtus, le sens de l'ouïe, le plus persistant de tous, est modifié par des tintements; température axillaire, 36°; inspirations, 15.

9 heures 30. — L'abaissement de la température aux oreilles devient incommode, et M. X... me prie de les recouvrir de mes mains, afin de pouvoir continuer l'expérience. La langue elle-même participe à cet abaissement de température. Au toucher, elle donne la sensation d'un batracien. A l'aisselle, le thermomètre indique 35°,6.

Les forces de M. X... se trouvent réduites au point de pouvoir à peine soulever le bras.

Bien qu'il ne voie plus les objets qu'à travers un brouillard, et qu'il ne distingue plus la fenêtre devant laquelle il est placé, ses facultés intellectuelles demeurent intactes, et il rend parfaitement compte de toutes ses impressions.

9 heures 35. — Le pouls devient insensible à la radiale

(fig. 68), mais on peut encore l'observer à la temporale; température axillaire, 35°; inspirations, 14.

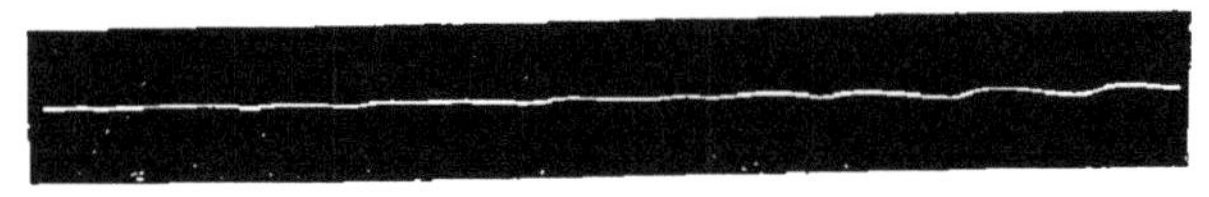

Fig. 68.

9 heures 40.—Les pulsations de la temporale deviennent également imperceptibles; l'anesthésie est devenue graduellement complète, et la syncope a lieu.

Il nous suffit alors de laisser rentrer l'air dans les récipients, et de donner au déclivեur une inclinaison inverse, pour obtenir instantanément le rétablissement de la circulation et de toutes les fonctions de l'organisme.

Les téguments hémospasiés sont parsemés de points pourprés, à peine visibles.

La circonférence des extrémités est considérablement augmentée, tandis que les régions supérieures du corps ont subi une diminution proportionnelle. A la ceinture, la différence en moins est de 3 centimètres.

Quelques instants après la séance, M. X... aurait pu reprendre ses occupations. Ajoutons cependant que le lendemain les extrémités hémospasiées conservaient encore une augmentation de 2 centimètres. Dès le troisième jour, toute trace de dérivation avait disparu.

Tels sont les principaux phénomènes physiologiques qui caractérisent une hémospase simple, une hyperhémospase et une hémospase lipothymique.

Nous croyons devoir entrer ici dans quelques détails au sujet de ces divers phénomènes.

La vie s'exalte aux extrémités hémospasiées; la peau rougit par l'injection des capillaires, et la sudation locale, qui a été provoquée à l'épigastre et sur le front, deviendrait générale, si on l'entretenait à l'aide des moyens de caléfaction d'usage.

Après bien des recherches pour me rendre compte de la quantité de sang déplacée par une hémospase, je suis parvenu à en faire l'évaluation exacte de la manière suivante :

Avant d'hémospasier la jambe, c'est-à-dire dès que celle-ci est engagée dans le récipient, on remplit d'eau tiède l'espace qu'elle laisse autour d'elle. Cette eau est aussitôt retirée et mise à part. Dès que la jambe a subi l'augmentation produite par l'hémospase, on verse de nouveau l'eau réservée dans le même récipient, pendant que la jambe s'y trouve encore; mais comme elle vient d'augmenter de plusieurs centimètres en circonférence, on comprend facilement que toute l'eau mise à part ne pourra plus y rentrer en totalité, et que l'excédant représente exactement la quantité des fluides déplacés.

Ainsi, dès la première phase de l'expérience qui vient d'être décrite, l'extrémité, dans sa plus grande circonférence hémospasiée, avait augmenté de 9 centimètres, augmentation qui représente un déplacement de 1,600 à 1,700 grammes. Il résulte de là qu'au moyen d'une double hémospase méroscélique, on obtient un déplacement de 3^k,200 à 3^k,400, ainsi que cela a été observé à la fin de l'expérience physiologique citée plus haut.

En hémospasiant les quatre extrémités simultanément, la dérivation pourrait être portée bien au delà, admettant toutefois que la constitution du sujet s'y prêtât. D'après cette évaluation, on peut se figurer la puissance de ceux de nos récipients qui agissent sur de plus grandes surfaces, tels que ceux qui opèrent sur la moitié inférieure du corps ou sur le corps entier, la tête exceptée.

Maintenant, comment expliquer la persistance du déplacement? Rappelons que les petits vaisseaux capillaires, dont le diamètre ne paraît pas aller au-dessous de 0,007 de millimètre, l'épaisseur de leurs parois étant proportionnelle, se prêtent à l'appel hémospasique, en raison de leur extrême élasticité. Aussi, ces vaisseaux qui, avant la séance, n'admettaient qu'un à un les globules, décuplant leur calibre sous l'influence du vide, donnent passage à plusieurs globules à la fois. Lorsqu'à la fin de l'hémospase l'équilibre de l'air est rétabli, ces capillaires recouvrent toute leur contractilité, et laissent le sérum rentrer dans la circulation générale, tandis que les globules et la fibrine n'y rentrent que plus lentement; d'où il résulte qu'en moyenne l'extrémité hémospasiée ne peut revenir qu'en vingt-quatre heures à son état primitif[1].

Cela expliquerait pourquoi les téguments hémospasiés sont plus compactes et résistent à la pression du doigt chez les sujets affectés de phlegmasies.

Le sang qui s'accumule sur le point hémospasié est principalement du sang artériel. On peut s'en convaincre en

[1] Toutefois, lorsque les hémospases sont journellement renouvelées, pendant quelques semaines, sur la même extrémité, le déplacement persiste moins longtemps. Au besoin, on peut, en quelques instants, ramener la jambe à son volume normal, en la comprimant à l'aide d'un bandage roulé.

hémospasiant la jambe dans un récipient de cristal; si l'appareil fonctionne bien, c'est-à-dire s'il est pourvu des derniers perfectionnements que je viens d'y apporter, on verra que la peau rougit au lieu de prendre la teinte cyanosée qui caractérise le sang veineux.

La raréfaction est-elle poussée à un plus haut degré, on voit les principales veines disparaître graduellement pour céder de l'espace aux vaisseaux capillaires qui les pressent de toutes parts; quelquefois même ces veines cessent d'être apparentes, comme nous l'avons mentionné plus haut.

De ce fait physiologique découlent des conséquences importantes au point de vue des indications hémospasiques.

Nous aurons l'occasion d'y revenir.

En résumé, deux actes organiques inverses, et néanmoins corrélatifs, sont produits par l'hémospasie : 1° une congestion superficielle sur un ou deux membres, selon que l'opération est simple ou double; 2° un état anémique du reste du corps.

Chez les personnes dont le sang est riche en fibrine et en globuline, la congestion locale est plus persistante. Quant au déplacement des fluides, c'est dans le jeune âge qu'il s'obtient le plus facilement. Et toutefois, la syncope est très-difficile à obtenir chez les enfants (voyez Influence de l'âge).

L'hémospasie donne lieu à une sédation rapide, que l'on utilise dans le traitement des affections cérébrales, thoraciques et abdominales; nous le démontrerons dans la troisième partie de cet ouvrage.

Nous devons encore appeler l'attention sur quelques points principaux relatifs à d'autres modifications physiologiques :

1° L'abaissement des fonctions vitales, respiration, circulation, température animale, interne et externe;

2° La transpiration abondante et continue, qui joue parfois un rôle critique, et que l'art peut utiliser dans le traitement de certaines affections;

3° La tendance au sommeil, ou du moins à un état calme et réparateur.

Tous ces phénomènes physiologiques constituent autant d'éléments du contro-stimulisme, dont on peut prévoir toute l'importance en thérapeutique[1].

[1] Nous avons cru devoir reproduire ici (fig. 69) l'ensemble des tracés. Ils représentent les modifications profondes que l'on peut apporter dans la circulation. Pendant un certain temps, on peut diminuer la fréquence du pouls ou l'augmenter, réduire son volume ou lui donner plus de force.

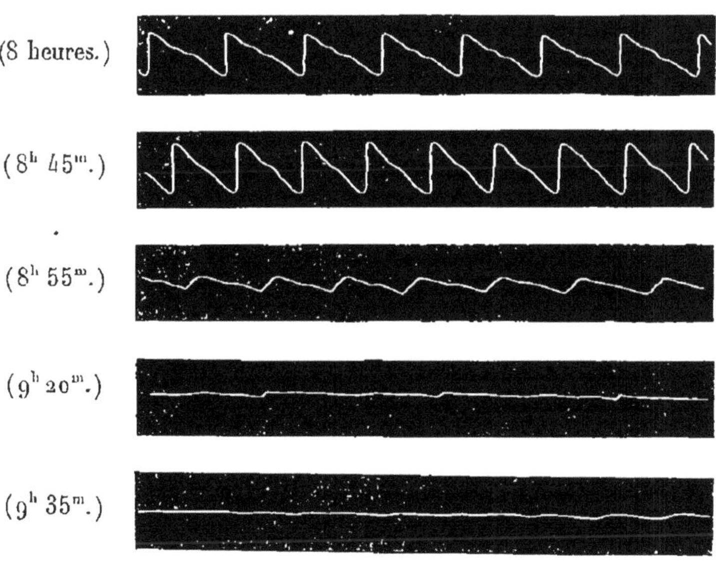

Fig. 69.

TROISIÈME PARTIE.

THÉRAPEUTIQUE.

Nous venons de voir quelle est l'influence de la pression atmosphérique sur l'économie. Aussi ne s'étonnera-t-on pas qu'on puisse, en quelques instants, provoquer la défaillance en opérant le vide sur une ou plusieurs extrémités.

Le médecin, disposant d'un agent aussi énergique sur l'organisme sain, pourra l'utiliser comme moyen dérivatif pour modérer ou arrêter l'inflammation. « Il est même surprenant, fait observer Magendie, que les médecins aient « négligé à ce point la pression atmosphérique, et ne l'aient « utilisée que sous la forme de ventouses ordinaires, moyen « primitif comme au temps de Celse. »

L'hémospasie peut déterminer un raptus sanguin du centre à la périphérie, dissiper des congestions locales, neutraliser des mouvements fluxionnaires morbides et dégager ainsi l'organe opprimé. Un cercle d'action pathologique aussi vaste comprend une bonne partie de la nosologie.

Nous allons, en premier lieu, nous livrer à quelques considérations de physiologie pathologique qui seront la transition naturelle entre la partie physiologique et la partie thérapeutique de cet ouvrage.

Sur ces principes théoriques reposent les indications et les contre-indications de notre méthode.

CHAPITRE PREMIER.

PHYSIOLOGIE PATHOLOGIQUE.

Le médecin peut, au moyen de nos dérivateurs, appeler immédiatement, dans une certaine étendue du système capillaire, une masse de sang considérable, la distraire de la circulation générale pendant tout le temps nécessaire, plusieurs jours s'il le faut.

Cette action thérapeutique peut donc produire des effets analogues à ceux de la saignée, des sangsues, des ventouses scarifiées, mais avec la facilité de restituer à volonté le fluide sanguin.

Inutile, croyons-nous, d'insister plus longuement sur les avantages d'un procédé qui tend à substituer le *déplacement* d'une portion plus ou moins notable de la masse du sang à la *soustraction* de ce fluide nourricier par excellence, dont une déperdition prononcée ne peut s'effectuer sans porter une atteinte, plus ou moins profonde, à l'ensemble et à l'équilibre de nos fonctions.

En théorie, nos dérivations doivent souvent se comporter comme la saignée, et tout à la fois comme la saignée spoliative, dérivative ou révulsive, mais sans en présenter les inconvénients.

Étant donné un moyen aussi énergique, le premier élément morbide sur lequel il devra agir sera la congestion, c'est-à-dire l'afflux sanguin, le *molimen sanguinis* de Stahl.

1° Congestion.

De quelque nature que soit la congestion, les organes y sont d'autant plus exposés qu'ils présentent plus de vascularité.

Les fluides accumulés dans les vaisseaux capillaires ne se bornent pas toujours à les distendre outre mesure et à comprimer l'organe hypérémié, mais ils peuvent y occasionner des ruptures, déterminer des hémorrhagies d'autant plus dangereuses, que cet organe remplit des fonctions plus importantes, comme le cerveau, le poumon.

Il ne saurait exister et il n'existe en effet aucune dissidence sur le traitement des congestions; tous les praticiens sont d'accord sur la nécessité de détourner au plus tôt le cours du sang par les dérivatifs. En est-il un plus puissant, plus inoffensif et plus facile à graduer que l'hémospasie?

Devenu maître de la circulation, le médecin peut imprimer à tout l'organisme des modifications importantes que l'art utilise dans le traitement d'un grand nombre de maladies. Il peut abaisser la température du corps, aussi bien dans les organes profonds qu'à la périphérie, provoquer des transpirations abondantes, modifier le type du pouls, arrêter au besoin la circulation pour la rétablir de nouveau, et cela presque indéfiniment.

2° Troubles nerveux.

L'hémospasie ne paraît pas avoir une action aussi directe sur l'innervation. Sans toucher à la physiologie délicate des fonctions nerveuses, nous dirons que les nerfs sont de toutes parts plongés dans un réseau de vaisseaux dont la distension anomale peut les comprimer, et que tout ce qui tendra à les dégager de cette étreinte devra faciliter l'exercice de leurs fonctions.

Or, si nous avons démontré que, parmi tous les moyens de détourner le sang d'un point quelconque sur lequel il tend à se porter avec excès, l'hémospasie est le plus puissant, il est démontré aussi que le sang, en affluant d'une manière anomale sur ce point, y comprime les nerfs, et que, de leur côté, les nerfs ainsi comprimés et irrités attirent à eux ce fluide de tous les points de l'économie.

Ubi stimulus, ibi fluxus.

Ainsi, l'excitation précède l'afflux sanguin. Or, en empêchant le sang d'obéir à l'appel de la douleur, notre dérivation remplit une indication essentielle à laquelle aucun autre moyen ne peut répondre avec autant d'efficacité.

Après ces deux éléments pathologiques simples, l'hypérhémie et les troubles nerveux, nous nous trouvons en face d'autres éléments, plus complexes, mais qui dérivent des premiers.

3° L'hypercrinie ou turgescence sécrétoire.

Quelles en sont les causes? La congestion sanguine et l'irritation nerveuse.

L'hémospasie, agissant sur l'une et sur l'autre, ramènera à l'état normal les sécrétions exagérées.

4° L'inflammation.

Cet état est principalement caractérisé par la coloration rouge due à l'afflux sanguin, l'élévation de la température, le gonflement et l'augmentation de la sensibilité, rougeur, chaleur, tuméfaction, douleur. Pour peu que l'inflammation locale soit intense, il survient un trouble dans la grande circulation. Tantôt le cœur paraît avoir acquis plus d'énergie; d'autres fois, au contraire, il semble qu'il ait perdu de sa puissance. Il y a quelquefois abaissement réel de la force du cœur; souvent aussi cette force n'est que comprimée; elle reparaît dès que, par un moyen quelconque, on est parvenu à dégager les viscères engorgés et surtout les centres nerveux.

Nous verrons plus loin, par plusieurs observations, qu'une seule hémospase a pu suffire pour faire disparaître la fièvre en même temps que les symptômes locaux, quand, au début de l'affection, on avait réussi à provoquer une crise salutaire, qui se caractérisait par d'abondantes transpirations.

Dans ce cas, il est évident que l'hémospasie a fait sentir son action jusque sur le système nerveux, dont la vitalité a été profondément modifiée.

Quand l'inflammation n'a provoqué qu'une anomalie locale, et que le grand courant circulatoire n'a pas été sensiblement troublé, la tâche de l'hémospasie est simple et facile : souvent elle détruit avec une remarquable promptitude les accidents locaux; par suite, l'inflammation est radicalement éteinte, et la guérison ne se fait pas attendre.

Dans mon *Mémoire sur les plaies par armes à feu*, j'ai fait ressortir les mêmes considérations à propos de l'inflammation chez les blessés; je me suis demandé ce qui se passe dans une plaie après un laps de temps plus ou moins long : une exaltation de la sensibilité, bientôt suivie d'un raptus sanguin et d'un engorgement inflammatoire local. Pour contre-balancer ce mouvement fluxionnaire, disais-je, il faut en diminuer l'énergie, en amoindrir la violence; or c'est là précisément l'effet capital de la méthode hémospasique.

Cette méthode qui, par sa puissance dérivative, réduirait de moitié, au besoin, la masse du sang en circulation, empêche le mouvement fluxionnaire de s'accroître, le maîtrise et facilite ainsi la guérison.

Non-seulement ces applications exercent une dérivation salutaire, mais elles établissent une sorte de contro-stimulisme, dont le résultat immédiat est de diminuer la force des pulsations du cœur et la congestion inflammatoire. Sous l'influence de ce moyen, nous avons vu les blessés éprouver un calme instantané dont ils ne pouvaient se rendre compte. Il en est qui, tourmentés par une insomnie cruelle, s'endormaient avant même que la séance fût terminée; repos salutaire tendant à réparer le trouble général des fonctions.

Il faut remarquer que si, d'une part, cette dérivation énergique rend les battements du cœur moins forts, d'autre part, en activant l'absorption dans toute l'économie, elle va chercher les fluides stagnants jusque sous les aponévroses, ce qui, chez les blessés, est d'une haute importance pour prévenir des phlegmons consécutifs et d'autres accidents inflammatoires.

On peut dire, d'une manière générale, que l'hémospasie, en combattant directement le mouvement fluxionnaire chez les blessés, prévient deux accidents principaux, l'hémorrhagie et l'inflammation.

Il est encore d'autres points de vue auxquels nous pouvons considérer l'action hémospasique sur les tissus enflammés.

Nous avons signalé plus haut la dilatation des vaisseaux

capillaires hémospasiés. Parmi ces vaisseaux, avons-nous dit, il s'en trouve de très-déliés, qui ne peuvent recevoir que la portion séreuse du sang, mais qui, sous l'influence du vide, augmentent de calibre au point d'admettre les globules et la fibrine.

D'autre part, l'inflammation, pour peu qu'elle soit intense, excite un appareil fébrile plus ou moins prononcé, ce qui augmente les proportions de fibrine dans le sang. On comprend donc qu'une hémospase, qui retient momentanément dans les capillaires la fibrine pour ne restituer à l'économie que le sérum d'abord et ensuite les globules, puisse arrêter le développement de l'appareil fébrile[1], attendu qu'après cette dérivation la fibrine ne paraît rentrer que lentement et par résorption dans la circulation générale[2].

La dérivation hémospasique ne montre pas moins de puissance dans la période d'état, lorsque la phlegmasie se caractérise déjà par la stase dans les capillaires.

Ses effets thérapeutiques sont ici :

1° De réduire la force des contractions du cœur;

2° De hâter l'absorption des blastèmes en diminuant la masse des fluides en circulation;

3° De faciliter, par la sudation, l'élimination de certains produits pathologiques susceptibles de troubler l'économie.

Lorsque, dans un organe, des tissus commencent à aug-

[1] Le sérum, qui sort le premier, rentre aussi le premier. Après l'hémospase le sang est moins riche en matière solide, condition favorable pour combattre l'inflammation.

[2] Pour m'en assurer, je pratiquai dans la période d'état d'une pneumonie trois saignées exploratrices, l'une avant l'hémospase, une autre après, et la troisième au bout de huit heures.

La seconde et surtout la dernière donnèrent une proportion de fibrine réduite de plus d'un tiers.

menter de volume et de consistance, par la présence d(blastèmes ou sécrétions morbides qui tiennent écartés l(éléments normaux, cette induration peut encore céder un traitement hémospasique soutenu et bien dirigé.

Tels sont les éléments pathologiques que l'hémospasi combat le plus directement.

La révulsion hémospasique peut encore être employé avec avantage à la résolution des engorgements organique et desé panchements de diverse nature.

Quelle que soit la manière dont se forment les engorge ments, ou par l'accumulation, pour ainsi dire, passive de molécules fibrineuses du sang, ou par un excès de nutri tion de l'organe, toujours est-il que, dans la plupart de ce cas, la révulsion hémospasique employée avec modératio et persévérance doit, par l'impulsion qu'elle imprime au mouvements circulatoires, s'opposer aux stases sanguines s'il y a engorgement passif, ou rétablir l'équilibre entre le forces opposées de composition et de décomposition, s'il ; a vice de nutrition.

Quant aux hydropisies ou collections liquides, l'hémo spasie leur est avantageusement opposée, les vaisseaux ab sorbant les fluides pour combler le vide que le déplacemen mécanique du sang vient de faire dans l'économie.

Cette absorption est quelquefois tellement rapide que, dan bien des cas, elle étonne le praticien qui en est le témoin

Des hydropisies de la plèvre, du péricarde, diminuen en quelques heures, et la sécrétion intestinale et rénal est augmentée parfois même autant qu'on pourrait le fair par les purgatifs et les diurétiques. On trouvera plus loi plusieurs observations dans lesquelles sont consignés de aits qui mettent hors de doute la faculté résolutive et la)uissance d'absorption d'un moyen aussi énergique.

Quand il y a de l'œdème ou de l'infiltration du tissu celulaire, l'absorption en est facilitée de la même manière par 'application directe des mêmes appareils sur les parties edématiées; ceci s'explique par le fait que l'afflux artificiel l'un sang riche en globules, au sein des tissus infiltrés, en elève la vitalité et force mécaniquement les fluides stagıants à rentrer dans la circulation générale.

Lorsque les congestions sanguines ont abouti à des foyers ıémorrhagiques, l'hémospasie peut non-seulement favoriser a résorption du sang épanché, ainsi qu'elle opère sur les iquides répandus dans les cavités séreuses, mais encore liminuer la turgescence qui existe autour du foyer hémorhagique.

La coloration des téguments qui viennent d'être hémospasiés peut servir au diagnostic; ainsi, au début d'une ièvre typhoïde, ces téguments hémospasiés prennent une einte cyanosée, tandis que, dès l'approche de la convalesence, la dérivation rougit la jambe suivant les lois de la hysiologie. Les mêmes phénomènes s'observent dans le raitement d'autres affections adynamiques. La facilité avec aquelle le déplacement des fluides s'opère peut également ournir des données au diagnostic et au pronostic. Si les éguments hémospasiés deviennent compactes, on peut suposer que le sang est fibrineux.

Enfin, au début de certaines affections éruptives, l'hémopasie peut éclairer le diagnostic, en accélérant l'exanthème ur le point où elle a été appliquée. Le même moyen sert galement au diagnostic de l'ictère.

CHAPITRE II.

DES INDICATIONS.

SECTION I.

PATHOLOGIE INTERNE.

CONGESTIONS.

L'ordre rationnel veut que nous passions d'abord en revu les congestions qui marquent le début de la plupart de phlegmasies. Ici, la dérivation sur les extrémités inférieure suffit le plus ordinairement pour empêcher l'afflux du san vers la tête, la poitrine et les organes abdominaux. Pe importe la cause de la congestion cérébrale, que ce soit un insolation, une violence externe, un excès de travail ou un affection morale. Quand la vie est menacée, une hémospas méroscélique simple ou double est toujours indiquée.

J'ai employé l'hémospasie sur des personnes frappée d'apoplexie cérébrale qui, on le verra par plusieurs obser vations, ont recouvré à l'instant même la faculté de parle et de se mouvoir; le moyen est d'autant plus efficace qu'il es plus promptement appliqué. D'autre part, il sera possibl de prévenir les affections mentales ou autres névroses qu suivent les congestions habituelles des centres nerveux, d même les amauroses congestives, les hypérhémies si fré quentes des organes de la vue et de l'ouïe.

Lorsque les dérivations s'adressent à des organes situé

dans la région hypogastrique, il est avantageux d'hémospasier l'une ou l'autre des extrémités supérieures; mais, en raison du peu de surface qu'elles présentent, il est souvent indiqué d'hémospasier ces deux extrémités simultanément et d'y adjoindre le dérivateur abdominal.

S'agit-il de combattre les congestions du tube intestinal, de son enveloppe séreuse, des glandes mésentériques, l'hémospasie doit s'appliquer aux extrémités supérieures et même aux extrémités inférieures, s'il est nécessaire d'augmenter la puissance de la dérivation.

Il va de soi qu'en faisant cesser les congestions, on prévient les accidents ou conséquences qui peuvent en résulter, hémorrhagies, inflammations, hypercrinies, névroses, productions morbides diverses. Il se peut que le médecin ne soit appelé qu'au moment où ces accidents éclatant. Ses soins, pour être tardifs, n'en sont pas moins efficaces, surtout dans les hémorrhagies internes ou externes. Il trouve, dans l'emploi de l'hémospasie, une dérivation assez puissante pour arrêter à l'instant ce flux sanguin, alors même qu'il a été rebelle à l'emploi des astringents, de la glace, des saignées dérivatives, des rubéfiants, des ligatures des membres, du tamponnement et du perchlorure de fer. C'est ainsi que nous avons arrêté des épistaxis, des hémoptysies, des hématémèses, des métrorrhagies, quand les moyens ordinaires restaient sans efficacité[1].

Il est une catégorie d'accidents congestifs que j'appellerai *habituels*, parce qu'il n'est pas rare de les voir se reproduire

[1] On comprend que, pour obtenir de tels effets, il faut être muni d'appareils hemospasiques perfectionnés, assez puissants pour arriver à un état voisin de la défaillance et même pour provoquer la syncope.

à des intervalles rapprochés, souvent même périodiques, chez certaines individualités qui s'y trouvent prédisposées ou exposées en vertu de l'idiosyncrasie ou d'un trouble acquis. Je mentionnerai pour exemples l'épistaxis, l'otorrhagie, l'hématémèse et, surtout, ces métrorrhagies si fréquentes qui n'occasionnent d'autres troubles que la faiblesse due à des déperditions exagérées. Si la saignée coupe court, le plus généralement, à ces hémorrhagies qui effrayent, bien plus qu'elles ne compromettent la vie, il est évident qu'on ne saurait la répéter abusivement, à chaque crise, sous peine d'aggraver encore les conséquences de l'épuisement, et de favoriser l'éclosion de suffusions séreuses sous-cutanées et viscérales. Les avantages de l'hémospasie se déduisent ici d'eux-mêmes et s'imposent avec une logique qui n'a pas besoin de développement.

INFLAMMATIONS.

Dans les inflammations, l'action de l'hémospasie, moins rapide que dans les hémorrhagies, n'en est pas moins efficace.

L'appel énergique du sang, vers les régions éloignées de la phlegmasie, diminue les symptômes locaux. Les tissus voisins du point affecté, au lieu de devenir le siége d'une congestion qui agrandit le foyer phlogosé, sont maintenus à l'état normal; sans doute, plus l'inflammation est récente, plus une hémospase est efficace. Cependant le praticien ne doit pas se fier aux premières apparences; il doit savoir qu'après une période de bien-être, dont la durée est très-variable, les accidents peuvent reprendre leur cours, si une seconde, une troisième, une quatrième dérivation ne viennent leur faire obstacle. Maintenir le bien-être obtenu tout d'abord, surveiller avec la plus grande attention les rechutes, se persuader que le malade est menacé alors même qu'il se croit guéri; telles sont les conditions capitales du succès. Ainsi, il nous est arrivé souvent d'arrêter, par quelques hémospases énergiques, des méningites, des pneumonies, des pleurésies, des phlegmons et d'autres inflammations circonscrites. Il nous suffisait pour cela de maintenir le pouls à l'état filiforme pendant un certain temps, de provoquer au besoin les premiers degrés de la défaillance, enfin, de prolonger la dérivation autant qu'il le fallait pour régulariser la circulation.

HYPERCRINIE.

Un des effets de l'hémospasie étant de diminuer les sécrétions, en réduisant la quantité du sang qui afflue vers les organes sécréteurs, elle trouve ses indications dans les suffusions séreuses qui suivent la méningite, la péricardite, la pleurésie et la péritonite. Nous avons combattu des ascites avec succès, surtout quand elles provenaient d'une gêne de la circulation occasionnée par l'engorgement d'un viscère abdominal; nous avons fait disparaître, en une séance, des fluxions venues à la suite d'une névralgie, d'une odontalgie ou d'un simple refroidissement. Souvent nous avons pu arrêter le ptyalisme, le larmoiement, le coryza et les hypersécrétions alvines. Ce que la théorie promettait ici, la pratique l'a réalisé en présence de ceux de nos confrères qui ont bien voulu nous adjoindre à eux.

NÉVROSES.

Dans les névroses, l'hémospasie est d'autant plus efficace que la maladie se rattache plus directement à la congestion d'un organe.

Dans l'hystérie, l'hémospasie n'agit pas seulement sur les accès déclarés, elle les prévient souvent sans retour, soit en rétablissant, soit en facilitant les fonctions menstruelles ou en faisant disparaître les congestions de l'utérus et de ses annexes. Elle modère de même les crises actuelles d'épilepsie et prévient leur retour quand ces crises paraissent se lier à des altérations encore légères des centres nerveux.

Comme agent perturbateur, une hémospase poussée jusqu'à un état voisin de la syncope a la plus puissante influence : il nous a suffi d'appeler énergiquement la circulation vers les extrémités inférieures pour faire cesser des insomnies rebelles, des névralgies, des spasmes de toutes sortes, des attaques d'éclampsie, des convulsions du jeune âge, des accès de folie furieuse, des hallucinations, le *delirium tremens* et des attaques de chorée. Nous avons pu combattre avec succès les sensations morbides de l'œil, de l'oreille, de l'odorat et du goût, enfin, toutes les névroses, qui ne se rattachent pas à une de ces altérations organiques que l'art ne peut surmonter.

DÉGÉNÉRESCENCES.

Nous avouons notre impuissance en face du tubercule, du cancer et des autres dégénérescences organiques. Notre rôle, en pareil cas, se borne à alléger les souffrances en modérant les congestions qui hâtent les progrès de la maladie. Empêcher l'afflux du sang autour d'une tumeur squirrheuse, mélanique, encéphaloïde, c'est souvent prolonger l'existence. Lorsqu'il se produit une fonte de tubercules dans les poumons, il n'est pas inutile de modérer la fluxion sanguine qui l'accompagne ordinairement. Mais combien sont plus efficaces les applications hémospasiques, s'il s'agit de combattre les congestions prolongées et subinflammatoires qui précèdent de plusieurs mois et même de plusieurs années les tubercules ! L'expérience me fait croire que ces dégénérescences peuvent être prévenues par une attention extrême à dissiper les engorgements prémonitoires aussitôt qu'ils se produisent. (Voir aux Observations.)

MALADIES GÉNÉRALES.

Il paraît, au premier abord, irrationnel d'appliquer notre méthode aux maladies qui frappent tout l'organisme d'une stupeur profonde, annoncent un trouble général de l'innervation et une altération des éléments constitutifs du sang, comme les fièvres typhoïdes, le choléra, etc. et cependant l'expérience démontre que, même dans ces diverses maladies, l'hémospasie peut être très-utilement employée pour combattre les congestions dont elles sont souvent accompagnées, congestions qui affectent le cerveau, le poumon, le foie et le tube digestif, et auxquelles succombent le plus habituellement les malades; d'où l'embarras du médecin, qui se trouve presque sans ressources, n'osant les combattre par des émissions sanguines.

On conçoit que, dans ces circonstances, on a tout avantage à remplacer l'engorgement d'un organe indispensable à la vie, par l'engorgement hémospasique des téguments qui recouvrent une extrémité. Il est prudent, toutefois, d'agir avec modération et d'opérer le déplacement à plusieurs reprises, pour ne pas augmenter le trouble profond de la vitalité nerveuse qui forme un des caractères essentiels de ces maladies, et pour ne pas abaisser par trop la température du corps. Ainsi, plusieurs hémospases faibles, fréquemment renouvelées, réussissent bien et ne sauraient devenir nuisibles.

J'ai tiré de ce moyen des avantages marqués dans le traitement du choléra, notamment contre les congestions secondaires et passives que produit cette maladie; aussi, dans le travail que j'ai soumis, en 1854, au jugement de l'Académie des sciences sur cette importante question, me suis-je cru autorisé à déduire les conséquences suivantes :

1° La méthode hémospasique présente des avantages qui proviennent tous des modifications qu'elle apporte à la répartition du sang;

2° Combinée dans des cas exceptionnels au calorique, elle étend son action au système nerveux, qui est profondément modifié; de là ces crises salutaires qui, au début d'une attaque de choléra, se caractérisent souvent par la cessation immédiate des accidents, par des sueurs critiques [1];

3° Dans la période algide, elle opère la même dérivation au profit de l'estomac et de l'intestin et, de plus, en attirant vers les extrémités une grande masse de sang, elle soulage d'autant le cœur, qui peut avoir encore de l'action sur un liquide presque coagulé;

[1] Ayant souvent remarqué que les moyens de caléfaction en usage étaient nuisibles dans le traitement du choléra, surtout à certaines périodes, j'ai cru devoir en neutraliser les effets fâcheux en associant à ces moyens l'emploi de l'hémospasie.

4° Dans la période de réaction, elle dégage le cerveau et les poumons sans aucune perte pour l'économie;

5° L'effet dérivatif est encore le même, alors que les accidents typhoïdes ont remplacé les phénomènes purement cholériques;

6° Enfin, dans la convalescence, cette dérivation devient souvent l'unique ressource du praticien, lorsqu'il s'agit de prévenir ou de combattre avec énergie et promptitude les accidents inflammatoires qui s'observent même dans cette période.

Terminons en faisant observer que les succès de l'hémospasie seraient bien plus marqués, si elle était appliquée dès le début de la maladie.

Trop souvent on n'y a recours qu'en dernière ressource. Cependant, même dans ces cas désespérés, elle donne des résultats qui étonnent ceux de nos confrères qui veulent bien nous adjoindre à eux. Si elle a réussi dans les circonstances les plus défavorables, que ne ferait-elle pas, appliquée au moment où le trouble est encore local, alors que les sympathies qui masquent si souvent le caractère primitif des affections morbides ne sont pas encore en jeu?

Les mêmes remarques s'appliquent aux congestions cérébrales et pulmonaires, si fâcheuses au début et dans le cours des fièvres typhoïdes de forme adynamique. Ces accidents sont éloignés par l'emploi judicieux de l'hémospasie, et la maladie est ramenée à une marche plus simple, comme nous avons pris soin de l'indiquer dans les observations ci-après.

Dans les fièvres intermittentes, on peut souvent prévenir

l'accès, en hémospasiant au moins une heure avant son retour présumé.

On conçoit quels services elle peut rendre dans les cas de fièvres malignes, lorsqu'il se déclare une congestion sur un organe de premier ordre et que l'administration efficace du fébrifuge n'est plus possible.

Les mêmes indications se présentent dans certaines formes graves des fièvres éruptives.

Par exemple, lorsque la rougeole, la variole et la scarlatine suivent leur cours habituel et marchent vers la guérison, pas plus que d'autres praticiens nous n'avons l'habitude d'intervenir; mais il n'en est plus de même quand l'éruption ne peut se produire malgré les efforts de l'organisme, quand elle pâlit et disparaît après s'être manifestée, quand le pouls devient serré, petit et rapide, quand la peau se sèche et que les centres nerveux s'affectent. Un pareil état inquiète les médecins les plus habiles. Ils emploient les émétiques , les sudorifiques et les rubéfiants pour ramener la circulation vers la peau; plusieurs ne craignent pas de recourir à la saignée et aux affusions d'eau froide: tout cela reste souvent inutile. En pareille circònstance, l'hémospasie jouit d'une grande supériorité. Elle dégage les centres nerveux, fait cesser la dépression organique, provoque une fluxion sanguine dans les téguments, et ramène l'exanthème avec une facilité qui souvent nous a surpris. Ce sont, en effet, les corrélations et les sympathies du derme avec les centres nerveux, qui rendent parfois si dangereuses les inflammations cutanées. Il ne faut donc pas s'étonner si l'on obtient d'heureux résultats en libérant le cerveau et les méninges des répercussions liées à de tels exanthèmes. Enfin, dans l'érysipèle occupant la face et le cuir chevelu, il ne faut pas attendre que les accidents se manifestent, mieux vaut les prévenir par des hémospases qui ne peuvent être nuisibles.

SECTION II.

PATHOLOGIE EXTERNE.

CONTUSIONS.

Les commotions du cerveau, qu'elles résultent ou d'un coup porté directement sur le crâne, ou d'une chute sur les talons, réclament souvent la saignée et les sangsues; mais on ne saurait répéter indéfiniment les émissions sanguines, tandis qu'on peut avoir recours à l'hémospasie tant que les indications subsistent.

En pareille circonstance, nous avons obtenu des succès faciles à comprendre, succès qui se sont reproduits dans le traitement de certaines contusions de l'œil.

Dans les contusions de la poitrine accompagnées d'hémoptysies, nous avons prévenu des pneumonies et des pleurésies consécutives.

Du côté de l'abdomen, le foie surtout est exposé aux violences extérieures que la nature de son tissu, son volume et la double circulation dont il est le siége rendent dangereuses; on doit alors, pendant quelques jours, dériver la circulation générale vers les extrémités supérieures et inférieures; avec cette double précaution, les accidents ultérieurs sont moins à redouter. Même conduite à tenir quand la rate est contuse. Il est une autre altération intestinale, qui, sans être le résultat d'une violence extérieure, relève cependant de la chirurgie; nous voulons parler de la hernie étranglée. Lorsque l'anse intestinale et l'épiploon qui subissent l'étranglement sont tuméfiés au point de ne pouvoir rentrer, une hémospase lipothymique, combinée avec l'emploi du décliveur, facilite la réduction :

1° En diminuant l'engorgement, ce qui facilite le taxis.

2° Lorsqu'à l'aide du décliveur on donne aux régions supérieures du corps une position déclive, les intestins se portent par leur propre poids vers le diaphragme, ce qui tend à dégager l'anse herniée.

Ce procédé, bien suivi, dispense souvent d'avoir recours aux instruments tranchants. Il en est de même dans les divers étranglements internes de l'intestin, soit qu'ils dépendent d'une bride péritonéale, soit qu'ils résultent d'une invagination ou d'un état inflammatoire.

PLAIES ET FRACTURES.

Qu'elles soient dues à une arme à feu, à une arme blanche, ou à toute autre cause, il y a pour les blessures une série d'indications consistant : 1° à empêcher l'afflux du sang vers le point blessé et l'inflammation consécutive; 2° à modérer ou prévenir la fièvre qui aggrave les accidents; 3° à calmer les vives douleurs qui brisent les forces, produisent l'insomnie et l'agitation. Ce sont ces trois indications capitales que nous cherchons à remplir. Bien rarement nous avons été impuissants à prévenir l'afflux des fluides vers les plaies, et la tuméfaction qui en est la conséquence; à diminuer la fièvre, à apaiser les douleurs et à procurer le sommeil. Là où avaient échoué le chloroforme et les narcotiques administrés à haute dose, nous avons souvent réussi au delà de toute espérance. En m'adressant à mes confrères, il serait superflu d'insister plus longtemps sur les avantages qu'il peut y avoir à abaisser la température, à modérer la fièvre, l'inflammation, les gonflements douloureux et l'agitation des blessés, sans attaquer les forces.

Dans les fractures non compliquées, l'hémospasie est surtout utile pour s'opposer au gonflement de l'extrémité, à la fièvre et à la douleur. Elle permet l'application immédiate des appareils et prévient les accidents qui peuvent résulter de l'afflux du sang vers le point blessé. Mais elle rend ses principaux services dans les fractures suites de coups de feu avec esquilles, où se produisent presque toujours un gonflement énorme, une fièvre intense et des douleurs intolérables. Telle est la gravité de ces accidents qu'en pareil cas le chirurgien est souvent conduit au remède extrême de l'amputation. Or, nous pouvons affirmer que le nombre des amputations nécessaires serait singulièrement réduit, si l'on avait recours à l'hémospasie en temps opportun. L'essentiel, c'est que l'afflux du sang soit suffisamment combattu. Il est certain, en outre, que le blessé, préservé de fièvre, de douleur et d'insomnie, tout en conservant son sang et ses forces, se trouve dans d'excellentes conditions de guérison.

En l'état actuel de la chirurgie, une balle qui fracture le crâne, déchire les méninges et fait pénétrer des esquilles dans la substance corticale du cerveau, produit une blessure presque toujours mortelle.

Alors, le blessé succombe à une méningite qu'une dérivation énergique et soutenue aurait peut-être pu prévenir. A l'aide de cette dérivation, l'emploi du trépan serait plus souvent suivi de succès, et les belles opérations qui ont pour objet d'amener la régénération des os cariés ou nécrosés n'entraîneraient pas les dangers devant lesquels reculent tant de chirurgiens.

OPÉRATIONS DIVERSES.

Ce sont presque toujours les inflammations consécutives qui rendent timides les chirurgiens et limitent la puissance de leur art.

Si la péritonite était moins redoutable, si l'on possédait un moyen de la prévenir, combien d'opérations seraient pratiquées sur les organes abdominaux, lesquelles sont abandonnées comme trop dangereuses! Combien d'autres sur le crâne, sur le cerveau lui-même, sur les organes des sens, etc.!

Nous pouvons affirmer que l'hémospasie appliquée à l'ouverture des abcès du foie, à l'opération de la hernie étranglée, à l'ouverture des kystes de l'abdomen, des abcès de la fosse iliaque, rend de très-grands services, lorsque l'opération est de courte durée. Pendant l'opération elle-même, une hyperhémospase, en provoquant la défaillance, peut remplacer souvent avec avantage les anesthésiques en usage ; l'expérience l'a démontré.

Ajoutons à cela un avantage important : celui de diminuer momentanément la quantité de sang en circulation : ce qui éloigne les dangers d'une hémorrhagie pendant et après l'opération et diminue l'afflux des fluides, qui peut gêner l'opérateur.

Cette remarque trouve surtout son application quand il s'agit d'opérer sur les tumeurs érectiles.

L'hémospasie prévient les accidents spasmodiques et convulsifs que provoquent souvent les opérations longues et douloureuses ; elle procure le sommeil et épargne les forces circulatoires. Un jour viendra, nous en avons la ferme confiance, où l'hémospasie sera un auxiliaire constant de la clinique chirurgicale[1].

[1] Voir aux documents : Extrait d'un mémoire sur la méthode hémospasique appliquée au traitement des plaies par armes à feu et à d'autres affections chirurgicales.

CHAPITRE III.

DES CONTRE-INDICATIONS.

En général, on doit suspendre le traitement hémospasique pendant la période cataméniale; pour peu que l'indication soit pressante, il ne faut pas se laisser arrêter par cette considération, surtout lorsque les dérivations ont lieu sur les extrémités inférieures.

L'hémospase du bras est contre-indiquée pendant la congestion utéro-ovarienne qui précède la menstruation, d'après les principes que nous avons établis.

La gestation ne contre-indique pas absolument l'emploi de l'hémospasie brachiale, surtout après le sixième mois, si l'on prend les précautions voulues pour éviter la défaillance. Cette action révulsive sur les bras est particulièrement indiquée lorsque les congestions pelviennes menacent le produit de la conception.

L'allaitement ne contre-indique pas non plus une dérivation modérée.

L'énergie des hémospases doit être proportionnée aux forces du sujet et à l'état des principaux organes de la circulation; ainsi, lorsqu'on a à combattre une hémoptysie chez un phthisique au troisième degré, la dérivation doit être modérée. Du reste, alors même qu'une première hémospase serait trop énergique, elle n'aurait d'autre effet que d'occasionner une dépression passagère des forces. Il n'en serait pas de même, si l'on avait à opposer ce moyen à des accès d'asthme dépendant d'une affection organique du cœur. Si l'affection est grave, on doit se guider sur le volume du pouls en évitant de l'amener à l'état filiforme: néanmoins, de toutes les ressources applicables en pareils cas, l'hémospasie est encore celle qui réussit le mieux et avec le moins de danger, entre les mains d'un praticien prudent et exercé.

Si l'on objectait que l'état des forces du malade contre-indique l'emploi de l'hémospasie, nous répondrions à cela que l'on modère la dérivation à volonté, au point de réduire le déplacement des fluides à celui que produirait un pédiluve ou un simple sinapisme. Ajoutons que, de tous les agents thérapeutiques, celui-ci est le plus simple, le plus rationnel et le plus facile à graduer.

En général, les contre-indications à l'emploi de l'hémospasie sont plus apparentes que réelles : ainsi, lorsqu'on a à combattre certaines affections des organes circulatoires, on pourrait se laisser arrêter par l'œdème des extrémités qui les accompagne fréquemment. Mais, guidé par une étude spéciale du rôle que jouent les vaisseaux absorbants, j'ai pensé et l'expérience l'a confirmé, que l'œdème, loin d'augmenter, devait céder à la stimulation hémospasique.

En effet, les fluides appelés dans le réseau capillaire hémospasié se composent généralement de sang artériel, ils stimulent les vaisseaux absorbants et agissent mécaniquement sur les liquides stagnants en les forçant à céder de l'espace. L'expérience m'a démontré que ces fluides stagnants se trouvent à la fois comprimés et résorbés, au point que, le lendemain ou le surlendemain, la jambe qui a été hémospasiée a considérablement diminué en circonférence.

Lorsqu'il se présente un rhumatisme articulaire av tuméfaction considérable de l'articulation tibio-tarsienne o autre, on pourrait craindre d'aggraver les souffrances d malade en hémospasiant l'extrémité tuméfiée. Guidé par l même théorie, je ne me suis pas laissé arrêter devant cet difficulté chez un malade affecté de rhumatisme aux deu extrémités inférieures. (Voir aux Observations.) Dès lors, j' toujours considéré l'extrémité tuméfiée, dans le traitemer du rhumatisme aigu, comme le lieu d'élection pour y opé rer la dérivation. Par analogie, j'ai appliqué avec succ l'hémospasie pour calmer les douleurs vives qui caracté risent les entorses récentes, et lorsqu'il n'existait pas d'e chymose, la dérivation avait lieu sur l'extrémité affectée. O comprend que lorsqu'on doit hémospasier une région où s rencontre déjà une lésion physique, vésicatoire, cautère ouverture d'une veine phlébotomisée ou une contusion, suffit, pour garantir les points entamés, d'y appliquer un compresse légèrement maintenue par un tour de bande.

En prenant ces précautions, j'ai fréquemment hémospasi des extrémités chargées de varices, sans qu'il en soit ré sulté aucun inconvénient : il m'a suffi d'hémospasier gra duellement pendant les quinze premières minutes, af de laisser aux téguments le temps de se distendre. Le veines variqueuses se trouvent alors comprimées d'un côt par les téguments et de l'autre par le réseau capillaire hé mospasié. Il en résulte qu'à la fin de la séance ces veine variqueuses sont moins apparentes qu'avant, mais elles re paraissent, comme on peut s'y attendre, au fur et à mesur que le déplacement cesse.

Toutefois, lorsque sur un point il se présente un résea

variqueux très-fin et superficiel, on peut avoir recours à une bande légèrement serrée, ce qui le soustrait à l'action du vide.

Il est inutile de dire que si les veines d'une extrémité sont affectées de phlébite, on doit combattre cette affection en attirant les fluides sur d'autres points de l'économie.

Au début des fièvres éruptives à marche régulière, il faut bien se garder de troubler l'organisme dans ses fonctions; par conséquent, l'hémospasie n'est pas plus indiquée que tout autre moyen perturbateur. Mais si l'affection se complique de céphalalgie ou d'esquinancie, on peut y avoir recours sans inconvénient pour combattre ces symptômes; d'autant plus que l'on facilite en même temps l'éruption par la turgescence artificielle des téguments. Dans le cours de la variole, la douleur que peut occasionner une hémospase sur une extrémité où se dessinent déjà les pustules n'est pas intolérable si l'action est modérée. On comprend à plus forte raison que l'insensibilité occasionnée par le délire ou l'état comateux permette d'hémospasier une extrémité où les pustules seraient déjà formées.

CHAPITRE IV.

L'HÉMOSPASIE ASSOCIÉE À D'AUTRES AGENTS DE LA THÉRAPEUTIQUE.

La dérivation hémospasique peut s'associer à d'autres agents thérapeutiques, afin d'en rendre l'application clinique plus certaine.

Elle favorise les effets des émissions sanguines générales et locales; on comprendra facilement, qu'en diminuant la masse des fluides en circulation, elle agisse puissamment dans le sens d'une saignée déplétive. D'autre part, lorsqu'en pratiquant une saignée, la veine ne donne pas de sang, il suffit d'hémospasier le même bras à l'aide d'un récipient de cristal pour qu'à l'instant il jaillisse en quantité voulue.

Dans certains cas de délire ou d'apoplexie avec perte de connaissance, s'il arrive qu'une hémospase demeure sans résultat immédiat, on peut compléter l'appel hémospasique en y associant une application du dérivateur cervical comme moyen déplétif.

Ces moyens se complètent ainsi pour dégager les vaisseaux encéphaliques. Généralement le récipient cervical ne devra être appliqué qu'au moment où le volume du pouls aura été suffisamment diminué par la dérivation.

Mes fréquentes visites dans les hôpitaux m'ont souvent fourni l'occasion d'observer que, dans certains états généraux de l'économie, la surface cutanée participe à l'atonie générale et ne répond plus aux stimulants. Parfois un vésicatoire demeurait inerte pendant un jour ou deux, sans effet local; mais dès que je couvrais d'un appareil hémospasique la région où il se trouvait appliqué, en quelques instants l'ampoule était produite.

Lorsque l'hémospase a lieu dans un bain, il est possible qu'elle dispose l'économie à l'absorption du liquide pour compenser les fluides dérivés. Le même moyen, employé dans les bains d'eaux minérales, ne pourrait-il pas faciliter l'absorption des principes actifs de ces eaux[1]?

Il se présente des phlegmasies où il serait indiqué de provoquer des transpirations en donnant un bain, si l'on n'était retenu par la crainte d'augmenter la turgescence locale; or il est possible de neutraliser ces effets nuisibles du bain par un déplacement préalable ou simultané des fluides.

Telle irrigation d'eau froide, qui avait été insuffisante pour arrêter certaines hémorrhagies graves, a souvent réussi dès que l'hémospasie lui a été associée.

Un bain froid occasionne parfois, après l'immersion, une sensation de refoulement des fluides vers le thorax ou l'encéphale. Lorsque cet état se prolonge, une hémospase rétablit à l'instant l'équilibre.

L'hémospasie peut surtout se combiner avec le calorique.

Nous avons vu déjà plusieurs fois que la transpiration constituait un des phénomènes les plus importants de la médication hémospasique. Ici la sudation est produite par un procédé complétement différent de ceux usités en théra-

[1] Nous n'ignorons pas que les expériences les plus récentes, faites par des commissions de médecins hydrologues, sont peu concluantes en faveur de l'absorption cutanée des principes minéraux; cependant la question ne nous semble pas encore définitivement jugée.

peutique, puisqu'on l'obtient par un abaissement de la température interne et externe du corps; mais on comprendra facilement que, dans l'état de dépression où a été amenée l'économie, il serait parfois difficile de donner à la sudation la durée voulue sans avoir recours au calorique pour l'entretenir.

Si dans l'emploi de l'émétique à haute dose on n'obtient pas la tolérance, une hémospase ou une hyperhémospase suffit ordinairement pour l'établir.

Dans le traitement de certaines névralgies rebelles, si le quinquina demeure sans effet, l'hémospasie peut faciliter son action par les intermittences auxquelles elle donne lieu. Elle aide également à l'action des fébrifuges lorsque l'économie en est saturée.

L'hémospasie s'oppose à la somnolence qui suit les empoisonnements par les opiacés et autres narcotiques, tandis qu'elle provoque le sommeil chez les personnes qui s'en trouvent privées pour avoir pris du thé ou du café.

On voit par ce qui précède de quelle utilité peut devenir notre méthode associée à d'autres médications.

CHAPITRE V.

RÉPONSES AUX OBJECTIONS CONTRE L'HÉMOSPASIE.

Quelque rationnelle et concluante que soit une méthode, il est impossible qu'elle échappe à la critique. L'hémospasie lui a payé son tribut; tandis que les corps savants, convaincus par le raisonnement et les faits, en reconnaissaient les avantages, certains praticiens étaient retenus par des craintes qui, heureusement, n'existent plus depuis que le temps et l'expérience sont venus éclairer la question; néanmoins, il est important de résumer ici les principales objections auxquelles j'ai déjà répondu en maintes occasions.

1° On a dit : Le dérivateur n'étant, en définitive, qu'une grande ventouse, ses effets doivent reproduire absolument ceux de la ventouse ordinaire portés à un degré plus élevé, ce qu'on pourrait obtenir en appliquant plusieurs ventouses.

A cela, je réponds que, par la ventouse ordinaire, même multipliée, on n'obtiendra qu'un effet limité sur l'ensemble de l'organisme. La révulsion opérée par mes appareils est assez puissante, au contraire, pour se propager, de proche en proche, à chacun de nos systèmes organiques, et pour modifier non-seulement les fonctions vitales des organes souffrants, mais encore celles des organes sympathiques, comme on le voit par les modifications qui surviennent dans les mouvements du cœur, dans les fonctions des poumons, du cerveau et des autres centres.

Au surplus l'application de ces ventouses multiples, fait en général par des mains inhabiles et dans des condition de refroidissement presque inévitable pour les malades présente des inconvénients qui n'échapperont pas aux praticiens.

2° On a dit ensuite que l'hémospasie, en déplaçant momentanément le sang, ne dépouillait pas l'organisme de ce agent principal de l'inflammation, qui, retournant à l'organe affecté, y reportait les causes matérielles du troubl morbide.

Raisonner ainsi, c'est ignorer que, par l'hémospasie, o peut tenir le sang éloigné de l'organe malade aussi longtemps qu'on le veut, puisque, en quelque sorte, on es maître de la circulation; c'est oublier l'avantage qu'on a de conserver le sang et de pouvoir le restituer en temp opportun à tous les organes, en rétablissant l'équilibre médicalement détruit.

En effet, le médecin qui pratique une saignée doi craindre ou de ne pas la faire assez copieuse pour arrête le mouvement fluxionnaire, ou de retirer trop de sang e de jeter ainsi le malade dans une débilité fâcheuse.

3° On a dit, en outre, qu'on ne pouvait pas applique mes appareils comme les sangsues, les vésicatoires, le sinapismes, sur les organes malades ou dans leur voisinage.

Je réponds que, dans un grand nombre de cas, les dérivations opérées trop près de l'organe affecté, attirant le fluides, augmentent la congestion au lieu de la diminuer qu'il vaut mieux, dès lors, opérer la révulsion au loin, s l'on veut obtenir des effets plus efficaces sans courir d risque. De nos jours, la plupart des ophthalmologistes n'ont-ils pas renoncé, pour cette raison, aux applications de sangsues faites autour de l'orbite?

D'ailleurs, en augmentant le nombre de mes divers appareils, en modifiant leur forme, je puis maintenant les adapter à toutes les régions du corps.

4° Une autre objection est celle-ci : en attirant le sang à l'une des extrémités, et en l'y maintenant pendant un temps plus ou moins long, pour arrêter les progrès de l'inflammation qui se développait ailleurs, ne court-on pas le risque de reporter sur cette extrémité l'inflammation qu'on éteint sur un autre point?

D'abord, l'expérience prouve qu'il n'en est rien, une phlegmasie ne s'étant jamais manifestée sur une surface hémospasiée.

Ensuite, le sang n'est pas l'élément unique et absolu de l'état inflammatoire; cet état est complexe, comme on le sait, et en l'absence du stimulus morbide, il ne saurait y avoir de véritable phlogose.

5° Mais alors, dira-t-on, si l'accumulation du sang dans un membre n'y occasionne pas une inflammation, elle peut, en distendant les vaisseaux, faire naître des varices chez les personnes qui n'en ont pas et les aggraver chez celles qui en ont.

Je réponds ici qu'on peut établir comme une loi que l'hémospasie agit sur les vaisseaux de divers ordres en raison de leur ténuité. C'est donc sur le réseau capillaire le plus fin que se porte toute son action. Aussi, en suivant les indications que j'ai données au procédé opératoire, on a vu les veines variqueuses disparaître pendant toute la durée du déplacement pour céder de l'espace aux vaisseaux l plus ténus[1].

6° L'objection la plus sérieuse faite à l'hémospasie e celle de la réaction qui peut en suivre l'emploi; or, il in porte d'autant plus de nous y arrêter que ce préjugé est qui a le plus retardé, jusqu'à présent. les progrès de l'h mospasie.

Ici, je répéterai ce que j'ai dit quelques pages plus hau à savoir, qu'on peut tenir le sang assez longtemps éloig de l'organe malade pour que son retour, subordonné à l volonté de l'opérateur, ne s'effectue vers cet organe que da des conditions favorables.

D'ailleurs. si le praticien juge inutile de maintenir l déplacement des fluides, leur retour s'opère graduelle ment, globule par globule, sans secousse, de manière à n porter aucune atteinte, soit mécaniquement à la texture d l'organe malade, soit physiologiquement à ses fonctions.

Non-seulement le sang ne fait pas un retour brusque su les parties qu'il a abandonnées, mais encore il n'y revient pa avec les mêmes éléments morbides. En outre. ce sang n trouve plus les vaisseaux aussi disposés à se laisser pénétre

Enfin, une fois engagé dans les moindres vaisseaux de téguments hémospasiés il en revient lentement. dans le vingt-quatre heures, de manière qu'il y a réellement dimi nution momentanée de la masse générale. et par conséquen de la portion qui circule dans l'organe affecté, changemen essentiel qui contribue à donner au retour du sang un ca ractère inoffensif.

[1] Voir les Effets physiologiques

Il ne peut y avoir ici de réaction puisque l'action ne vient pas de l'organisme, mais du praticien qui hémospasie. Cette dernière considération suffit à elle seule pour répondre à l'objection; mais ce qui vaut mieux encore que les raisonnements, c'est plus de quarante ans de pratique dans les cliniques des principaux hôpitaux de l'Europe, et les témoignagnes de praticiens éminents mentionnés dans ce travail, témoignages établissant d'une manière certaine que la dérivation hémospasique est exempte de tout accident réactionnel.

7° On a également objecté les difficultés que présentaient mes appareils à une main encore peu exercée. De tels obstacles ont pu exister au début de mes recherches; mais, guidé par l'expérience, j'ai établi des règles plus certaines.

8° Enfin, a-t-on dit, comment se fait-il qu'une méthode qui offre de si grands avantages, qui a fixé l'attention du monde savant, attiré sur son auteur les approbations et les récompenses les plus honorables, qui est devenue le sujet de travaux importants, comment se fait-il que cette méthode, signalée déjà depuis plus de quarante ans, ne soit pas généralement répandue dans la pratique médicale?

Telle est malheureusement la tendance de l'esprit humain qu'il se refuse longtemps à reconnaître l'efficacité d'un moyen qui ne s'adresse qu'au bon sens sans frapper l'imagination. Affligeant contraste : on loue ce moyen, et on le néglige; on vante le progrès, et on reste dans la routine; on désire que l'art marche et se perfectionne, et on redoute toute nouvelle tentative, tout effort un peu sérieux d'examen. On aime mieux rester stationnaire et creuser encore l'ornière tracée par les siècles que d'en sortir, pour essayer (voir, de rejeter ou d'adopter ce qui peut changer les m(thodes ou les procédés thérapeutiques.

C'est ainsi que d'autres inventions, des découvertes pr cieuses ont été oubliées, ou du moins indéfiniment ajou: nées! Il n'est pas aussi difficile de faire une découverte, c perfectionner les appareils qu'elle nécessite, que de la fai adopter de son vivant. Toutefois, ce qui est bon, ce q est véritablement utile en médecine, résiste à tout : j'en pour garant le temps, le jugement des hommes sensés et suffrage continu des praticiens éminents qui, en m'appela soit dans les hôpitaux, soit près de leurs malades, m mettent à même de recueillir de nouveaux faits, de consta ter de plus en plus l'efficacité de mes procédés et de prouve que je ne me suis point aventuré à des conclusions précip tées; qu'il n'y a, en un mot, dans tout ce que j'ai avancé pas plus d'exagération que d'illusion.

OBSERVATIONS.

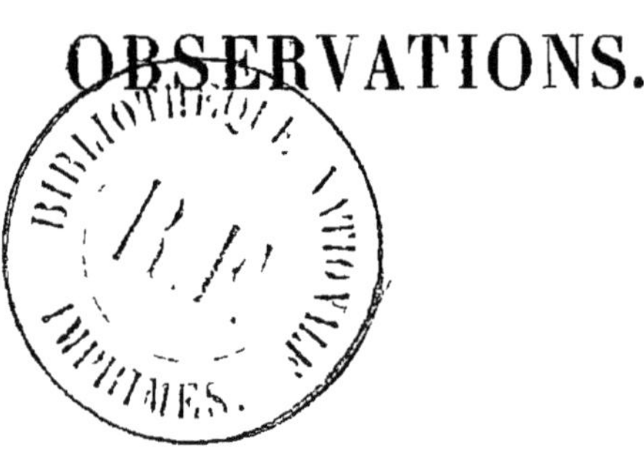

OBSERVATIONS.

Nous continuons cet ouvrage par un recueil d'observations prises au lit du malade pendant plus de trente ans de pratique.

Ces observations sont plus ou moins détaillées, suivant leur importance et suivant les renseignements plus ou moins complets fournis par les confrères qui nous avaient fait appeler. Elles nous appartiennent presque toutes, à l'exception de quelques-unes que nous avons cru devoir emprunter à d'autres auteurs, pour prouver que l'hémospasie s'introduit peu à peu dans la pratique.

Les observations cliniques sont la meilleure preuve qu'on puisse apporter pour édifier le public médical sur la valeur réelle d'une méthode thérapeutique, puisque les considérations théoriques n'ont d'importance qu'autant qu'elles reposent sur cette base.

Nos lecteurs pourront juger des relations étroites qui unissent la partie dogmatique et la partie pratique de notre travail; cependant l'ordre des matériaux n'est pas tout à fait le même. Dans la troisième partie, intitulée *Thérapeutique,* nous avons considéré les maladies suivant la nosologie la plus philosophique, c'est-à-dire par groupes naturels, congestions, hémorrhagies, inflammations, névroses, etc. Ici, au contraire, nous avons cru devoir classer nos observations en ayant égard aux grandes régions de l'économie, comme ont procédé plusieurs cliniciens distingués, entre autr M. Andral. Cette marche nous a semblé la plus commod bien que nous n'ayons pu l'adopter dans toute sa rigueu à cause de certaines maladies générales, qu'il devenait diff cile de rapporter à des régions déterminées. Enfin, nou avons consacré notre dernier chapitre aux maladies chirur gicales.

Voici le tableau de notre classification des faits patholo giques :

1° MALADIES DE LA TÊTE ET DU RACHIS.

Section I. — Maladies du système cérébro-spinal.
Section II. — Névroses et névralgies.
Section III. — Maladies des yeux et de l'oreille.

2° MALADIES DE LA POITRINE.

Section I. — Maladies des voies respiratoires.
Section II. — Maladies du cœur.

3° MALADIES DE L'ABDOMEN.

Section I. — Maladies des voies digestives.
Section II. — Maladies de l'utérus.
Section III. — Maladies des voies urinaires.

4° MALADIES GÉNÉRALES.

Section I. — Fièvres.
Section II. — Rhumatismes.

5° MALADIES CHIRURGICALES ET DIVERSES.

1° MALADIES DE LA TÊTE.

La thérapeutique des maladies de la tête repose sur des moyens qui ont pour but de modérer ou de modifier, d'une manière quelconque, la marche du sang; de là, le fréquent usage qu'on fait dans ces maladies, des évacuations sanguines, des révulsifs sur la peau, des dérivatifs sur le tube intestinal. S'il est vrai que ces moyens sont employés avec avantage dans la pratique habituelle, l'hémospasie n'agira-t-elle pas avec plus de puissance et sans présenter les mêmes inconvénients?

En effet, son action dans les affections du cerveau est, pour ainsi dire, instantanée; des adultes frappés d'apoplexie foudroyante, des enfants saisis de convulsions contre lesquelles tout a échoué, des aliénés qu'on ne peut maîtriser, sont rendus, les premiers à la vie, les autres au calme; enfin, des ophthalmies aiguës, des otites, des odontalgies intenses, se rapportant parfois à l'évolution dentaire, sont subitement arrêtées dans leur développement ou modifiées dans leur marche.

2° MALADIES DU COEUR ET DES ORGANES RESPIRATOIRES.

Dans ces maladies, l'hémospasie a une action résolutive des plus marquées. En effet, le cœur et les poumons étant les centres communs du grand cercle circulatoire, puisque c'est le premier qui donne l'impulsion au sang et le second qui le reçoit pour le revivifier, il devient évident qu'ils doivent être profondément influencés par un agent qui déplace du sang avec une telle puissance.

Les nombreux exemples de pneumonie que j'ai rapportés prouvent la facilité avec laquelle l'hémospasie résout les phlegmasies pulmonaires proprement dites, les congestions, apoplexies ou hypostases sanguines dont le poumon est si souvent le siége.

Si cette médication triomphe dans la plupart des inflan mations parenchymateuses, elle a des résultats non moir marqués dans les inflammations membraneuses, comme le diverses espèces d'angines, les bronchites; ce que l'on con çoit aisément quand on se rappelle que ces maladies affecter des tissus, les muqueuses, en corrélation sympathique ave la peau, et que l'hémospasie agit avant tout sur les tégu ments.

3° MALADIES DES ORGANES ABDOMINAUX.

Ce que je viens de dire de l'hémospasie dans les mala dies du cœur et des poumons, s'applique également aux or ganes contenus dans la cavité abdominale, comme le foie la rate, les reins, le tube intestinal, les ovaires, etc. L'uté rus, doué d'une sensibilité spéciale et d'une grande vascu larité, recevant pendant la moitié de la vie le produit d'un déperdition sanguine mensuelle, l'utérus, dis-je, se laiss aisément influencer par tout ce qui peut troubler le courar circulatoire. Aussi l'hémospasie m'a-t-elle souvent servi arrêter des hémorrhagies, des phlegmasies, ou des engor gements de cet organe.

Ici nous devons revenir un instant sur l'importance d lieu d'élection.

Dans une métrite aiguë, il serait à craindre que le san appelé dans le cercle circulatoire inférieur ne vînt fourni un surcroît d'aliment à la phlegmasie; aussi est-il plus ra tionnel d'opérer la dérivation hémospasique sur les extrémi tés supérieures. Toutefois on peut y associer la dérivatio méroscélique, à la condition de réduire le pouls à l'éta filiforme. C'est ce qu'il faudra toujours faire en face d'un métrorrhagie sérieuse, puisque en principe le moyen d'arrêter une hémorrhagie quelconque consiste à réduire promptement les forces. Le cœur, participant alors à la faiblesse générale de tous les autres muscles, n'imprime plus à la circulation que des impulsions faibles, que l'on gradue de manière à se rendre maître des pertes, même les plus graves. Ainsi le même moyen employé différemment peut amener des résultats qui semblent opposés.

Nous pouvons avouer, sans faire tort à notre méthode, qu'elle est moins puissante dans les maladies de l'abdomen. Aussi avons-nous eu moins d'occasions de l'employer, et avons-nous rapporté un moins grand nombre d'observations.

Peut-être pouvait-on prévoir *a priori* qu'il en serait ainsi. La révulsion est en général moins efficace, appliquée aux affections de l'abdomen qu'à celles des régions sus-diaphragmatiques; il n'y a donc rien d'étonnant à ce que la révulsion hémospasique, selon nous la plus puissante de toutes, subisse la loi générale.

4° MALADIES GÉNÉRALES.

Parmi ces maladies le choléra tient la première place dans nos observations. Il y a plutôt là un intérêt historique qu'une actualité. Toutefois, comme rien ne démontre que nous soyons à l'abri de ce fléau, nous n'avons pas cru devoir passer sous silence les bons résultats que nous avons obtenus; le lecteur trouvera des cas de choléra à toutes les périodes.

Suivent quelques exemples de fièvres typhoïdes et de fièvres éruptives.

Nous avons déjà fait ressortir, au chapitre des indications thérapeutiques, les avantages qu'offre l'hémospasie contre les congestions hypostatiques dans les fièvres graves.

Dans la section consacrée aux affections rhumatismales, se trouvent des métastases vers le cœur et les méninges, ce qui aurait permis de les rapprocher des maladies du cœur et de la tête.

5° MALADIES CHIRURGICALES ET DIVERSES.

Enfin, dans notre cinquième et dernière classe, sont rangées les maladies qui relèvent du domaine chirurgical. Nous avons suivi, pour la série des observations, un ordre analogue à celui des faits médicaux, l'ordre des régions.

Il existe une analogie très-étroite entre les cas médicaux et chirurgicaux, au point de vue de l'action hémospasique. Cela tient à ce qu'on agit contre les mêmes éléments morbides, la congestion, l'inflammation, la douleur.

Ici, mêmes considérations relatives au siége du mal. L'action est plus puissante dans les affections chirurgicales de la tête et de la poitrine.

Avant d'exposer la série des observations particulières, nous devons faire une remarque générale : le lecteur sera frappé du grand nombre de cas où l'emploi de l'hémospasie a été suivi d'une solution prompte et heureuse de la maladie. La rapidité de ce retour à l'état normal, la modification heureuse éprouvée par l'organisme souffrant nous ramènent tout naturellement à l'idée de crise, idée théorique de l'ancienne école grecque, qui a survécu à travers les âges et les systèmes et que le public consacre, tous les jours, par l'expression de crise, de moment critique, qu'il applique aux phases décisives de la maladie. S'il est vrai qu'il existe dans la marche des maladies des mouvements heureux de l'organisation, tendant au rétablissement des fonctions troublées, s'il est vrai que ces mouvements se traduisent par des phénomènes méritant le nom de critiques, tels que la chute du pouls, l'abaissement de la température fébrile ou *défervescence*, l'exagération momentanée des sécrétions; il est incontestable, d'autre part, que l'application de notre méthode produit très-fréquemment ces sortes de phénomènes, pour arriver au dégagement et au soulagement des organes congestionnés ou obstrués de produits morbides.

Les symptômes critiques le plus souvent observés sont : la chute du pouls et l'abaissement thermométrique, la sueur générale, quelquefois aussi une sécrétion urinaire plus abondante.. J'appellerai l'attention, avant tout, sur la détente générale du système nerveux suivie d'une sensation de bien-être et d'un sommeil réparateur, si caractéristiques de l'entrée en convalescence. Nous pouvons donc affirmer, sans sortir de l'expression pure des faits, que notre méthode conduit les malades vers la guérison en provoquant des mouvements critiques salutaires, ou en les favorisant si la nature y tendait déjà par elle-même. Nous pouvons donc répéter avec Hippocrate : *quo natura vergit eo ducendum.*

MALADIES DE LA TÊTE ET DU RACHIS.

SECTION I.

MALADIES DU SYSTÈME CÉRÉBRO-SPINAL.

Observation I. — Congestion apoplectiforme.

Une princesse de la famille royale d'Italie, sexagénaire, fut frappée d'apoplexie avec perte de connaissance, de sensibilité et de mouvement; les pupilles, très-dilatées, étaient insensibles à la lumière.

Durant les six premiers jours, les médecins, entre autres Cabarrus, eurent recours, sans succès, à tous les traitements que réclamait son état, émissions sanguines, purgatifs, révulsifs.

En présence d'une telle difficulté, il fut décidé, dans une consultation, que l'on tenterait, comme dernière ressource, l'hémospasie.

Une seule dérivation ramena à l'instant la connaissance, la vue, la sensibilité et le mouvement.

Peu de temps après, je reçus la visite de M. le marquis de Brignolles, ambassadeur du roi d'Italie. Il m'apprit qu'à l'occasion de ce résultat inespéré Sa Majesté, dans un but d'utilité générale, désirait quatre appareils hémospasiques, construits sous ma direction et destinés à des hôpitaux militaires.

Obs. II. — Congestion cérébrale.

M. le comte X..., âgé de 34 ans, receveur des finances, fut affecté d'une congestion cérébrale, à la suite de sérieuses préoccupations.

La perte de connaissance existait depuis trois jours, lorsque MM. Rayer et Fauconneau-Dufresne décidèrent qu'ils auraient recours à l'hémospasie.

Sous l'empire d'une seule hémospase, M. le comte X... revint immédiatement à lui, et ne tarda pas à reprendre ses fonctions.

Obs. III. — Congestion cérébrale chez un nouveau-né.

Un enfant, frappé d'une congestion cérébrale au moment de sa naissance, fut immédiatement soumis à la dérivation hémospasique, en présence de M. Monod, qui m'avait fait appeler.

En quinze minutes, la dérivation fut amenée au point voulu pour opérer un dégagement complet; à partir de cet instant, tout danger disparut[1].

Obs. IV. — Congestion apoplectiforme.

Madame X..., âgée de 45 ans, fut frappée d'apoplexie avec résolution complète des membres et perte de connaissance. Une saignée fut pratiquée immédiatement, mais sans résultat apparent, ce qui décida M. Thierry-Mieg à tenter l'emploi de l'hémospasie.

Appelé dans la nuit, je réduisis le pouls à l'état filiforme,

[1] Chez les enfants, la dérivation hémospasique s'obtient avec d'autant plus de facilité, que les téguments et le réseau capillaire superficiel sont plus souples et plus élastiques que chez les adultes.

ce qui ramena la connaissance et dissipa la paralysie. Une nouvelle hémospase eut lieu le lendemain et assura le rétablissement.

Obs. V. — Congestion cérébrale sous l'influence d'impressions morales.

M. de X..., âgé de 32 ans, habituellement bien portant, sous l'influence de vives impressions, perdit tout à coup le sentiment, le mouvement et l'intelligence. La déglutition s'effectuait difficilement, ainsi que la miction. Le pouls était faible, petit, ce qui contre-indiquait les émissions sanguines. Cet état persistant depuis la veille, MM. Contour et Riant nous adjoignirent à eux.

Après une première dérivation, qui dura moins d'une heure, l'encéphale fut assez dégagé pour que les facultés intellectuelles se rétablissent dans leur intégrité. Cependant il fut décidé que deux nouvelles hémospases auraient lieu le lendemain et le jour suivant, pour assurer la guérison.

Obs. VI. — Congestion apoplectiforme.

M. X..., ancien militaire, âgé de 76 ans, frappé pour la seconde fois d'apoplexie, tomba comme foudroyé et fut ramené chez lui sans connaissance. Un médecin de Vincennes, où résidait le malade, se borna à prescrire des sinapismes et des purgatifs, qui demeurèrent sans résultat. M. Alphonse Sanson, appelé en consultation, proposa l'emploi de l'hémospasie.

Après une demi-heure de dérivation, le pouls devint très-petit, la respiration suspirieuse et une sueur visqueuse couvrit le front du malade. Je cessai d'agir et laissai se dissiper, peu à peu, cet état voisin de la syncope. Bientôt, M. X... revint à lui et recouvra la parole.

Cette seule séance suffit pour assurer la guérison.

Obs. VII. — Congestion apoplectiforme.

M. X..., sexagénaire, docteur en médecine, était bien portant dans la matinée du 3 septembre 1859, lorsque, tout à coup, il fut frappé d'une congestion cérébrale avec perte du mouvement et du sentiment.

M. Valerand pratiqua aussitôt une saignée, qui ne fut suivie d'aucun résultat apparent. Le lendemain, dans une consultation qu'il eut avec M. Sanson, il fut décidé que je serais appelé.

Après une hémospase de quarante-cinq minutes, M. X... put se rendre seul dans une pièce voisine. La paralysie avait cessé[1].

Obs. VIII. — Congestion cérébrale par insolation.

Une enfant âgée de 6 ans étant exposée, tête nue, aux rayons d'un soleil ardent, ne tarda pas à éprouver des frissons. Au moment de se mettre à table, elle demanda que l'on fermât les fenêtres et refusa toute nourriture.

Dans la nuit, le délire survint et résista à une application de huit sangsues et à un bain avec aspersion d'eau froide sur la tête.

M. Godard appela Rostan en consultation; il fut décidé

[1] Il s'agit ici de sujets âgés et atteints de congestion à forme apoplectique: une seule hémospase énergique a suffi pour dissiper la perte de connaissance. On voit par là quelle ressource précieuse offre notre ventouse, surtout lorsque, en raison de l'âge, on doit éviter la perte du sang.

que je me joindrais à eux. Une dérivation de cinquan minutes fit cesser le délire et suffit pour ramener la sant

Obs. IX. — Congestion cérébrale avec délire.

Un jeune homme de 25 ans, d'un tempérament sa guin, d'une forte constitution, fut admis, en 1857, à l'h pital de Nice, pour une congestion cérébrale qui datait (six jours. Malgré des saignées générales et locales, le déli était survenu depuis quarante-huit heures.

Appelé auprès du malade par M. Deporta, je dirige l'action dérivative de manière à amener le pouls à l'état fil forme. La connaissance revint au bout de cinquante minut et, quelques jours après, ce jeune homme fut rendu à l santé.

Obs. X. — Congestion apoplectiforme avec paralysie de plusieurs nerfs crâniens.

Le comte X..., âgé de 67 ans, ex-membre de la diète d Pologne, fut affecté, le 21 août 1861, de congestion céré brale. Paroles incohérentes, sensibilité exaltée, somnolenc — Applications froides sur la tête, boissons acidulées, pur gatif drastique.

Dans la soirée, dilatation des pupilles, perte de l'ouïe e de la parole, déglutition impossible. — Sangsues derrièr les oreilles, ventouses scarifiées à la nuque et sur la colonn vertébrale, dérivatifs internes et externes.

Le 22, miction nulle : le même état persiste.

Dans une consultation entre MM. Trousseau, Charrua et Korabiewicz, il fut décidé que l'on aurait recours à l dérivation hémospasique. L'application fut immédiatemen suivie d'une amélioration sensible, et depuis la miction s'effectua sans que l'on dût avoir recours au cathétérisme.

Le 23, immédiatement après une nouvelle hémospase, M. le comte X... reprit connaissance et put articuler quelques mots.

Le 24, retour de la déglutition, alimentation légère; le 29, convalescence suivie d'une prompte guérison.

Obs. XI. — Congestion apoplectiforme avec paralysie des nerfs oculaires.

Mme X..., âgée de 48 ans, bien portante la veille, fut frappée de congestion encéphalique dans la nuit.

Troubles dans les facultés mentales, perte de la vue, blépharoptose à droite et strabisme.

MM. Goupil et Dagama me firent appeler. La somnolence céda à une première hémospase.

La dérivation journellement renouvelée rétablit, en quatre jours, le sens de la vue, le strabisme disparut, la paupière reprit en même temps ses fonctions normales, et ce résultat s'est maintenu.

Obs. XII. — Congestion cérébrale chronique.

M. X..., âgé de 51 ans, était correcteur à l'imprimerie de l'*Union médicale*, lorsqu'il fut frappé de congestion apoplectiforme.

L'hémiplégie qui en résulta ne dura que quelques heures; néanmoins, au bout d'une année, il ne pouvait encore reprendre ses occupations en raison de l'hypérémie dont l'encéphale devenait le siége, à la moindre tentative de travail intellectuel.

Après s'être soumis, sans résultat, aux traitements le plus variés et avoir tenté inutilement l'hydrothérapie, i consulta M. Monod, qui me l'adressa.

En seize jours de traitement hémospasique, l'équilibre fu rétabli dans la circulation. M. X..., qui est aujourd'hu premier correcteur dans l'une des principales imprimerie de Paris, reprit son travail et depuis plusieurs années il con serve une santé parfaite.

Obs. XIII. — Congestions cérébrales habituelles
et douleurs névralgiques.

Un jardinier de Rambouillet, âgé de 41 ans, était sujet depuis six mois, à des congestions du cerveau accompagnée de vertiges et de douleurs névralgiques. Il prit le parti de venir se faire traiter à Paris, et fut admis à l'hôpital Beaujon, dans le service de Legroux.

Des symptômes graves, tels qu'une énorme dilatation de la pupille, un affaiblissement progressif de la vue et des membres supérieurs et inférieurs, au point de rendre la marche presque impossible, donnaient de vives inquiétudes.

Le chef de service, voyant l'insuffisance des moyens employés, me fit appeler. Une première hémospase eut pour effet de calmer les douleurs en quelques minutes. Les vertiges et les névralgies disparurent après huit jours de traitement; l'affaiblissement de la vue et la paralysie cessèrent et la guérison fut complète.

Obs. XIV. — Congestion cérébrale et migraine périodique.

M. X..., âgé de 26 ans, d'un tempérament sanguin, était sujet à des migraines, qui parfois se compliquaient de congestion cérébrale et de délire. Appelé plusieurs fois par M. Pouget auprès de son client, au moment des accès, nous parvînmes à combattre avec succès ces accidents, à l'aide de l'attraction pneumatique sur les extrémités inférieures.

Obs. XV. — Aphasie.

M. X..., âgé de 42 ans, fut affecté d'aphasie, à la suite d'une congestion cérébrale.

Différents traitements étant demeurés sans résultat, MM. Thierry-Mieg et Vigla m'adjoignirent à eux pour tenter l'emploi de l'hémospasie.

Des applications méroscéliques simples, renouvelées toutes les vingt-quatre heures, amenèrent en huit jours la guérison.

Obs. XVI. — Aphasie.

M. X..., docteur en médecine, âgé de 58 ans, se trouvait atteint depuis plusieurs années d'une affection valvulaire du cœur, greffée sur une diathèse arthritique des plus caractérisées.

Le 3 janvier 1868, il eut des vertiges, des élancements frontaux et temporaux, de la céphalalgie survenant au moindre travail intellectuel.

Le 16 février, il fut pris tout à coup d'aphasie, la mémoire des mots lui faisant défaut sans autre trouble des fonctions. Après avoir eu recours aux émissions sanguines et à d'autres moyens, sans résultat apparent, notre confrère nous fut adressé par M. Shuster, et dix séances hémospasiques furent couronnées d'un succès complet. Cette guérison s'est confirmée.

Obs. XVII. — Apoplexie avec hémiplégie.

Mme X..., mère d'un notaire de Paris, âgée de 62 ans fut frappée d'apoplexie avec hémiplégie à droite. Le huitième jour, M. Gendrin, voyant que les moyens ordinaires n'avaient pas répondu à son attente, voulut bien m'appeler Dès la première hémospase, le mouvement et la sensibilité reparurent dans les membres affectés, et six jours de traitement amenèrent une guérison complète.

Obs. XVIII. — Apoplexie. — Déviation de la bouche et perte de la parole.

Un soldat d'infanterie, âgé de 34 ans, frappé, pendant la nuit, d'apoplexie avec déviation considérable de la bouche et perte de la parole, fut transporté dès le matin à l'hôpital militaire de Chatham.

Le professeur de clinique, chargé par le médecin en chef des armées anglaises de lui faire un rapport sur l'hémospasie, saisit cette occasion pour en étudier les effets. Pendant l'hémospase, qui dura une demi-heure, on put voir, de minute en minute, la bouche reprendre sa direction normale et la parole redevenir de plus en plus libre, au grand étonnement des médecins, des nombreux élèves et de tous les autres assistants. Cette prompte guérison s'est maintenue[1].

[1] Le prix qui m'avait été décerné à l'exposition universelle de 1851 décida le médecin en chef des armées de terre et celui de l'armée des Indes à se faire adresser des rapports sur les effets thérapeutiques de l'hémospasie. Pour plus de facilité je vins séjourner d'abord près de l'hôpital des recrues, où des faits nombreux et concluants me valurent un rapport favorable, qui détermina l'administration à pourvoir plusieurs hôpitaux

Obs. XIX. — Apoplexie suivie d'une hémiplégie complète, avec aphasie.

M. X..., capitaine de vaisseau, âgé de 38 ans, habituellement bien portant, était devenu sujet à de fréquentes céphalalgies et à des engourdissements passagers des extrémités, lorsque tout à coup il perdit le mouvement et la sensibilité à gauche, ainsi que l'usage de la parole. L'avant-bras était fléchi et le pied était ramené en dedans. Les jours suivants, on remarqua que la plus légère variation atmosphérique donnait lieu à des mouvements spasmodiques des muscles de la face.

Le traitement consista dans l'emploi des émissions sanguines et des dérivatifs internes et externes. Mais, au bout de quinze jours, l'état du malade ne faisant que s'aggraver, M. Petit, son médecin, s'adjoignit M. Andral, et ils décidèrent que je serais appelé.

A trois heures de l'après-midi, j'hémospasiai la jambe paralysée, et à trois heures vingt-cinq minutes, la céphalalgie avait cédé. Cette première application, qui dura une heure, fut immédiatement suivie d'un repos prolongé.

Dès le lendemain, le bras affecté put exécuter quelques mouvements, ce qui releva le moral du malade.

Dans la soirée, je pratiquai une seconde hémospase, afin de provoquer de nouveau le sommeil; la rigidité du pied gauche et sa torsion en dedans cédèrent; l'avant-bras put s'étendre spontanément; la face reprit peu à peu son expression, et M. X..., qui jusque-là n'avait pu rendre sa pensée

de mes dérivateurs. Je répétai ensuite les mêmes applications dans les hôpitaux de Chatham, qui furent également munis des mêmes appareils.

qu'en écrivant, commença à articuler quelques mots. Dè ce moment, les progrès furent si rapides qu'au bout de di jours le traitement put être discontinué[1].

Notre traitement succède aux moyens ordinaires devenu impuissants.

A chaque séance disparaît un symptôme : d'abord l céphalalgie, puis la paralysie du bras, enfin l'aphasie.

Obs. XX. — Apoplexie avec hémiplégie gauche.

Le Dr X. . ., de Lausanne, sexagénaire, fut frappé d'une attaque d'apoplexie avec hémiplégie complète du côté gauche. Les moyens en usage n'ayant apporté aucune amélioration, je fus appelé dès le troisième jour.

A mon arrivée, le pouls était faible et fréquent, le coma profond. Il y avait, en outre, de la dyspnée qui se reproduisait par intervalles, ainsi qu'une tendance au refroidissement des extrémités inférieures.

M. X... ayant repris ses sens vers la fin de la première hémospase, il en réclama spontanément de nouvelles, soit lorsque la respiration s'embarrassait de nouveau, soit pour combattre les céphalalgies lorsqu'elles se reproduisaient vers le pariétal droit, où elles élevaient la température à deux degrés de plus que sur le côté opposé. Cette différence de température disparaissait, en même temps que la douleur,

[1] Il est facile de voir par ces trois derniers exemples que l'hémospasie appliquée plusieurs jours de suite neutralise les effets des congestions répétées vers l'encéphale. Elle constitue donc une médication préventive contre les diverses paralysies qui résultent de ces états congestifs.

sous l'influence des hémospases, mais elle tendait à se reproduire dans leurs intervalles.

Enfin, la dérivation régulièrement soutenue pendant six jours ramena graduellement la sensibilité et le mouvement dans le côté paralysé.

Trois semaines après, il put reprendre ses occupations.

L'action dérivative est d'une grande évidence par la cessation de la douleur et l'abaissement de la température. On voit aussi la tendance au retour de la congestion dans les intervalles des hémospases, d'où l'indication de les réitérer.

Obs. XXI. — Hémiplégie partielle, de cause inconnue.

Un jeune Arabe, âgé de 14 ans, élève de l'École indigène de marine, entra, le 8 mars 1858, à l'hôpital du Dey, salle 3, n° 21.

Il était affecté de céphalalgies fréquentes, d'une paralysie complète du bras gauche et d'une paralysie commençante de la jambe, du même côté.

Aucune cause externe ne pouvait expliquer cette grave affection, qui avait résisté à l'emploi des émissions sanguines, des révulsifs internes et externes, etc. L'insuccès de ces divers traitements décida M. Bertherand à me confier ce malade, que je fis asseoir sur le bord de son lit, les pieds touchant le sol, afin de bénéficier de la pesanteur pour augmenter la puissance dérivative.

En présence du chef de service, de plusieurs de nos confrères et des élèves indigènes de l'École, la dérivation fut poussée presque jusqu'à la résolution complète. La jambe hémospasiée s'était accrue d'un tiers. Le lendemain, il y eut un mieux marqué; deux nouvelles hémospases amenèrent, en quelques jours, l'entière guérison.

Obs. XXII. — Apoplexie. — Retour d'hémorrhoïdes.

M. X..., ancien receveur des contributions, âgé de 68 ans, d'un tempérament sanguin, éprouva, le 19 août 1858, de la céphalalgie et des vertiges. Le médecin appelé prescrivit un vomitif. Les premiers efforts provoqués par l'émétique coïncidèrent avec une attaque d'apoplexie. La famille réunit en consultation MM. Alphonse Sanson et Raymond Aubry, qui m'appelèrent à l'instant.

A mon arrivée le malade avait perdu la parole; dilatation et immobilité des pupilles; il y avait hémiplégie complète; j'appris que les hémorrhoides avaient été supprimées quelques jours avant l'attaque.

Mes confrères purent constater les effets rapides de notre dérivation, tant sur l'ensemble des facultés intellectuelles que sur les phénomènes de la vision.

Le lendemain, le malade répondait à toutes les questions qui lui étaient adressées et reconnaissait les différents membres de sa famille; l'hémiplégie seule persistait.

Trois nouvelles hémospases, faites en présence de MM. Aubry, Kingston et Heidein, déterminèrent le retour d'hémorrhoides et, dès ce moment, la guérison fut assurée.

Obs. XXIII. — Paraplégie complète.

M. X..., relieur, 40 ans, ayant éprouvé des revers de fortune, se livra à un travail opiniâtre qui altéra sa santé. Tout à coup il fut pris de vomituritions, et, le lendemain, frappé de paraplégie complète. Dès ce moment on dut recourir au cathétérisme et aux laxatifs.

Quatre mois après, les traitements les plus rationnels n'avaient apporté aucune amélioration; l'appétit et les forces diminuaient; des accès de fièvre se reproduisaient journellement à trois heures de l'après-midi. Les extrémités inférieures étaient toujours froides.

Par suite d'un décubitus dorsal prolongé, une escharre vaste et profonde occupait toute la région sacrée et laissait à nu quelques points osseux. Une autre escharre non moins profonde existait à la plante du pied gauche; elle était due à une brûlure dont le malade n'avait pas eu conscience.

Appelé par le médecin qui soignait ce malade, nous opérâmes une première dérivation à deux heures de l'après-midi, tant pour prévenir le retour de l'accès que pour combattre l'affection des centres nerveux.

Pendant la séance, il y eut à plusieurs reprises tendance à la syncope, d'autant plus que les deux extrémités étaient hémospasiées simultanément; mais je prévins la défaillance soit en rétablissant la pression naturelle de l'air, soit en l'augmentant par la compression. Pour ajouter à l'effet du vide, j'avais entouré les deux récipients de bouteilles d'eau chaude en caoutchouc, ce qui contribua à ramener la température normale.

Dès ce moment le malade ressentit, dans toute l'étendue des membres paralysés, une chaleur nouvelle et un fourmillement particulier; la nuit suivante, la myotilité reparut dans toute l'étendue de la jambe droite.

Le lendemain, une seconde hémospase fut suivie du retour de la sensibilité jusqu'aux genoux. Le surlendemain, la jambe gauche put exécuter quelques mouvements.

Une absence de quelques jours nous ayant forcé de suspendre le traitement, à notre retour le malade avait perdu tout le bénéfice de nos soins. De nouvelles dérivations ramenèrent les améliorations antérieures.

Au bout de vingt jours, la sensibilité et le mouvement avaient reparu dans toute l'étendue des membres paralysés.

Le malade, parfaitement rétabli, put reprendre ses occupations, et sa guérison s'est confirmée.

On peut regarder comme un beau résultat d'avoir guéri en vingt jours une paraplégie datant de plusieurs mois, et compliquées d'escharres qui pouvait entraîner de sérieuses conséquences.

Obs. XXIV. — Congestion de la moelle épinière.

Un homme de 34 ans fut admis à l'hôpital de Manchester, pour y être traité d'une affection de la moelle épinière survenue à la suite d'une suppression du flux hémorrhoïdaire. La fièvre était intense; il accusait des fourmillements, des sensations douloureuses aux extrémités inférieures et présentait les principaux symptômes d'une congestion rachidienne.

En présence du chef de service, le malade fut soumis à une double hémospase méroscélique. Dès que le pouls eut eté réduit à l'état filiforme, les symptômes s'amendèrent et le malade céda au sommeil. Une demi-heure après, à son réveil, une nouvelle dérivation eut lieu sur les bras, afin de réduire autant que possible les pulsations cardiaques. Ce traitement fût continué alternativement sur les jambes et sur les bras jusqu'au lendemain. Dès ce moment, l'état fébrile ayant cédé, les dérivateurs furent moins fréquemment appliqués et, trois jours après, le malade se trouvait en bonne voie de guérison.

Ce résultat décida les médecins de l'établissement à se procurer un de nos appareils.

Obs. XXV. — Paralysie de la jambe droite chez un enfant, avec atrophie progressive.

Un jeune garçon, âgé de 7 ans, fut affecté d'une phlegmasie cérébrale, suivie d'une paralysie musculaire progressive de la jambe droite, avec atrophie. Cette paralysie durait depuis trois mois, et l'extrémité, diminuée de moitié, était devenue le siége d'un refroidissement incoercible, lorsque, me trouvant à Londres, M. Williams Adams m'adjoignit à lui.

Un traitement hémospasique de quinze jours eut pour effet de dissiper le refroidissement de l'extrémité paralysée et de rétablir assez de myotilité pour que ce jeune garçon commençât à marcher sans béquilles. Peu à peu l'extrémité affectée revint à son volume normal, et la guérison se confirma.

Parfois, ainsi que cela s'observe dans le jeune âge, il me suffisait d'une séance de trente minutes pour rétablir, pendant vingt-quatre heures, la température normale dans l'extrémité affectée.

M. Adams, témoin de ces effets et d'autres résultats que j'avais obtenus dans un hôpital orthopédique dont il est médecin, s'exprime ainsi dans l'un de ses plus récents ouvrages :

« Chez les enfants affectés de paralysie, lorsque la température de l'extrémité inférieure est très-basse, j'emploi toujours cet appareil sans aucun inconvénient, et les avantages qui en résultent consistant d'abord à élever la température de l'extrémité paralysée, et à provoquer le rétablissement du pouvoir musculaire, sont tout à fait hors de doute. » (*Le pied bot, ses causes, sa pathologie et son traitement* Appendice, *obs.* 18.)

Obs. XXVI. — État congestif du cerveau, avec paralysie des extrémités inférieures, datant de deux ans.

Une jeune personne, âgée de 17 ans, fille de lord X... ancien ambassadeur d'Angleterre à Constantinople, fut affectée, à la suite d'un bain de rivière trop prolongé, de céphalalgies et d'un affaiblissement graduel des extrémités. La locomotion était devenue impossible, et les facultés intellectuelles avaient également subi une atteinte, caractérisée par l'absence de toute volonté, de tout désir. Le pouls était habituellement calme, la figure vultueuse et les extrémités inférieures froides.

Mlle X... n'ayant obtenu aucun résultat des divers traitements auxquels elle avait été soumise pendant plus de deux ans, on consulta Hahnemann, qui conseilla l'hémospasie. J'obtins un succès si rapide que, dès la dixième séance, la guérison, jugée impossible, fut assurée.

La cause de la paralysie semble avoir été une congestion produite par le bain d'eau froide. Un état congestif habituel entretenait les symptômes paralytiques; tout cela durait depuis deux ans.

Dix séances hémospasiques ont assuré la guérison. Notre

méthode est donc encore applicable après un long espace de temps, où les moyens ordinaires donnent peu d'espérance.

Obs. XXVII. — Ramollissement cérébral, au début.

M. X..., âgé de 40 ans, d'un tempérament sanguin, devint sujet à des maux de tête fixes et tenaces suivis d'engourdissement, de fourmillements, de gêne, de pesanteur, de douleurs spontanées dans la jambe gauche, et autres symptômes d'une paralysie progressive.

Les médications toniques et stimulantes, et d'autres traitements mis en usage depuis trois mois, n'ayant apporté aucune amélioration, M. Monod se décida à tenter l'emploi de l'hémospasie. Les céphalalgies cédèrent sans retour à nos premières dérivations et, après vingt hémospases, la guérison fut si complète, que M. X... put remplir les fonctions de conseiller à la préfecture de la Seine.

Obs. XXVIII. — Gibbosité vertébrale, paraplégie et paralysies diverses. Accès intermittents de délire, suppression et rétablissement de la menstruation.

Mlle X..., nièce d'un membre de l'Académie des sciences, avait conservé une santé parfaite jusqu'à l'âge de 22 ans, lorsqu'elle devint sujette à des douleurs à la région précordiale, où l'auscultation ne décelait aucune lésion organique.

Bientôt la menstruation se supprima; il survint des douleurs pongitives qui se fixèrent au niveau de la sixième vertèbre dorsale et de la troisième lombaire; la colonne vertébrale fléchit en ces deux points, où il se forma deux gibbosités. La position horizontale devint seule possible. Paraplégie complète; paralysie commençante des bras;

amaurose intermittente. La circulation était si peu activ aux extrémités inférieures, que le battement des artères s'y faisait à peine sentir, ce qui fut attribué par l'un des consultants à la compression exercée sur l'aorte par les tumeur vertébrale et lombaire.

Tous les jours, à minuit, survenaient des accès réguliers de délire; ils débutaient par un refroidissement de extrémités, avec face vultueuse, battement des carotides vives frayeurs, cris perçants. Le paroxysme ne se terminai que le matin et laissait une grande prostration pendan quelques heures.

Quinze cautères appliqués sur le trajet de la colonne vertébrale, l'électricité et les moyens les plus rationnels employés avec persévérance, pendant deux ans, étant demeurés sans résultat, M. Schuster proposa, dans une consultation, de me faire appeler.

Afin de mieux combattre l'accès, je n'opérai la dérivation qu'une heure avant son retour. Par un mouvement de migration très-remarquable, une douleur vive, qui existait au sinciput, passa à la gibbosité dorsale; puis, en moins de dix minutes, elle se porta à celle des lombes et disparut complétement.

Pour la première fois, l'accès ne revint pas, la nuit fut calme.

De nouvelles attractions pneumatiques furent pratiquées les jours suivants, à l'heure indiquée, et la quatrième ramena la menstruation, dont la suppression avait certainement aggravé les accidents. Dès lors tous les symptômes s'amendèrent si rapidement, que l'on put cesser le traitement

Dans la convalescence, Mlle X... fut atteinte d'une péripneumonie et, à la suite de cette grave affection, les accidents décrits plus hauts commencèrent à reparaître; une seule hémospase les dissipa en rétablissant la menstruation interrompue à nouveau.

Quatre ans après, l'aménorrhée s'étant reproduite, elle céda à une seule et dernière dérivation.

Mariée et mère de famille, Mme X... conserve une santé parfaite; il n'existe chez elle aucune trace de gibbosité[1].

L'exemple suivant montre encore l'action de l'hémospasie sur le système utérin.

Obs. XXIX. — Paralysie de la langue.

Mme X..., sexagénaire, avait conservé, à la suite d'une attaque d'apoplexie qui datait de deux ans, une certaine difficulté dans la prononciation. Son médecin, M. Lombard, me fit appeler.

Au bout d'un mois de traitement, la prononciation devint complétement libre, et il se produisit un phénomène re-

[1] Cette observation m'a été communiquée par M. Schuster. La malade a été vue par Magendie, Olivier d'Angers, Sorlin, etc.

La lecture de cette observation démontre combien est puissante l'action révulsive appliquée avec énergie et avec méthode. Il ne s'agit nullement ici, comme on le voit, d'accidents légers, d'une congestion qui se dissipe facilement, d'une céphalalgie plus ou moins intense dont la cause ne présente aucune gravité, mais d'accidents sérieux, prolongés, qui, pendant deux ans, menacent de terminer la vie de la jeune malade ou de la frapper d'une incurable paralysie. Cependant, après quatre applications *hémospasiques*, le danger cesse, et elle se trouve en voie de guérison. Ce qu'il faut noter encore, c'est que trois fois ces accidents se renouvellent et que trois fois ils sont efficacement combattus, en rétablissant le cours de la menstruation par une seule révulsion hémospasique.

marquable : la menstruation reparut deux fois, bien que l ménopause datât de plus de douze ans.

Obs. XXX. — Méningite.

Un enfant, âgé de 7 ans, fut affecté, à Paris, d'un méningite cérébrale. Il arrivait de la Chine, où deux d ses frères, à son âge, avaient succombé à la même maladie

M. Thierry-Mieg, jugeant l'affection très-grave, appel en consultation M. Roger, et ils décidèrent que l'on aurai recours à l'hémospasie.

A mon arrivée je constatai de la céphalalgie, des vertiges des vomissements, de l'agitation : le pouls était plein e dur et au delà de 100; le thermomètre s'élevait à prè de 39°.

Sous l'influence d'une double hémospase méroscélique l'ensemble des symptômes cérébraux parut s'amender, et l céphalalgie céda complétement dès que le pouls arriva à l'état filiforme.

Dans la nuit suivante, les mêmes symptômes se reproduisirent avec plus d'intensité et s'accompagnèrent de délire et de convulsions.

Appelé aussitôt par mes confrères auprès du malade je le trouvai la face vultueuse et agité par des contractions spasmodiques. Le pouls était à 115, le thermomètre à 39°,5.

Vers la fin d'une nouvelle hémospase qui eut deux heures de durée, le délire se calma et fit place à un sommei naturel d'où le malade sortit dans des conditions de guérison favorables : le pouls était tombé à 80; la défervescence avait ramené le thermomètre à 37°.

Trois dérivations préventives eurent lieu les jours suivants jusqu'au rétablissement.

Obs. XXXI. — Méningite par suite d'insolation.

Mlle B..., âgée de 15 ans, bien constituée, habite Montmorency, où elle a constamment joui d'une bonne santé. Elle éprouvait depuis quelques jours un léger mal de tête vers la région occipitale, lorsque, le 3 septembre 1836, elle s'exposa au soleil la tête découverte; dès ce moment, la céphalalgie prit un caractère fort grave.

Dans la soirée, la fièvre s'alluma; des vomissements et des accès convulsifs survinrent dans la nuit. M. le docteur Perrochet pratiqua deux saignées successives et appela en consultation M. le docteur Martin. Pendant les trois jours qui suivirent, les symptômes s'aggravèrent; on pratiqua une saignée du pied et trois nouvelles saignées du bras. Trente sangsues et deux vésicatoires furent appliqués sur les extrémités inférieures; glace en permanence sur la tête.

Le 8, les accidents persistent; la malade est dans une prostration extrême; les accès convulsifs se renouvellent à des intervalles de plus en plus rapprochés. Les extrémités sont froides; à la région occipitale, la chaleur est très-sensible au toucher, malgré l'action permanente de la glace. Tous les moyens employés étant demeurés sans résultat, mes confrères m'appelèrent en consultation à Montmorency.

Le 9, à dix heures du matin, nous diminuons le poids de l'atmosphère sur les extrémités inférieures d'abord de 1/12, puis graduellement de 1/9. Le pouls donnait alors 115 pulsations par minute.

A dix heures cinq minutes, déjà l'un de nos confrères

signale un changement notable dans la circulation. pouls diminue graduellement de volume, 120 pulsatio A dix heures huit minutes, il survient un accès convul qui paraît moins violent que les précédents; il est lim aux régions supérieures.

A dix heures quinze minutes, dès l'instant où l'agitati cesse, nous élevons rapidement le cylindre barométrique nos ventouses à 1/7e d'atmosphère, afin de saisir le mome où l'organisme se trouve encore sous l'influence de l'acc et de l'ébranlement nerveux. Les effets ne se font pas lon temps attendre; on voit se dissiper la fixité du regard la contraction des muscles de la face. Le pouls est filiforn et continue à augmenter graduellement de fréquence, 1 pulsations.

A dix heures vingt minutes, le sentiment de froid q fait naître la glace sur la tête devient incommode; elle supprimée. Le mal de tête ne se fait plus sentir que s un point très-limité de l'occiput. Nous revenons à un 1 d'atmosphère, afin que notre dérivation produise ses effe sans provoquer de gêne locale.

A dix heures vingt-cinq minutes, la céphalalgie a cé complétement; il y a tendance au sommeil et à la lipoth mie.

A dix heures trente-cinq minutes, la jeune malade no parut hors de danger; ce fut là le terme de cette hém spase. Pendant la journée, cette amélioration remarqua se confirma; la nuit fut calme. Le matin, après avoir r posé pendant quelques instants, elle éprouva à son r veil un léger mal de tête; nous eûmes recours au moy qui nous avait si bien réussi, et quelques minutes suffire pour dissiper complétement cette recrudescence de la phlegmasie.

Trois jours après, la jeune personne put se rendre à l'église pour assister au mariage de sa sœur; à partir de cette époque, elle n'a pas cessé de jouir d'une bonne santé.

Pendant quatre jours, on a employé le traitement le plus énergique : quatre saignées, trente sangsues, vésicatoires, etc. Les accès convulsifs cèdent en une seule séance, et la suivante emporte la céphalalgie. On ne pourrait désirer des résultats plus prompts et plus satisfaisants.

Dans l'observation qui suit, deux séances ont également déterminé la guérison chez un homme malade depuis huit jours.

Obs. XXXII. — Méningite aiguë.

Chaix, sculpteur sur bois, âgé de 36 ans, d'un tempérament nerveux, était au huitième jour d'une méningite aiguë, lorsque M. Raciborski me fit appeler.

Je trouvai le malade dans un état comateux, la tête fortement renversée en arrière, le pouls faible et fréquent, la face animée. la peau chaude et sèche. Une première hémospase ramena la connaissance; une seconde suffit, le jour suivant, pour imprimer à la marche de la maladie une direction rapide et sûre vers la guérison.

Obs. XXXIII. — Méningite.

Mme X..., septuagénaire, d'un tempérament lymphatique, habituellement bien portante, éprouvait des crampes fréquentes aux extrémités inférieures, des névralgies faciales, des tintements d'oreilles qui parfois gênaient l'audition.

Le 5 février 1865, elle fut prise d'un refroidissemei subit et d'un violent frisson : céphalalgie, douleur à l'ép gastre augmentée par la pression, déglutition difficile, d(viation de la bouche, pupilles contractées, mouvemen spasmodiques de l'œil gauche, des doigts, de la mai et de l'avant-bras du même côté, soubresauts des ter dons, renversement de la tête en arrière, délire, vocifér tions.

Le lendemain, dans la matinée, les symptômes s'étaier amendés, mais le pouls conservait une grande fréquence (il était si faible que M. Charruau, appelé en consultatior n'osa pas même prescrire un purgatif et crut devoir propo ser l'hémospasie.

Dans l'après-midi, les symptômes cérébraux se reprodu sirent, mais ils furent combattus avec succès par une hémo spase énergique qui donna lieu à une diaphorèse abondant(

Nouvelle dérivation à huit heures du soir, afin d'active la transpiration qui commençait à se ralentir.

Le 7, dans la nuit, les accidents cérébraux reparurent tot à coup, mais ils cédèrent à l'instant à une hémospase pr(portionnée à leur violence et poussée jusqu'à la lipothymi(

Le 10, M. Jobert de Lamballe, appelé en consultatior jugea à propos d'ouvrir un phlegmon symptomatique qı s'était développé au-dessous de l'oreille gauche.

Je renouvelai ensuite les dérivations aussi souvent qu'ell(devinrent nécessaires soit pour provoquer la sueur, soit pou maintenir un état halitueux de la peau.

Le 14, la convalescence commença à s'établir et fut su vie d'une guérison définitive.

Obs. XXXIV. — Congestion cérébrale. — Asphyxie par le gaz hydrogène.

Mme Bruger, âgée de 30 ans, d'un tempérament émi-
iemment sanguin, occupait sur le boulevard Saint-Denis
ın magasin de bijouterie. Depuis quelques jours, elle était
ıffectée de maux de tête qui ne l'empêchaient pas cepen-
lant de vaquer à ses affaires.

Le 1er juin, ayant éprouvé une violente contrariété, elle
ut prise, dès le soir même, d'une congestion cérébrale des
ılus intenses; les battements de cœur était tumultueux, le
ıouls petit, déprimé, les extrémités froides.

M. le docteur Vignal, médecin de la malade, pratiqua
ıne forte saignée; le pouls se releva, la céphalalgie fut
liminuée. Le 2 et le 3, on eut recours à deux applications
le sangsues et à des sinapismes sur les extrémités infé-
ieures.

Dans la nuit du 3 au 4, une fuite considérable de gaz
ıyant eu lieu à l'intérieur du magasin, l'émanation pénétra
lans la chambre à coucher de la malade, et lui fit éprou-
er les premiers symptômes de l'asphyxie; l'affection céré-
ırale reprit une grande intensité. On fit une nouvelle ap-
ılication de sangsues aux apophyses mastoïdes; comme il
'en résultait aucun soulagement et que la malade était
rès-faible, M. le docteur Vignal proposa l'emploi de notre
ppareil.

A deux heures du matin, nous diminuâmes de 1/8 le
oids de la colonne atmosphérique sur les extrémités infé-
ieures; le pouls se releva et augmenta de fréquence; au
out de vingt minutes, la face, qui était vultueuse, devint

pâle; il survint des nausées, les premiers degrés de la sy cope, et la céphalalgie céda complétement. Cette dame ı tarda pas à se rendre à la campagne pour y terminer uı convalescence, qui ne fut troublée par aucun accident.

Obs. XXXV. — Méningite.

Observation de Ficinus, traduite de l'allemand.

Carl, âgé de 6 ans, atteint, le 20 mai, de fièvre av délire, poussait souvent des cris hydrencéphaliques. Le 2 accès d'emprosthotonos et d'opisthotonos; convulsions r venant à de courts intervalles. Calomel, cinq centigramm par heure, six sangsues à la tête, sinapismes aux mo lets.

Vers sept heures du soir, je le trouvai sans connaissanc face pâle et décomposée, nez effilé et froid, pupilles dilaté et sans mouvements; il poussait de minute en minute un c enroué. Pouls petit, 120; extrémités froides, front et cor brûlants. Il y avait peu d'espoir.

J'appliquai la ventouse Junod et je raréfiai l'air (1/7. L'enfant fut agité, poussa des cris, mais pronon le mot « mère. » Après trente minutes, la dérivation cess les extrémités furent augmentées en volume et en consi tance. Le malade retomba dans le sommeil, qui ne fut ii terrompu que toutes les quinze minutes par des convulsio et des cris. — Calomel à l'intérieur.

Vers le matin, température plus élevée, agitation. Uı hémospase, pratiquée à six heures, lui retira du caloriqu Par moments, il revenait à lui et retombait dans la son nolence.

Dans l'après-midi, il eut des moments plus lucides. I

soir, nouvelle hémospase; les mollets, qui avaient été couverts de sinapismes, ne supportaient plus la dérivation au delà de quinze minutes. Le malade devint graduellement plus calme. Le 23, il était tout à fait revenu à lui et se plaignait de douleurs vers l'extrémité inférieure de l'épine dorsale; elles cédèrent de suite à une quatrième hémospase pratiquée le soir. On fut obligé de recourir, le 24, à une cinquième hémospase de vingt-cinq minutes, qui fit tomber le pouls de 120 à 96, procura une nuit calme, et fut suivie de la convalescence.

Cette observation est de Ficinus et traduite de l'allemand. Elle nous a paru intéressante par ses détails, la gravité extrême de la maladie et la guérison opérée en six jours.

Le deuxième jour de la maladie, à sept heures du soir, l'état du malade laissait peu d'espoir. L'application hémospasique excite l'enfant, le réchauffe. Le lendemain, elle produit de la lucidité et du sommeil. Le 23, les douleurs cessent; le 25, le pouls tombe, et successivement les fonctions reprennent leur équilibre.

Obs. XXXVI. — Méningite rhumatismale.

Lorsque je visitai l'hôpital de Bonn, dans l'intention d'y faire adopter l'hémospasie, on choisit comme sujet d'application un jeune homme affecté d'une méningite survenue pendant le cours d'un rhumatisme articulaire aigu qui durait depuis trois semaines. Cette complication s'était annoncée par une douleur intense dans la région postérieure du cou et de la tête, et le délire existait depuis la veille, lorsque je pratiquai une première hyperhémospase. J'opérai simultanément sur les deux extrémités inférieures s: pouvoir obtenir la défaillance, bien que le pouls eût maintenu longtemps à l'état filiforme.

La même dérivation, renouvelée quatre heures apr ramena enfin ce jeune homme à la connaissance.

L'état des articulations s'étant amélioré, des hémospa pratiquées le lendemain et le surlendemain suffirent pc amener la convalescence[1].

On sait tout le danger des métastases rhumatisma vers l'encéphale; elles sont souvent mortelles et au-dess des ressources de l'art. Les saignées réussissent rareme et sont parfois contre-indiquées par l'état général du suj

Dans ces cas, l'hémospasie énergiquement appliquée le meilleur révulsif.

On remarquera que le jeune homme dont il est que tion fut non-seulement débarrassé de son affection cér brale, mais encore de toutes nouvelles manifestations rh matismales vers les articles.

Obs. XXXVII. — Céphalalgie. — Affaiblissement des extrémités

M. L..., âgé de 41 ans, employé au ministère d finances, était affecté, depuis six mois, d'une névralg brachiale, accompagnée d'une céphalalgie opiniâtre, av vertiges et affaiblissement graduel des extrémités, lorsqu me fut adressé par M. Guillon.

Après seize dérivations sur les membres pelviens, tous l

[1] D'après ce fait et d'autres non moins concluants, les médecins de l'hôpital décidèrent que l'établissement serait pourvu de mes appar hémospasiques.

symptômes disparurent et le rétablissement de la santé se maintient depuis plusieurs années.

Obs. XXXVIII. — Accidents cérébraux.

Le docteur Paul Guersant m'ayant fait appeler auprès d'une enfant de 4 ans, qui venait d'être atteinte d'une affection cérébrale, je la trouvai dans un état de prostration extrême, les yeux hagards, les paroles incohérentes, les membres engourdis et agités de mouvements convulsifs.

La première hémospase ramena la connaissance, et deux nouvelles dérivations furent suivies de la convalescence, qui commença dès le troisième jour.

Obs. XXXIX. — Accidents cérébraux datant de trois jours. — Agitation extrême.

Un enfant, âgé de 2 ans, présentait un état de turgescence de la tête, d'agitation et de jactitation si violentes, que M. Blache, appelé en consultation par M. Dechambre, pensa avoir affaire à une méningite au début. Ces honorables confrères m'adjoignirent à eux. J'opérai en présence de M. Dechambre. Au bout d'une heure de dérivation, l'agitation demeurait la même, et ce ne fut qu'en prolongeant la séance encore de vingt minutes que le jeune enfant fut calmé et ramené à la santé.

Obs. XL. — Delirium tremens.

Un brasseur, âgé de 45 ans, était affecté de *delirium tremens* par suite d'abus de boissons alcooliques, et se trouvait, depuis huit jours, à l'infirmerie d'Édimbourg.

La réaction fébrile et le délire persistaient; les lèvres, d'une teinte violacée, étaient agitées de mouvements convulsifs.

Vers la fin de la première dérivation, qui fut portée jusqu'à l'anémie hémospasique, la face pâlit et les mouvement spasmodiques cessèrent pour ne plus revenir. Une second hémospase, pratiquée le lendemain, ramena la connaissance et, quelques jours après, ce malade put sortir de l'hôpital

D'autres résultats non moins heureux, que nous y obtînmes, décidèrent les médecins de l'établissement à se procurer un de nos dérivateurs.

Obs. XLI.—Congestion cérébrale chronique.—Tremblement continue des mains depuis vingt ans.

M. X..., homme de lettres, âgé de 49 ans, était sujet, depuis quelques mois, à des névralgies faciales et à des céphalalgies, et, depuis vingt ans, à un tremblement des mains, lorsque tout à coup il fut pris de vomissements spasmodiques.

Après deux mois de traitement, il aurait pu sortir pour vaquer à ses affaires si, à tout moment, durant la marche, il ne se fût senti entraîné à tourner sur lui-même, de gauche à droite.

Cet état, par sa persistance, inquiétait le malade ainsi que son médecin, M. Joubert, qui me l'amena. Soumis chaque jour à la dérivation hémospasique, il éprouva, dès le début, une amélioration qui, s'étendant à toute l'économie, le délivra graduellement du tremblement des mains. Les nuits devinrent meilleures, l'appétit reparut; il lui semblait, pour citer ses propres paroles, qu'on lui avait « ôté du cerveau quelque chose qui l'obstruait, qui gênait l'exercice de ses facultés. » Quinze jours après, il était guéri, et sa guérison ne s'est pas démentie.

Obs. XLII. — Paralysie tendant à se généraliser, précédée de vertiges et de tintements d'oreilles. Guérison presque instantanée.

Mme la duchesse de X..., âgée de 24 ans, d'une bonne constitution, d'un tempérament nervoso-sanguin très-prononcé, éprouvait, depuis quelques mois, des vertiges, des maux de tête et des tintements d'oreilles qui diminuaient par la compression des artères temporales.

Bientôt il survint de la difficulté dans la prononciation, de l'engourdissement dans les membres, qui étaient souvent affectés de contractions spasmodiques très-douloureuses et de mouvements involontaires; enfin, la paralysie tendait à devenir générale et résistait aux traitements les plus rationnels, émissions sanguines, purgatifs énergiques, révulsifs. Ce ne fut qu'en dernier lieu que l'on eut recours à la dérivation pneumatique.

Notre première hémospase fut pratiquée avec succès en présence de MM. Monod, Cerise, Carrère et Devienne; trois autres dérivations complétèrent la guérison.

Devenue mère de famille, Mme la duchesse de X... conserve une santé parfaite.

SECTION II.

NÉVROSES ET NÉVRALGIES.

Obs. XLIII. — Convulsions.

Un enfant de M. Cuthbert, âgé de 15 mois, était affecté de convulsions. Les accès les plus longs le laissaient sans connaissance pendant plus de vingt-quatre heures. Dans une consultation entre MM. Andral, Chomel, Bouillaud, Blache Yvan, il fut décidé que l'on aurait recours à notre méthode

Le premier appel des fluides sur l'une des jambes diminua la violence et la fréquence de l'accès; un second le prévint sans retour.

Obs. XLIV. — Convulsions. — Cyanose.

Un enfant de 5 mois fut pris, le 10 mars 1860, de convulsions avec trismus à l'apparition de ses premières dents : aspect vitré des yeux, cyanose, dilatation des pupilles, connaissance obscurcie. La violence des accès était extrême, et il y en eut plus de douze dans une journée.

Deux sangsues furent appliquées derrière les oreilles, et un large vésicatoire à la nuque; des incisions furent pratiquées aux gencives. En outre, on employa la belladone, le calomel et l'oxyde de zinc, à doses réitérées. MM. Barthez, Dechambre et Martin Saint-Ange, voyant l'insuccès de tous ces moyens et songeant à une suffusion séreuse de la base du cerveau, firent pressentir à la famille une issue fatale; cependant, comme dernière ressource, ils adoptèrent l'hémospasie.

A trois heures de l'après-midi, une dérivation de cinquante minutes fit tomber le pouls à l'état filiforme; la face pâlit, la température du front baissa. A partir de ce moment, les accès, moins longs, ne se reproduisirent plus qu'à des intervalles éloignés.

A dix heures, une seconde hémospase fut suivie d'un résultat si satisfaisant, que l'on crut pouvoir s'en tenir là Mais, le surlendemain, les accès étant revenus avec de caractères encore plus graves, on me fit prévenir. Afin de donner à la dérivation toute l'énergie possible, j'hémospasiai simultanément les extrémités pelviennes.

Les accès cédèrent alors pour ne plus revenir. La convalescence fut courte et là guérison complète.

Obs. XLV. — Éclampsie au septième mois de la gestation.

Mme X..., âgée de 24 ans, rue Saint-Marc, n° 6, était au septième mois d'une première grossesse, lorsque, dans la nuit du 11 septembre 1859, elle fut affectée de céphalalgie, bientôt suivie de nausées et d'attaques d'éclampsie.

M. le Dr Elleaume fit appliquer dix sangsues derrière les oreilles, des sinapismes aux extrémités et prescrivit l'usage d'une potion antispasmodique, en attendant M. Dechambre, qui pratiqua une forte saignée. Mais les accès, un moment suspendus, prirent bientôt une nouvelle intensité et se renouvelèrent de demi-heure en demi-heure.

Nos confrères s'adjoignirent M. Jacquemier, accoucheur de Mme X... Entre autres moyens énergiques, on procéda, à quatre ou cinq reprises, à des inhalations chloroformiques poussées chaque fois jusqu'à l'anesthésie complète. Efforts inutiles! les attaques revenaient terribles, au milieu même de l'état anesthésique.

La respiration était stertoreuse, les pupilles dilatées et insensibles à la lumière, la langue doublée de volume sortait entre les dents, la face était pâle, le front brûlant, les extrémités froides, le pouls petit.

A dix heures du matin, après quinze ou vingt paroxysmes, mes confrères durent exprimer à la famille leur crainte d'une mort prochaine. Toutefois, ils me firent appeler.

J'opérai la dérivation en leur présence. La circulation, heureusement modifiée, releva aussitôt la température du corps, surtout celle des extrémités; la tête devint plus fraîche, l'expression de la face meilleure, la langue moins saillante; la respiration cessa d'être stertoreuse, les accès diminuèrent de violence et devinrent moins longs et moins fréquents.

Cette première hémospase, d'une durée exceptionnelle, fut prolongée jusqu'à midi.

A trois heures, nouvelle dérivation sur l'extrémité opposée avec des résultats plus accentués. Les accès revinrent encore, mais moins violents et plus éloignés. Nous parvînmes ainsi à enrayer les progrès de la maladie, et à gagner assez de temps pour que, vers minuit, l'accouchement pût être opéré à l'aide du forceps.

Hémospases à deux heures du matin et à six heures. Vers la fin de cette dernière, Mme X... reprit connaissance; les accès ne se reproduisirent plus, et l'on crut pouvoir s'en tenir là.

Mais, vingt-quatre heures après, cette jeune femme retomba dans un état comateux des plus graves. Appelé de nouveau, je parvins à la ramener à elle, séance tenante. Cependant, pour obtenir ce résultat, je dus réduire le pouls à l'état filiforme, pendant près de deux heures. Les accidents cessèrent à partir de ce moment.

Obs. XLVI. — Éclampsie près du terme de la grossesse.

M. Cazeaux ayant été appelé en consultation par M. Dumoutier auprès d'une femme affectée d'éclampsie, au terme de la grossesse, il fut décidé que l'on me ferait demander.

En présence de mes confrères, je réduisis le pouls à l'état filiforme.

Dès ce moment, les accès cessèrent, la connaissance revint, et une seconde hémospase rétablit la vue, momentanément abolie.

Le lendemain, l'accouchement eut lieu sans nouveaux accidents.

Obs. XLVII. — Éclampsie pendant le travail.

Une femme, âgée de 22 ans, admise à l'hôpital de la Clinique, fut prise d'éclampsie pendant le travail.

M. Cazeaux me fit appeler.

Une dérivation simultanée sur les deux extrémités inférieures amena le pouls à l'état filiforme et fit cesser les accès. L'accouchement ne tarda pas à avoir lieu. Deux heures après, nous eûmes recours au même moyen pour combattre le coma. La malade revint à elle au bout de cinquante-cinq minutes. Elle n'avait aucun souvenir de l'accouchement et regardait avec surprise son enfant.

Je prolongeai la séance près de deux heures, afin de maintenir le pouls au moindre volume possible. Cette dernière hémospase suffit pour assurer la guérison.

Obs. XLVIII. — Éclampsie après l'accouchement.

Mme X..., âgée de 35 ans, fut affectée d'éclampsie après un accouchement. Les accès étaient fréquents et d'une grande violence.

Appelé par son médecin, M. Lombard, j'hémospasiai d'abord l'une des extrémités inférieures; mais le pouls conservant de la force, je ne pus l'amener à l'état filiforme qu'en hémospasiant les deux extrémités. La dérivation dut être prolongée pendant une heure et demie, avant que Mme X... eût repris connaissance. Dès lors, tout danger disparut.

Obs. XLIX. — Éclampsie, six jours après l'accouchement.

Mme X... fut affectée, six jours après un troisième accouchement, de névralgies frontales bientôt suivies d'attaques d'éclampsie.

Durant les trois premiers jours, on eut recours à deux saignées, à des applications de sangsues sur les apophyses mastoïdes, au calomel et à des bains prolongés pendant dix à douze heures.

Mme X... étant d'une faible constitution, on ne pouvait plus revenir aux débilitants. Cependant la suspension complète des facultés sensoriales et intellectuelles persistait et les accès se répétaient à des intervalles de plus en plus rapprochés.

M. Despaulx-Ader appela M. Cerise en consultation, et il fut décidé que l'on aurait recours à l'hémospasie.

Une première application ramena immédiatement le calme et la connaissance. Deux autres dérivations complétèrent le rétablissement[1].

Obs. L. — Opisthotonos chez une chlorotique. — Contractions tétaniques des mâchoires.

Mlle X..., d'un tempérament lymphatique, quoique très-

[1] Les cinq observations d'éclampsie qui précèdent suffisent pour démontrer la valeur de l'action hémospasique, quel que soit le moment où survient cette redoutable complication.

La première observation est la plus concluante. Les symptômes étaient assez graves pour faire craindre une mort prochaine; l'effet d'une première hémospase change déjà la face des choses. Mais vingt-quatre heures après le danger apparaît de nouveau avec la même intensité. Il a fallu maintenir deux heures le pouls à l'état filiforme.

brune, fut affectée de chlorose, à l'âge de 23 ans. L'estomac ne supportait plus les aliments, qui étaient rejetés; elle tomba graduellement dans un état de faiblesse qui amenait des syncopes de plus en plus fréquentes et prolongées. Au bout de six mois, il survint un opisthotonos très-prononcé avec perte de connaissance.

MM. Monod et Richelot me firent appeler. Les contractions tétaniques des membres et des mâchoires, le délire, cédèrent à une première hémospase.

Les dérivations, renouvelées pendant huit jours, rétablirent les fonctions digestives; les forces revinrent, et Mlle X... fut ainsi ramenée à un état de santé qui se maintint.

Obs. LI. — Hystérie.

Mlle X..., âgée de 24 ans, habitant la province, était, depuis six mois, en proie à des attaques d'hystérie qui avaient résisté à divers traitements. Elle vint à Paris pour être confiée aux soins de M. Chassaignac, qui, m'ayant vu obtenir la guérison d'une jeune épileptique, me fit appeler.

Deux hémospases suffirent pour ramener la menstruation, supprimée dès le début de la maladie; dès lors cette jeune personne fut délivrée de ses accès.

Obs. LII. — Attaque d'hystérie accompagnée d'anesthésie et de dyspepsie.

La femme de M. X..., marchand de chevaux, rue Basse-du-Rempart, fut prise d'attaques d'hystérie avec insensibilité générale; ces accès furent suivis d'une dyspepsie opiniâtre. L'eau même n'était pas supportée. MM. Caffe, Legroux et Cisset m'adjoignirent à eux. Les effets d'une première attraction hémospasique, qui eut lieu en leur présence, rassurèrent sur l'issue de la maladie. En effet, trois nc velles dérivations suffirent pour amener la guérison.

Obs. LIII. — Accès épileptiformes périodiques[1].

Un jeune homme âgé de 20 ans, batelier sur le Rhi se heurta l'hypogastre en tombant sur le bord de son l teau; il fut précipité dans le fleuve et ne fut secouru qu' bout de vingt minutes; l'immersion avait été trop prolo gée pour qu'il fût permis de conserver grand espoir. Cepe dant quatre heures après il revint à lui; une syncope, moment de la chute, avait prévenu l'asphyxie.

Lorsqu'il reprit connaissance, il y eut un peu d'hém turie, accompagnée d'une légère douleur à l'hypogastre.

Le quatrième jour, au moment où tout danger sembl écarté, les inspirations devinrent tout à coup de plus en pl rares, au point qu'elles paraissaient comme suspendues, ma une saignée pratiquée à temps dissipa la dyspnée.

Admis à l'hôpital de Strasbourg, le même accès s'y r produisant tous les jours à la même heure, on revint l'emploi de la phlébotomie; mais, en raison de l'épuis ment qui en résulta, on dut y renoncer.

Alors les accès se prolongèrent et s'accompagnèrent d symptômes suivants :

Vers cinq heures, la respiration s'embarrassait; au bo de quinze minutes, les inspirations ne se faisaient plus qu de longs intervalles; pouls filiforme, quarante pulsation perte complète de connaissance et de sensibilité. Après vin

[1] Observation insérée dans la *Revue médicale*, septembre 1834.

minutes d'un état de mort apparente, le malade était saisi d'une contraction tétanique qui envahissait les muscles postérieurs du tronc avec une violence telle que nul effort n'aurait pu la maîtriser; tout le poids du corps ne reposait plus que sur le sinciput et les talons, les bras ramenés en arrière maintenaient l'équilibre. Les pouces étaient fortement fléchis à l'intérieur. Parfois les paupières s'entr'ouvraient et laissaient voir le globe de l'œil, affecté de mouvements convulsifs.

A cet opisthotonos, qui durait dix minutes, succédait brusquement un emprosthotonos, et ces deux phénomènes tétaniques alternaient rapidement et ne duraient que quelques secondes, mais ils se reproduisaient de dix minutes en dix minutes, et, à chaque flexion en avant, les genoux venaient toucher la poitrine. Enfin, ce jeune homme revenait à lui au bout d'une heure et demie.

Lorsque je vis pour la première fois ce malade, les attaques se renouvelaient tous les jours à cinq heures, et depuis deux mois. Toutes les ressources ordinaires de la thérapeutique étant demeurées sans résultat, je proposai l'emploi de l'hémospasie, qui fut accueilli.

En présence du chef de service, la dérivation fut opérée sur les deux extrémités simultanément, une heure avant le retour présumé de l'attaque. Le vide porté à douze centimètres provoqua les premiers degrés de la défaillance, et l'accès fut prévenu.

Les jours suivants, même résultat.

Trois hémospases avaient eu assez de puissance pour maîtriser les accès et ramener ce jeune homme à la santé; il ne tarda pas à sortir de l'hôpital.

Obs. LIV. — Épilepsie. — Accès quotidiens depuis dix ans.

Clémence Caron, âgée de 12 ans, descendait un es lier obscur, lorsqu'un jeune garçon, par plaisanterie, coucha sur l'une des marches. Saisie de frayeur au mom où elle mit le pied sur lui, elle tomba sans connaissance.

Le lendemain, à la même heure, elle eut une premi attaque d'épilepsie qui la fit admettre à la Salpêtrière pendant dix ans, ses accès se reproduisirent tous les so au même moment.

A l'âge de 22 ans, elle fut atteinte d'une fièvre typhoï et entra à l'Hôtel-Dieu annexe. Les accès d'épilepsie, po la première fois suspendus, revinrent dès le début de la co valescence.

M. Sandras, ayant appris que la jeune malade n'était p encore menstruée, et se rappelant les effets spéciaux l'hémospasie, me fit appeler.

A quatre heures du soir, dans le double but de préver l'attaque et d'établir la menstruation, j'hémospasiai les de extrémités inférieures simultanément. Cette première dé vation prévint le retour de l'accès.

La séance du lendemain eut le même résultat.

La troisième fut suivie de l'établissement de la menstru tion. Dès ce moment, la jeune fille fut délivrée de ses acc et recouvra une santé parfaite.

Deux ans après, à la nouvelle de la mort d'un frèr l'épilepsie éclata avec le même caractère de périodicité la même violence.

Clémence fut reçue à l'hôpital de la Charité, dans le s vice de M. Fouquier, qui m'invita à me rendre auprès d'el

A quatre heures du soir, j'amenai le pouls à l'état filiforme et le maintins dans cet état jusqu'à six heures et demie; point de paroxysme.

Le lendemain, même dérivation et même résultat.

Le jour suivant, un aide, qui me remplaçait, n'agit pas avec assez d'énergie et se laissa devancer par l'accès.

Toutefois, une hyperhémospase assura la guérison.

Clémence Caron fut ensuite employée, pendant six mois, à aider les infirmières de la salle ; ce qui permit de constater la persistance de ce résultat inespéré.

Une épilepsie persistant depuis dix années, avec accès quotidiens, est en général regardée comme au-dessus des ressources de l'art.

Nous ferons remarquer la promptitude des résultats : une première fois il est possible d'attribuer la guérison, en partie, à l'établissement de la fonction menstruelle ; mais la seconde, l'hémospasie a seule exercé son influence, et M. Fouquier a pris soin de garder six mois cette malade, afin qu'il n'y eût plus aucun doute sur la solidité de la guérison.

Obs. LV. — Épilepsie datant de quatre ans. — Aménorrhée.

M. Briquet soumit à mon traitement une jeune épileptique, âgée de 18 ans, admise à la Charité pour une bronchite.

Elle attribuait ses attaques à une frayeur qu'elle avait eue à l'âge de 14 ans, en traversant une forêt où elle se croyait poursuivie. Les accès, fréquents, revenaient à des heures indéterminées ; aménorrhée.

Pendant trois semaines, j'amenai, chaque jour, le po à l'état filiforme en hémospasiant les deux extrémités in rieures simultanément. Au bout de vingt et une séances, menstruation, qui était supprimée depuis quatre ans, repar et dès ce moment la jeune personne fut délivrée de ses acc

Obs. LVI. — Épilepsie avec congestion encéphalique.

M. le baron de X..., âgé de 33 ans, était sujet à d attaques d'épilepsie parfois suivies de congestions cérébral

Le 6 mars 1860, le délire, qui avait succédé à une ces attaques, persistait depuis trois jours et inspirait l plus vives inquiétudes, lorsque M. Ferrus, appelé en co sultation, me fit demander. J'hémospasiai le malade en pr sence de notre confrère, et, en quarante minutes, M. X. revint à lui. Dès le surlendemain, il commença à reprend ses occupations[1].

Obs. LVII. — Épilepsie et amaurose congestive.

Une jeune fille, âgée de 12 ans, d'un tempérament b lioso-sanguin, éprouva une vive frayeur qui la rendit ép leptique. Les attaques se reproduisirent pendant dix an d'abord tous les mois, puis à des époques moins déterm nées, mais toujours de une heure à quatre heures de l'aprè midi. A l'âge de 22 ans, cette affection se compliqua d'u amaurose congestive.

Le premier médecin qu'elle consulta pour cette derniè

[1] Si une hémospase peut abréger la durée des congestions cérébrales qui persistent après certaines attaques d'épilepsie, ne pourrait-elle pas prévenir l'affaiblissement de la m moire, qui résulte souvent des ac répétés?

naladie lui donna des soins assidus; puis il l'adressa à un ophthalmologiste, M. Compérat.

Les deux yeux présentaient la même transparence; et, contrairement à ce qui s'observe généralement, les pupilles de l'un et de l'autre avaient la même mobilité; mais l'iris du côté affecté était légèrement convexe et tendait à modifier un peu la chambre antérieure.

Le traitement consista plus spécialement dans l'emploi des émissions sanguines répétées et des dérivatifs internes et externes; ces moyens, employés pendant quelques mois, n'arrêtèrent pas les progrès de l'amaurose, qui, après avoir alterné d'un œil à l'autre, devint complète.

Elle se présenta alors à notre dispensaire, avec une lettre de M. Compérat qui nous la recommandait.

Nos premières séances n'amenèrent que peu de changement. Mais, comme dans le traitement de l'épilepsie et de l'amaurose, la persévérance est souvent la première condition du succès, les dérivations furent renouvelées tous les jours, sans interruption, pendant près de neuf mois.

Il ne fallut pas moins de deux cent vingt hémospases pour délivrer complétement cette jeune femme de ses deux maladies.

Dès lors, les attaques d'épilepsie n'ont plus reparu[1], puis elle a pu lire et reprendre sa profession de couturière.

[1] On comprend qu'un traitement qui, après 220 séances, ne perd rien de sa puissance et encore moins de son innocuité, puisse seul triompher d'une maladie dont Scarpa a dit : «En général, on peut regarder comme «incurables» les amauroses qui ont été «précédées» ou qui sont «accompagnées d'attaques d'épilepsie, etc.» (*Traité des maladies des yeux*, t. II, p. 203.)

Obs. LVIII. — Affaiblissement de la mémoire et vertiges.

M. X..., âgé de 31 ans, d'un tempérament lymphatiq et d'une faible constitution, fut pris de vertiges habituel depuis un mois, sa mémoire s'était affaiblie au point qu sorti de chez lui, il lui arrivait de ne plus retrouver son d micile. M. Pouget me l'adressa. Six hémospases amenère un rétablissement définitif.

Obs. LIX. — Hypocondrie. — Céphalalgie et vertiges.

M. X..., âgé de 40 ans, tomba dans un grave ét d'hypocondrie par suite de la perte d'un de ses enfant Après avoir résisté à divers moyens, cet état se compliqu au bout de huit mois, de céphalalgie, de vertiges et mên de congestions cérébrales. Bientôt la chaleur des appart ments augmenta chez lui l'hypérémie cérébrale, au poi qu'il ne se trouvait bien qu'en plein air; il ne pouvait prend ses repas que sur une terrasse découverte, même par u temps froid. M. Gendrin me fit appeler. Après quinze jou de traitement hémospasique, l'équilibre était rétabli dans circulation, et, depuis ce moment, M. X... a toujours jo d'une bonne santé.

Obs. LX. — Manie aiguë.

M. X..., âgé de 20 ans, fut affecté, sans cause connu d'un accès de manie : agitation extrême, face vultueus vociférations. Dans une consultation qui eut lieu ent MM. Clavel, Cerise et Sirey, il fut décidé qu'avant to autre traitement on aurait recours à l'hémospasie.

A mon arrivée, je trouvai le jeune malade maintenu p

une camisole de force. Pour faciliter la dérivation, et à défaut du décliveur, je fis élever la tête de son lit, de manière à donner au corps une inclinaison d'environ 25 degrés. L'appel méroscélique ramena le calme en trente-cinq minutes : cependant l'hémospase eut une heure de durée. La guérison fut en quelque sorte instantanée. Depuis plusieurs années elle s'est maintenue.

Obs. LXI. — Manie aiguë.

Une jeune fille, âgée de 23 ans, admise à l'Asile des aliénés d'Édimbourg, était, depuis un mois, en proie à une manie aiguë. Dans ses hallucinations, elle croyait entendre des voix. La fièvre était continue, la chaleur du front excessive, la face vultueuse, les yeux injectés. Toujours en mouvement et debout, elle criait et gesticulait.

Il était survenu un œdème des deux jambes, dont les téguments furent ulcérés et donnèrent issue de toutes parts à la sérosité.

Sans me laisser arrêter par l'état de ces membres infiltrés, j'hémospasiai l'un d'eux. Après quinze minutes, le calme commença à se rétablir. Au bout d'une demi-heure, le transport cessa, la face, de vultueuse qu'elle était, devint pâle, le pouls (76 pulsations) était faible et dépressible, la voix tremblante. A la fin de la séance, la malade, qui semblait sortir d'un rêve, céda à un profond sommeil.

Le troisième jour, on crut entrevoir le retour d'un peu d'agitation. Au moment d'hémospasier pour la prévenir, je fis remarquer à mes confrères que, contrairement à leur attente, l'œdème et les ulcérations des jambes avaient complétement disparu et qu'elles ne donnaient plus de sérosité.

Cette seconde hémospase suffit pour assurer la guérison[1].

Obs. LXII. — Manie aiguë. — Aménorrhée.

Mlle X..., âgée de 17 ans, fut atteinte d'une manie aiguë compliquée d'aménorrhée. Cette affection avait résisté depuis six mois à différents traitements, lorsque la jeune malade me fut adressée par M. Monod.

Nous fîmes, toutes les vingt-quatre heures, l'application du dérivateur pelvien et, dès le dixième jour, la menstruation se rétablit et amena la guérison, qui s'est maintenue depuis.

Obs. LXIII. — Manie aiguë. — Aménorrhée.

Une jeune personne de Joigny fut affectée de manie aiguë à la suite d'une suppression menstruelle, occasionnée par une vive affection morale.

Les premiers soins qui lui furent donnés en ville étant

[1] Le jury de l'Exposition universelle de Londres, en 1851, fit sur mes dérivateurs un rapport qui me valut un prix, et la presse médicale, qui en rendit compte, appela l'attention des praticiens sur leurs avantages. Je fus ainsi conduit à en faire l'application dans tous les hôpitaux de Londres. Les résultats furent tellement concluants que la plupart de ces établissements furent pourvus de mes dérivateurs. Encouragé par ces premiers succès, je visitai les principaux hôpitaux de l'Angleterre, de l'Écosse et de l'Irlande, et tous les établissements spéciaux des aliénés où, pour mieux juger des effets de la médication hémospasique, on soumettait ordinairement ceux des malades qui étaient les plus agités.

Dès ma première visite à l'établissement du comté de Perth (Écosse), trois aliénés qui se trouvaient dans cet état de surexcitation furent immédiatement calmés. Ces résultats instantanés, dépassant l'attente des médecins, les décidèrent à pourvoir l'établissement de mes dérivateurs.

restés sans résultat, elle demeura dans une mélancolie toujours plus profonde, devint morose, se mit à fuir la société et ne répondit plus aux questions qui lui étaient adressées.

Admise à l'hôpital, le même état résista de nouveau aux moyens en usage; enfin, deux hémospases rétablirent la menstruation.

Dès lors, la guérison a été rapide et s'est maintenue parfaite.

Obs. LXIV. — Manie puerpérale.

Mme X..., âgée de 22 ans, était accouchée depuis trois jours, lorsqu'elle fut atteinte de délire, avec suppression des lochies. Appelé par M. Monod, j'hémospasiai simultanément les deux extrémités inférieures. Cette seule dérivation rappela immédiatement les lochies et, par suite, le calme.

Le rétablissement s'opéra sans accidents.

Obs. LXV. — Monomanie, suite d'aménorrhée.

Une jeune dame, de 22 ans, atteinte de monomanie, fut envoyée à Paris pour y être confiée aux soins de M. Carteaux. Le trouble de l'intelligence avait pour cause première une aménorrhée, qui avait résisté à tous les moyens mis en usage. Mon honorable confrère voulut bien m'adjoindre à lui et, en douze séances, je parvins à rétablir la menstruation. Les facultés revinrent à leur état normal. La guérison s'est maintenue.

Dans les quatre faits qui précèdent, le trouble mental paraît lié à la suppression des menstrues ou des lochies; leur rétablissement est le signal de la guérison.

Nous avons déjà attiré l'attention sur la puissance de l méthode hémospasique quand il s'agit de réveiller la fonc tion menstruelle.

Obs. LXVI. — Monomanie du suicide.

M. X..., négociant, âgé de 34 ans, avait paru préoc cupé d'un billet qu'il ne pouvait solder, lorsque, dans l nuit qui précéda l'échéance, il fut pris d'un violent accè de monomanie avec hallucination. Son médecin le trouv très-agité; pupilles dilatées, perte momentanée de la vue le front était brûlant; le pouls, quoique sans fréquence était tellement faible que notre confrère, ne pouvant re courir aux émissions sanguines, m'appela.

A une heure du matin, après trente-cinq minutes de dé rivation, le langage cessa d'être incohérent, le malade pri part à la conversation sans paraître avoir conscience de l'éta mental dont il sortait; à une heure vingt minutes, la tem pérature du front était revenue à l'état normal; à une heur trente minutes, la vue était rétablie; néanmoins, je pro longeai la dérivation jusqu'à deux heures quarante-cinq mi nutes, afin de prévenir autant que possible le retour de l'accès

Un peu avant neuf heures du matin, heure que nou avions fixée pour une seconde application, il fut pris tou à coup d'un nouveau transport, et s'élança avec une tell violence vers une fenêtre ouverte, que la personne qui s porta au-devant de lui, pour l'arrêter, n'aurait pu y parve nir si la barre d'appui, qui en est restée faussée, ne lu avait offert une résistance suffisante.

Notre seconde hémospase eut lieu immédiatement et ra mena de nouveau le calme. Il fut ensuite conduit dans l maison de santé de M. Pinel, neveu, où six nouvelles dérivations, que je pratiquai en présence de notre confrère, prévinrent toute nouvelle surexcitation et assurèrent une guérison durable[1].

Obs. LXVII. — Hallucination. — Lypémanie.

Mlle X..., âgée de 22 ans, d'un tempérament nervososanguin, ayant éprouvé des peines morales, fut affectée de lypémanie avec hallucination. Depuis huit jours, elle ne reconnaissait plus ses parents et refusait toute nourriture.

MM. Cerise et Patin, après avoir épuisé toutes les ressources de la thérapeutique usuelle, m'adjoignirent à eux. La physionomie de la malade prenait, pendant les accès, une expression indéfinissable et, bien que le pouls fût sans fréquence, les artères temporales et les carotides battaient avec force. La persistance de l'insomnie m'indiquait que je devais opérer de préférence dans la soirée. Après la première hémospase, la jeune malade reposa jusqu'à six heures du matin. A son réveil, l'appétit fut si impérieux que, se trouvant seule, elle passa dans une pièce voisine, où la quantité de nourriture qu'elle prit fut proportionnée au jeûne de huit jours qu'elle venait de s'imposer.

Alors elle put reconnaître sa sœur et d'autres personnes

[1] Témoin de quelques-uns de ces résultats, M. Pinel, neveu, a fait des essais heureux contre les affections mentales. On classe celles-ci parmi les névroses cérébrales; mais elles présentent souvent le caractère congestif, ce qui avait conduit les anciens médecins à user largement de la saignée. Cette méthode compta quelques succès; ses inconvénients la firent abandonner. L'hémospasie rendrait les mêmes services sans altérer les forces que ces malades ont besoin de conserver.

aussitôt qu'elles se présentèrent, et prit régulièrement s repas.

Trois nouvelles hémospases suffirent pour assurer la gu rison.

Obs. LXVIII. — Sciatique.

Un malade, âgé de 32 ans, reçu à la Charité, salle Sain Charles, était affecté d'une sciatique rebelle aux moye ordinaires de la pratique; ce qui décida M. Piorry à tent l'emploi de l'hémospasie.

En présence de l'interne, des élèves, de M. Favre d'autres praticiens qui désiraient assister à cette hémospas je fis asseoir le malade sur le bord de son lit, afin que cet position sensiblement verticale ajoutât le bénéfice de pesanteur à l'action du vide.

L'application eut lieu sur l'extrémité affectée et amen bientôt la pâleur du visage; le pouls diminua d'amplitud et tomba à 45, ce qui occasionna une détente caractéris par une sueur abondante.

Le malade fut replacé dans son lit où il continua à trans pirer pendant le sommeil auquel il venait de céder.

Dès le surlendemain, il put sortir de l'hôpital.

Obs. LXIX. — Sciatique.

Un marin, âgé de 27 ans, atteint d'une sciatique gauch fut reçu à l'hôpital de la marine à Chatham. Cette affectio avait résisté depuis trois semaines aux traitements en usag lorsque le médecin en chef, M. Drumond, jugea à prop de recourir à l'hémospasie.

Une dérivation méroscélique qui eut lieu, en sa présenc

sur l'extrémité opposée, réduisit le pouls à l'état filiforme et, dès ce moment, le malade put exécuter sans douleur différents mouvements.

Le lendemain et le surlendemain, deux nouvelles dérivations amenèrent le rétablissement.

Obs. LXX. — Sciatique. — Affaiblissement graduel et refroidissement des membres inférieurs. — Atrophie.

Grignac, garçon de bureau, place de la Bourse, 8, éprouvait, depuis huit mois, des douleurs sciatiques accompagnées d'un engourdissement et d'un refroidissement des extrémités inférieures, persistant même pendant les plus grandes chaleurs de l'été. La jambe gauche s'était graduellement atrophiée.

Dans l'impossibilité de continuer son service, il s'était soumis, depuis six mois, à différents traitements, entre autres, à trente séances électriques. En dernier lieu, il consulta M. Grimaud, qui me l'adressa.

Quinze hémospases sur les extrémités affectées y ramenèrent la chaleur normale en activant la circulation dans les vaisseaux capillaires superficiels. La guérison fut obtenue et l'atrophie n'existe plus.

On voit ici comment l'hémospasie, appliquée avec quelque insistance, modifie les actions capillaires et rétablit la calorification.

Obs. LXXI. — Névralgie brachiale, engourdissement de la main gauche.

M. X..., octogénaire, ancien maire de l'un des arrondissements de Paris, sortait tous les jours en cabriolet et conduisait lui-même. Rentrant un jour chez lui par u temps très-froid, il éprouva dans le bras des douleurs n(vralgiques s'irradiant dans la main qui avait tenu les rêne Celle-ci était, en outre, frappée d'un engourdissement r(belle; sa couleur contrastait sensiblement avec celle d l'autre main, et un croissant rosé se dessinait à l'extrémit des ongles, qui étaient d'une blancheur extrême. Aucun médication n'ayant réussi, son médecin me fit appeler.

La première dérivation méroscélique calma les douleurs et l'engourdissement céda dès la troisième.

Obs. LXXII. — Névralgie intercostale.

M. X..., âgé de 53 ans, sous-chef au ministère de finances, souffrait cruellement, depuis dix-huit mois, d névralgies rebelles, qui envahissaient plus particulièremen les muscles intercostaux. Les moyens employés étant demeu rés sans résultat, M. Plisson me fit demander.

Huit hémospases calmèrent définitivement les douleurs

Obs. LXXIII. — Névralgie faciale et céphalalgie.

Saint-Léon, âgé de 43 ans, ex-chef de ballet au gran(Opéra, était affecté de céphalalgies et d'une névralgie fa ciale qui s'étaient montrées rebelles aux moyens ordinaire de la pratique et avaient laissé à la joue droite une atrophi avec dépression indélébile.

M. Pouget voulut bien prescrire l'emploi de l'hémospa sie; elle réussit au delà de ce que l'on avait pu espérer.

Obs. LXXIV. — Névralgie faciale périodique.

Mme X..., concierge au palais du Louvre, était sujette des névralgies faciales, qui depuis huit mois se reprodui saient tous les quinze jours, et étaient accompagnées d'une conjonctivite du globe oculaire du côté affecté. M. Delafolie, n'ayant pu se rendre maître des paroxysmes à l'aide des moyens ordinaires, voulut bien me faire appeler.

La névralgie céda à une première dérivation; deux nouvelles hémospases, pratiquées en temps opportun, prévinrent le retour des accès et amenèrent une complète guérison.

Obs. LXXV. — Névralgies sus-orbitaires, céphalalgie et vertiges.

M. X..., âgé de 53 ans, membre de la Chambre des députés et avocat près la Cour impériale, était affecté de névralgies frontales, accompagnées de céphalalgies et de vertiges qui, depuis quelques mois, ne lui permettaient ni de siéger à la Chambre ni de se livrer aux fatigues du barreau.

Son médecin nous l'adressa et, en huit jours, la dérivation hémospasique dépassa nos espérances. La guérison s'est maintenue.

Obs. LXXVI. — Névralgies faciales. — Photophobie et hyperacusie.

Mlle X..., âgée de 28 ans, d'un tempérament lymphatique, était affectée de photophobie et d'hyperacusie. Le plus léger bruit, le moindre rayon de lumière suffisaient pour donner lieu à des névralgies faciales, au point qu'elle avait dû se retirer à la campagne dans une maison isolée et dans un appartement où, depuis plus d'une année, elle demeurait plongée dans l'obscurité la plus profonde.

M. le Dr Pugnet, de Bienne, voyant l'insuccès des nombreux moyens que l'on avait essayés, me fit appeler. Quinze hémospases amenèrent une guérison complète et durable.

SECTION III.

MALADIES DES YEUX ET DE L'OREILLE.

Les exemples d'ophthalmies que nous allons mettre so les yeux du lecteur ont été choisis parmi celles qui rési taient depuis longtemps à la thérapeutique ordinaire. C remarquera que parfois nous avons obtenu la guérison (quelques séances.

Obs. LXXVII. — Ophthalmie.

M. le comte X..., ambassadeur français, âgé de 52 an: était affecté d'une ophthalmie qui, pendant quatre moi: avait résisté à tous les moyens le plus en usage.

M. Piron me fit appeler. Huit applications hémospasiqu dissipèrent, sans retour, toute inflammation.

Obs. LXXVIII. — Ophthalmie.

M. le général de X..., âgé de 51 ans, avait contrac en Algérie une ophthalmie que son retour en France n'ava point dissipée, et qui résistait à toutes les ressources de l thérapeutique. M. Pillot, son médecin, me fit appeler. L souffrances furent apaisées dès les premières séances et, e huit jours de traitement hémospasique, le rétablisseme fut complet.

Obs. LXXIX. — Ophthalmie.

Un homme de 32 ans, d'une forte constitution, fut adm à l'hôpital de Joigny, pour y être traité d'une ophthalmi rave, compliquée de chémosis, qui résistait depuis long-emps aux agents les plus actifs de la thérapeutique; les aignées, les purgatifs, les collyres, n'avaient amené aucune mélioration.

M. Courtois me fit part de cette difficulté et me mani-esta en même temps le désir de tenter l'emploi de l'hémo-pasie pour ce malade.

Afin de faciliter les premiers essais de notre confrère, je aisis cette occasion pour me rendre à Joigny, où quelques témospases suffirent pour ramener le sujet à l'état normal les organes de la vision.

Obs. LXXX. — Ophthalmie.

M. le docteur G..., médecin-inspecteur des bains de ner, à Dieppe, était affecté d'une ophthalmie rebelle à tous es traitements. Depuis plus de deux mois, il était contraint à garder le lit et à demeurer dans l'obscurité la plus com-plète. Ses souffrances étaient continuelles, et il ne parvenait à avoir un peu de repos qu'en prenant de l'opium à doses croissantes.

Une première hémospase dépassa notre attente; il put aussitôt supporter la lumière; après six jours de traite-ment, notre confrère put se rendre à Dieppe, où il était attendu par de nombreux clients que la saison des eaux y avaient amenés. La guérison s'est maintenue.

Obs. LXXXI. — Ophthalmie catarrhale.

Un garçon, âgé de 7 ans, avait été admis à l'hôpital des Enfants, service de M. Guersant, pour y être traité d'une ophthalmie catarrhale aiguë. L'infiltration séreuse de la conjonctive faisait craindre la formation d'un chémosis sensation de chaleur ardente et de cuisson dans l yeux.

Les moyens ordinaires n'ayant pas réussi à calmer l souffrances du jeune malade, le chef de service désira s'a surer des effets que pourrait avoir l'hémospasie dans traitement de cette affection.

Vers la fin de l'hémospase, les paupières, qui étaie fortement appliquées sur le globe oculaire, s'ouvrirent spo tanément, et l'on put voir que l'injection conjonctivale q faisait prévoir un chémosis avait complétement disparu.

Une nouvelle application, qui eut lieu le lendemai assura un prompt rétablissement[1].

Obs. LXXXII. — Ophthalmie granuleuse.

Un des premiers artistes du Théâtre-Français, âgé d 49 ans, était affecté, depuis six mois, d'une ophthalmi opiniâtre, lorsque M. Boileau, son médecin, nous appel Après six hémospases, il put reparaître sur la scène bravér l'éclat de la rampe.

Obs. LXXXIII. — Iritis.

En visitant les ambulances des armées de la Loire de l'Est pendant les années 1870-1871, afin d'y mett mes appareils à la disposition des chefs de service, je sais cette occasion pour me rendre à Lyon, où, en suiva la visite de M. Gayet, à l'hôpital, il me fit voir une jeun

[1] L'un des internes, témoin de ce fait, et souffrant encore d'une ophthalmie contractée à l'hôpital, se soumit à l'emploi du même moye et l'effet répondit parfaitement à s attente.

ille, âgée de 21 ans, affectée d'iritis avec douleurs vives et insomnie. Déjà il avait eu recours aux antiphlogistiques les plus énergiques, et, dans la crainte de voir l'inflammation gagner la choroïde, il nous invita à tenter l'emploi de l'hémospasie.

Une première hémospase, portée jusqu'à un état voisin de la lipothymie, facilita la circulation intra-oculaire et fit cesser instantanément les douleurs. Une seconde dérivation eut lieu dans la soirée pour prévenir l'insomnie.

Deux autres applications, pratiquées les jours suivants, assurèrent un prompt rétablissement.

Obs. LXXXIV. — Kératite.

Une enfant de 3 ans et demi, d'une constitution scrofuleuse, était affectée, depuis dix-huit mois, d'ophthalmie, avec photophobie et ulcération de la cornée.

Dans la pensée que le grand air pourrait lui être utile, on avait placé cette enfant dans un pensionnat, rue des Batailles, à Chaillot. Les oculistes les plus renommés avaient été consultés, lorsqu'elle me fut adressée par le médecin de la famille.

En quinze minutes, la jambe soumise à l'hémospasie avait déjà pris un volume considérable. Sans me laisser arrêter par les pleurs de l'enfant, je continuai l'attraction des fluides, autant que le permit l'état du pouls ; vers la fin de la séance, qui dura cinquante minutes, les yeux s'ouvrirent et purent supporter la lumière. Les dérivations furent renouvelées trois fois, à vingt-quatre heures d'intervalle et, dès le quatrième jour, on cessa tout traitement : la guérison était complète.

Obs. LXXXV. — Conjonctivite du globe oculaire. — Céphalalgie intense.

M. X..., officier d'artillerie, âgé de 28 ans, est entr à l'hôpital du Dey, à Alger, le 2 avril 1858, pour un conjonctivite oculaire. Les vaisseaux de la muqueuse pré sentaient un bourrelet saillant et rougeâtre. Le 7, le symptômes, au lieu de s'amender sous l'influence des trai tements employés, semblaient s'aggraver, et la céphalalgie qui était intense, ayant résisté à un traitement antiphlogistique des plus énergiques, cela suggéra au chef de ser vice l'idée de profiter de notre présence à l'hôpital pou tenter l'emploi de l'hémospasie. M. X... fut assis su le bord de son lit, et une double hémospase méroscélique amena en quarante-cinq minutes le collapsus complet. A ce moment, la rougeur du globe oculaire disparut avec la céphalalgie. Cette amélioration presque instantanée fut suivie d'un sommeil calme accompagné d'une transpiration abondante, et, dès le surlendemain, M. X... put sortir de l'hôpital.

On vient de voir les modifications rapides obtenues à la suite d'une hémospase lipothymique, non-seulement dans la turgescence de l'organe affecté, mais dans la participation de l'encéphale à l'inflammation de la conjonctive.

D'après ce fait, on comprendra que la thérapeutique antiphlogistique des conjonctivites franchement inflammatoires, avec complication de chémosis, où la cornée est compromise, doit bénéficier à un haut degré de l'hémospasie.

Obs. LXXXVI. — Blépharite ancienne.

La femme d'un douanier nommé Langlumé, âgée de 42 ans, était affectée d'une blépharite, qui lui ôtait la possibilité de se livrer à un travail quelconque. L'insuccès des traitements qu'elle avait suivis depuis deux ans la décida à venir à Paris, où elle consulta M. Monod, qui me la recommanda.

Dès le début du traitement hémospasique, elle éprouva une amélioration instantanée, et, le quinzième jour, la guérison fut complète.

Obs. LXXXVII. — Blépharoptose droite.

M. X..., âgé de 48 ans, s'étant exposé au froid sur le pont d'un navire, fut affecté, dès le surlendemain, d'une chute de la paupière droite, par suite de la paralysie du muscle releveur. Après avoir été soumis à différents traitements, entre autres à l'électricité, il nous fut adressé, au bout de trois mois, par M. Pouget. Vers la fin de la première dérivation, la paupière se releva partiellement, et quatre nouvelles hémospases suffirent pour compléter la guérison.

Parmi les maladies des yeux, c'est l'amaurose qui nous a fourni le plus d'occasions d'employer l'hémospasie. N'oublions pas que l'amaurose est un des états pathologiques qui mettent surtout en défaut la science médicale et que j'avais, par conséquent, d'autant plus de chances d'être appelé en désespoir de cause.

J'ai donc cru devoir présenter plusieurs observations

d'amaurose; elles sont assez variées. Je les ai intitulées e général congestives, parce qu'elles m'ont paru reconnaîtr pour cause la congestion; du reste, elles se sont déclarée dans des conditions fort différentes.

Obs. LXXXVIII. — Amblyopie congestive.

M. le comte X..., âgé de 42 ans, devint sujet à de névralgies de la cinquième paire, qui se compliquèren d'amblyopie congestive. Après avoir eu recours à différente médications, il consulta en dernier lieu M. Gendrin, qu nous l'adressa.

Les névralgies et les symptômes congestifs cédèrent dè le début du traitement, qui, en un mois, ramena le sens d la vue à son intégrité primitive.

Obs. LXXXIX. — Amaurose, suite de commotion morale.

M. X..., âgé de 41 ans. d'un tempérament sanguin constructeur de machines à vapeur, entra sans lumièr dans l'établissement qu'il dirigeait et fut saisi au genou pa un chien de garde. La blessure présenta peu de gravité mais, dès le troisième jour, l'ébranlement moral qui en étai résulté donna lieu à des vertiges et à une éruption qu occupa le front et le cuir chevelu. Bientôt, il survint d strabisme et une amaurose complète.

Après avoir été soumis à différents traitements, entr autres à un séton à la nuque, la vue s'était incomplétemen rétablie à l'œil droit, mais l'œil gauche restait amaurotique

Six mois après, sans cause connue, tous les symptôme se reproduisirent avec la même intensité. la vue s'obscurc de nouveau avec complication de kératite.

M. X... ayant réclamé mes soins, et son état exigeant un traitement énergique, je l'engageai à appeler en consultation M. Sichel, qui, jugeant le cas fort grave, conseilla l'emploi de mon appareil, précédé d'une saignée et d'applications de sangsues aux tempes, en ajoutant à ces moyens des frictions d'onguent mercuriel sur les paupières, et l'usage du calomel à l'intérieur jusqu'à salivation.

Je me disposai à pratiquer la saignée qui avait été prescrite, mais le malade s'y refusa et voulut recourir à l'hémospasie avant de se soumettre à d'autres moyens.

Je provoquai, à plusieurs reprises, les premiers degrés de la lipothymie sans aller jusqu'à la syncope.

Cette seule attraction pneumatique agit avec tant de puissance que, dès le lendemain, le sens de la vue se rétablit. La forme ovalaire de la pupille gauche persista pendant quelque temps; mais bientôt M. X... put reprendre ses occupations et, depuis, la vision s'est maintenue parfaite.

Si la saignée eût été pratiquée, peut-être serait-on fondé à croire que la guérison doit lui être attribuée, ou du moins qu'elle l'a favorisée; mais le malade s'obstine à ne vouloir pas être saigné. On applique l'appareil hémospasique, et, par suite d'une révulsion puissante, les accidents se dissipent presque instantanément. Si jamais le *post hoc, ergo propter hoc,* eut quelque réalité, c'est assurément dans le fait clinique que nous venons d'exposer.

Obs. XC. — Amaurose congestive, récidives fréquentes. — Accès de névralgie faciale et de monomanie du suicide.

M. X..., âgé de 28 ans, artiste dramatique, était affecté

d'une névralgie faciale rebelle qui se compliquait d'accès de monomanie du suicide. Dans un moment de surexcitation, il se tira un coup de pistolet à la région du cœur; les côtes firent dévier la balle, qui laboura les tissus et traversa le bras gauche. Il en résulta des hémorrhagies si fréquentes, qu'elles furent suivies d'une cécité complète; la vue revint avec les forces.

Déjà, depuis un mois, il avait repris ses occupations, lorsque après un travail de cabinet trop assidu il se trouva privé de la vue pour la seconde fois. Cette récidive persistant depuis près d'une année, il fut décidé, dans une consultation, que M. X... serait envoyé à Paris pour y être confié à nos soins.

En présence de MM. Barth, Blanche, Laugier, Londe et autres confrères, une première dérivation poussée jusqu'à la lipothymie eut lieu dans la soirée, afin de prévenir plus sûrement un accès de névralgie qui revenait dans la nuit.

Le sommeil fut aussi calme et aussi prolongé qu'à l'état normal. Dès le matin, la vue commença à renaître et M. X... put compter les personnes qui se trouvaient dans la chambre.

Séance dans la soirée, à la même heure que la veille, calme durant la nuit. A son réveil, M. X... put distinguer les couleurs.

Après vingt-neuf jours de traitement hémospasique, la vue fut complétement rétablie, et les accès de monomanie cessèrent définitivement.

Toutefois, pour prévenir les effets que pouvait avoir la reprise de ses occupations, on crut devoir pratiquer une ignée; mais à peine commencée, on dut l'arrêter, la vue enait de se perdre pour la troisième fois. Une dernière hémospase la rétablit définitivement.

Le malade était sans doute menacé d'une amaurose ncurable, et cependant, presque immédiatement après une pplication hémospasique, il éprouve du soulagement; dès e lendemain il peut distinguer les objets. Il est vrai que ette application a été énergique, puisqu'elle fut faite au oint de provoquer les premiers degrés de la lipothymie; es applications successives n'ont fait que confirmer la guéison. On a dû remarquer cette circonstance, que le malade ut frappé d'une amaurose temporaire presque aussitôt près une saignée préventive. Les pertes de sang dans ce as sont souvent nuisibles, hyposténisantes, tandis que la évulsion hémospasique ne détermine jamais un pareil ccident; elle se borne à changer instantanément le mode le circulation, elle accumule le sang dans une partie, et oulage par cela même sans *affaiblir* par aucune perte de e fluide.

Obs. XCI. — Amaurose, aphonie.

Mme X..., âgée de 42 ans, reçut une nouvelle qui l'affecta i vivement que, presque aussitôt, elle fut atteinte d'amaurose et un peu plus tard, sous une autre influence morale, l'une paralysie musculaire du larynx. Malgré les traitements les mieux dirigés, cet état persistait depuis quinze nois, lorsque Mme X... me fut adressée par M. Grimaud.

Vers la fin de la première hémospase, elle put prononer quelques mots à haute voix; dès la quinzième, l'aphoie avait cessé et la vue s'était rétablie.

M. le docteur Grimaud, ayant eu l'occasion de revoir sou vent Mme X..., s'est plu à constater la permanence de guérison.

Que cet accident ait été le résultat d'une congestion san guine brusque ou d'une commotion nerveuse, il est évide qu'un trouble fonctionnel grave persistait et n'avait man festé aucune tendance vers la guérison avant l'emploi d l'hémospasie.

Obs. XCII. — Amaurose congestive datant de deux ans.

M. de X..., âgé de 65 ans, député du département d Tarn, était affecté d'une amaurose datant de deux ans, q s'aggrava graduellement au point de l'empêcher de siéger la Chambre.

Plusieurs oculistes furent consultés, entre autres M. S chel, qui, ayant vu tous les moyens échouer, voulut bie m'adresser son client. Je le soumis à quelques séances hé mospasiques. Le rétablissement de la vision fut tellemen prompt que le conseil général du Tarn, dont M. X... fa sait partie, décida que les hôpitaux des quatre principal villes du département seraient munis de mes dérivateur

Plus tard, j'ai appris de M. Rigal qu'il en avait fait u heureux emploi à l'hôpital de Gaillac, dont il est mé decin[1].

[1] Si, durant une dérivation hémospasique, l'on observe à l'ophthalmoscope les membranes internes de l'œil affectées d'hyperhémie, on peut suivre le dégagement qui s'y opère graduellement.

On comprendra, dès lors, qu l'aide d'un moyen aussi énergique aussi prompt, j'aie pu enrayer l progrès de la cataracte congestiv rétablir temporairement la vue com plétement éteinte par suite de gla

Obs. XCIII. — Amaurose absolue.

Louis Muller, âgé de 48 ans, demeurant rue Fortin, 13, ̣tait affecté d'une amaurose qui résistait, depuis huit mois, ̣ux applications de sangsues, à l'électricité et à d'autres noyens prescrits par les oculistes les plus connus, lorsqu'il ious fut adressé par son médecin.

Le rétablissement de la vue fut obtenu après quinze ours de traitement hémospasique.

Obs. XCIV. — Amaurose congestive.

M. X. . ., peintre de paysage, âgé de 38 ans, d'un tem-ıérament sanguin et d'une forte constitution, accompagnait on oncle, M. Scribe, aux bains des Pyrénées.

A leur arrivée, la température s'étant tout à coup re-roidie, notre artiste saisit cette occasion de reproduire, par a peinture, un effet de neige vivement éclairée par le so-eil du Midi.

Bien qu'un reflet éclatant affectât sa vue, il n'en per-ista pas moins à terminer son travail.

A dater de ce jour, il éprouva des céphalalgies qui, peu .e temps après, s'aggravèrent, durant un voyage en voiture écouverte, où il fut exposé à une insolation prolongée. ıientôt, il crut s'apercevoir que sa vue s'affaiblissait. « Les rbres pour lui n'avaient plus de feuilles, disait-il, et il ne ɜs voyait plus que sous forme de masses confuses. »

Il fut soumis, pendant plus d'une année, à divers traite-

ıme, chez une dame qui m'avait .é adressée par MM. Charruau et roment, et apaiser instantanément les exacerbations douloureuses qui accompagnaient cette affection

ments, d'abord en province, puis à Paris; néanmoins sc état ne fit que s'aggraver. Un des ophthalmologistes au: quels il s'était adressé lui conseilla de se confier à moi.

Dès la troisième hémospase, la vision commença à re naître. Après quinze jours de traitement hémospasique, l guérison fut complète, et elle se maintient depuis plusieui années.

Obs. XCV. — Amaurose congestive, à son début.

M. le docteur Beunech de la Corbière, s'étant livré à u travail de cabinet trop assidu, éprouva un affaiblissemer de la vue, accompagné de tous les symptômes d'une amau rose congestive.

Il m'appela dès le début. Une première dérivation fi disparaître les vertiges et les céphalalgies frontales. Si nouvelles hémospases suffirent pour rétablir le sens de l vue.

Un succès aussi prompt décida notre confrère à réclame nos soins pour sa femme, qui, par suite d'un travail tro] soutenu dans la peinture sur porcelaine, avait subi, depui près d'une année, un affaiblissement notable de la vue.

Après un traitement de trois semaines, le rétablissemen fut complet.

Obs. XCVI. — Amaurose congestive.

M. de Castella, m'ayant appelé à Neufchâtel (Suisse) pou Mme la comtesse de X..., voulut bien me demander mo avis sur l'opportunité qu'il y aurait à soumettre au traite ment hémospasique un homme âgé de 27 ans, affecté, de puis huit mois, d'amaurose congestive. Cette affection s'étai ontrée rebelle à tous les moyens qu'il venait de tenter l'hôpital.

Notre traitement consista en dix séances, qui rétablirent mplétement le sens de la vue.

Dès que M. le comte de Pourtalès apprit ce résultat espéré, il dota l'établissement d'un de mes dérivateurs.

Obs. XCVII. — Amaurose congestive.

Mlle Émilie, âgée de 24 ans, employée dans un magasin mercerie, était sujette, depuis quelques mois, à de fréientes céphalalgies, à des étourdissements avec refroidisment constant des extrémités inférieures, à un besoin de mmeil impérieux. La vue s'obscurcit graduellement et, bout de deux mois, la cécité fut complète.

Durant le cours d'une année, toutes les ressources ordiires de la thérapeutique furent épuisées sans résultat. . Lartigue, consulté en dernier lieu, au dispensaire de n arrondissement, voulut bien m'amener cette jeune pernne. En moins de trois semaines, les dérivations hémospaques auxquelles je la soumis rétablirent le sens de la vue.

Obs. XCVIII. — Amaurose produite par la cessation du flux hémorrhoidal.

M. A..., chef d'institution, âgé de 28 ans, d'un tempément sanguin, d'une constitution apoplectique, était fréemment atteint de vertiges et de céphalalgie qui alterient avec le retour irrégulier d'hémorrhoïdes.

Depuis plusieurs années il avait perdu la vue de l'œil oit.

Au mois d'août 1836, après s'être livré à un travail de

cabinet prolongé, il éprouva un affaiblissement graduel (la vue.

M. Guersant, ayant été consulté, me l'adressa. Il parai sait rationnel, en effet, de dégager l'organe malade et (provoquer le retour des hémorrhoïdes.

Le 25 août, pour me conformer à cette double indic tion, j'employai le dérivateur *pelvien*, qui agit depuis *hauteur de la ceinture jusqu'au tiers supérieur des membres abd minaux.*

La pression atmosphérique, réduite de 4/5, fut mainten à ce point durant une heure. D'abord, la face pâlit et le m de tête se dissipa immédiatement. Je provoquai, à plusieu reprises, un état voisin de la lipothymie.

Les 16 et 17 novembre, je répétai la même applicatio Le flux hémorrhoïdal reparut. et l'œil affecté revint à l'ét normal.

La santé s'est maintenue depuis plusieurs années; a jourd'hui il peut, sans être incommodé, se livrer aux tra vaux de cabinet les plus assidus.

En raison de l'intensité des accidents, il y avait ici deu indications à remplir: la première, d'agir promptement; l seconde, d'opérer une révulsion vers le cercle inférieu Pour cette dernière, j'ai imaginé un appareil spécial qui, e isolant les régions inférieures du corps, permet d'imprim à la masse du sang en circulation un tel mouvement d révulsion, qu'il est à peu près impossible de ne pas obten de prompts et favorables résultats. Aussi voit-on les acc dents se dissiper en peu de temps; la face pâlit, la céph lalgie diminue, l'organe, soulagé de la congestion q opprime, reprend son état normal. Enfin le flux hémorrhoïdal supprimé, cause de la maladie, reparaît, résultat 'autant plus nécessaire que le patient était atteint à l'autre eil, depuis longtemps, d'une amaurose incurable[1].

Obs. XCIX. — Amaurose, strabisme divergent, céphalalgies fréquentes.

Marie Frachet, 41 ans, femme d'un maréchal des logis e gendarmerie caserné à Joigny, était sujette à des verges et à des céphalalgies, qui, à la suite de veilles proongées près d'un malade, se compliquèrent de diplopie, e strabisme, enfin d'amaurose complète.

Depuis plus d'un an, M. Courtois, médecin de l'hôpital, a considérant comme incurable, avait cessé tout traiteient; mais ayant appris, par la presse médicale, les résulats que j'obtenais dans les hôpitaux de Paris, il engagea larie Frachet à s'y rendre et lui remit une lettre de reommandation pour un des chefs de service.

Mais à son arrivée, espérant qu'elle pourrait peut-être btenir sa guérison sans entrer à l'hôpital, elle se soumit 'abord aux traitements des ophthalmologistes les plus reommés.

Enfin, au bout de six mois, n'ayant obtenu aucun réultat, elle fit usage de sa lettre de recommandation et fut

[1] Il ne sera pas sans intérêt de pprocher les résultats obtenus par s dérivateurs pelviens dans le cas hémorrhoïdes supprimeés. de ceux ie nous avons rapportés au sujet s menstrues également supprióes. On sait qu'il existe entre le flux hémorrhoïdal et le flux menstruel de grandes analogies au point de vue pathologique ; de là naissent des indications analogues, et par suite des succès semblables par l'application des dérivateurs.

admise à l'Hôtel-Dieu dans le service de Rostan, suppl par Dubois d'Amiens.

Je commençai le traitement.

Les quarante premières séances n'eurent aucun résulta Je continuai, car l'expérience m'a appris à reconnaître l cas où la dérivation ne produit ses effets qu'à la conditio d'être soutenue pendant un temps considérable. En effe des indices marqués vinrent m'encourager; la face par moins colorée, les céphalalgies et les vertiges revinre plus rarement.

Après le cinquante-troisième jour, Marie Frachet com mença à distinguer les numéros attachés au lit des malade Mais, une absence de quelques jours m'ayant forcé de su pendre le traitement, les progrès se ralentirent et il fall le reprendre avec régularité. Enfin, après la quatre-ving dixième séance, la vue fut parfaitement rétablie, et l'œil a fecté de strabisme reprit sa direction normale[1].

Cette femme, aveugle depuis un an, était considér comme incurable par le médecin de l'hôpital; six mois d traitement dirigé par des médecins spéciaux ne donnent au cun résultat.

Les conditions paraissent bien défavorables; aussi l quarante premières séances ne produisent rien. Ce n'e qu'à partir de ce moment que la vue semble s'éclaircir, q

[1] M. Dubois d'Amiens a pu constater la persistance de ce résultat, ainsi que M. le Dr Bourdonnay, chez qui Marie Frachet sert depuis plusieurs années. Dès que ce résultat parvint à la connaissance M. Courtois, il nous pria d'envoy un de nos appareils à l'hôpital Joigny.

strabisme disparaît graduullement, et il faut quatre-ngt-dix hémospases pour arriver à la guérison.

On verra par là quelle persévérance doit parfois appor-r le praticien dans l'emploi de notre méthode dériva-ve.

Obs. C. — Amaurose.

Marie, âgée de 36 ans, habituellement bien portante, it prise un matin de vomissements et perdit connaissance. orsqu'elle revint à elle, elle se trouva affectée d'une cécité omplète. Après avoir suivi pendant dix-huit mois les trai-ements les plus en usage, elle consulta M. Monod, qui me adressa.

Après quarante-quatre hémospases méroscéliques, qui vaient lieu journellement à notre dispensaire, le sens de a vue commença à se rétablir; mais un corps opaque pa-aissait s'interposer encore entre elle et les objets qu'elle oulait fixer. Enfin, il ne fallut pas moins de cinquante-inq hémospases pour ramener le sens de la vue à son inté-grité primitive.

Obs. CI. — Surdité, suite de fièvre typhoïde.

Frappé des succès obtenus chez les amaurotiques, M. Dubois, d'Amiens, me confia d'autres malades de son ser-ice *considérés comme incurables*. De ce nombre se trouvait Marie Sainte-Croix, âgée de 22 ans, affectée d'une sur-dité complète à la suite d'une fièvre typhoïde. Ses facultés ntellectuelles avaient également subi une atteinte, et l'on ne pouvait recueillir d'elle aucun renseignement sur son état. La guérison fut obtenue en vingt jours de traitement hémospasique.

Obs. CII. — Otite externe aiguë.

Le fils de M. X..., capitaine dans la garde municipa fut affecté, à l'âge de 13 ans, à la suite de refroidissemen d'une surdité qui résista à un traitement par les émissi sanguines. M. Monod, son parent, voulut bien me le confi Une seule hémospase, jointe à l'emploi de l'air comprin rétablit définitivement l'audition.

Ces dernières observations, bien que peu nombreus témoignent de la puissance de la dérivation hémospasiq contre une des infirmités les plus rebelles, la surdité.

Nous avons choisi des exemples d'origine diverse : su dité, suite de fièvre typhoïde, de fièvre intermittente, scarlatine, d'un simple refroidissement. Chez M. X..., chirurgien de marine, il s'était écoulé un intervalle de quin années sans changement favorable, et quelques applicatio hémospasiques ont suffi pour guérir le malade.

On voit que trois de ces malades ont été traités avec su cès par l'emploi simultané des bains d'air alternativeme comprimé ou raréfié, lesquels me paraissent parfois bi indiqués lorsque le sens de l'ouïe est compromis.

Obs. CIII. — Otite chronique externe. — Myringite.

Marie-Laure, âgée de 42 ans, se présenta à notre dispe saire de la part de M. Moreau. Elle était affectée, depu quatre ans, d'une otite externe qui avait résisté à dive traitements; le catarrhe qui l'accompagnait s'étendait ég lement à la membrane du tympan, qui paraissait épaiss et, par sa couleur, rappelait celle du cuivre rouge poli.

Dès la quinzième dérivation le catarrhe céda, mais

allut quatre mois de traitement pour ramener le tympan à a coloration normale et rétablir l'audition du côté affecté.

Obs. CIV. — Otite moyenne aiguë.

Un jeune homme, âgé de 17 ans, admis à l'hôpital de lice pour y être traité d'une scarlatine, fut affecté, pendant a convalescence, d'une otite moyenne aiguë. Durant la uit, les douleurs s'irradiaient de l'oreille droite à tout ce ôté de la tête, et s'exaspéraient au moindre mouvement. a réactiou fébrile provoqua un subdelirium avec vomissenents bilieux, peau chaude.

A la visite du matin, M. Deporta, chef de service, l'hésita pas à recourir à l'hémospasie, et une double dériation méroscélique, poussée jusqu'à la lipothymie, dissipa e délire, ramena le calme, et le malade put rendre compte le ses impressions. Le soir, vers quatre heures, une nouelle hémospase apaisa encore une fois les douleurs occaionnées par l'otite, lesquelles tendaient à se reproduire.

Le lendemain et les jours suivants, nous pratiquâmes rois autres dérivations, qui suffirent pour assurer un rompt rétablissement et une parfaite conservation de l'orane de l'ouïe.

Obs. CV. — Surdité. — Suite de scarlatine.

Mlle X..., âgée de 16 ans, atteinte de surdité depuis rois ans, avait suivi sans succès plusieurs traitements, lorsu'elle me fut adressée par M. Bardoulat.

L'audition n'étant pas complétement rétablie après vingt émospases sur les extrémités inférieures, nous y adjoinîmes l'emploi de bains d'air comprimé. Dès ce moment, les progrès vers la guérison devinrent plus rapides, et, e quinze jours, le rétablissement fut complet.

Obs. CVI. — Surdité et bourdonnements d'oreilles. — Céphalalgie congestions cérébrales, suite d'une fièvre intermittente pernicieuse.

M. X..., ex-chirurgien de la marine impériale, actuel lement médecin des prisons, s'étant trouvé en station Madagascar, à l'âge de 23 ans, y contracta une fièvre inte mittente pernicieuse. Cinq ans après, il fut attaqué, à l Guadeloupe, d'une autre fièvre du même caractère.

Dès lors il demeura sujet à des bourdonnements d'o reilles, à des raptus sanguins, qui affectèrent l'organe d l'ouie au point d'amener une surdité presque complète.

Par suite de ces accidents, M. X... dut renoncer à l pratique pour se borner à la direction d'une maison d santé, rue Marbeuf.

Parvenu à l'âge de 43 ans sans aucune amélioration, se confia à mes soins.

Une première application le délivra complétement de bourdonnements d'oreilles et de la surdité. Quelques nou velles dérivations suffirent ensuite pour assurer cette gué rison presque instantanée.

Agé, aujourd'hui, de plus de 60 ans, non-seulement n'a éprouvé aucune récidive, mais il a pu reprendre et sup porter sans inconvénient toutes les fatigues de sa profession et même se livrer au travail de cabinet le plus assidu.

Obs. CVII. — Surdité ancienne, traitée à l'aide de l'hémospas associée aux bains d'air alternativement comprimé ou raréfié.

M. X..., âgé de 52 ans, jouissait d'une bonne santé

ɔrsqu'un matin, à son réveil, il se trouva complétement ɔurd. Après différents traitements inutiles, une phlébite, ccasionnée par une saignée du pied, ayant mis ses jours n danger, il perdit tout espoir de guérison, et ce ne fut u'au bout d'une année, que le docteur Fauconneau-Duresne, son parent, lui parla de nos succès dans le traitement de la surdité, soit à l'aide de l'hémospasie, soit à 'aide des bains d'air comprimé ou raréfié, et le décida à e soumettre à nos soins.

Dix hémospases étant demeurées sans résultat, nous ûmes beaucoup de difficulté à ranimer ses espérances.

Cependant après trois nouvelles dérivations, dont la dernière avait été poussée jusqu'à l'anémie hémospasique et uivie de l'emploi alternatif de bains d'air comprimé et raéfié, M. X... retrouva tout à coup la faculté d'entendre.

Depuis il a pu remplir les fonctions administratives de naire du IVe arrondissement, sans que personne pût se louter de l'infirmité dont il avait été si longtemps affecté.

MALADIES DE POITRINE.

SECTION I.

MALADIES DES VOIES RESPIRATOIRES.

Obs. CVIII. — Épistaxis.

M. X..., âgé de 42 ans, d'un tempérament sanguin était sujet à des vertiges, lorsqu'il fut affecté d'une épistax qui résista, pendant trois jours, aux moyens en usage et en dernier lieu, au tamponnement. La disposition à l'hémor rhagie augmentait par la perte du sang, et le malade extrêmement affaibli, se plaignait de douleurs vers la têt et la nuque, lesquelles le privaient de sommeil.

M. Monod m'adjoignit à lui. Une première hémospas méroscélique calma les souffrances et arrêta l'hémorrhagie Pour en prévenir le retour, une seconde hémospase eut lie le lendemain.

Obs. CIX. — Épistaxis.

Catherine X..., âgée de 69 ans, fut affectée d'une ép staxis avec congestion à la tête et refroidissement des extré mités. Cet état résistait depuis plusieurs jours aux moyen usuels, tels que le tamponnement, le perchlorure de fer e les compresses glacées.

La malade s'affaiblissait à vue d'œil, ce qui décida M. Des-ulx-Ader à recourir à l'hémospasie.

Notre première dérivation méroscélique arrêta instanta-ment l'hémorrhagie et, dès le lendemain, on put sans convénients retirer les bourdonnets.

Cependant, pour maintenir ce résultat, on pratiqua six uvelles hémospases qui, en cinq jours, amenèrent la con-lescence.

Obs. CX. — Angine tonsillaire.

M. X..., âgé de 37 ans, député, fut atteint d'une an-ne tonsillaire dont les symptômes offraient une telle in-nsité, que M. Henry eut recours, dès le début, à notre éthode de traitement. Je pratiquai la dérivation dans la sition semi-verticale et je la portai jusqu'au premier de-é de la défaillance. La transpiration abondante qui en ré-lta, pendant cinq heures, ne tarda pas à être suivie d'un tablissement complet.

Obs. CXI. — Angine, délire, suppression des menstrues.

Mlle X..., âgée de 15 ans, était affectée, depuis trois urs, d'une angine tonsillaire; la menstruation était sup-imée et le délire persistait depuis vingt-quatre heures, rsque M. Thomas, son médecin, me fit appeler.

Après quarante-cinq minutes d'hémospase, la jeune ma-de revint à elle et accusa de violentes douleurs hypogas-iques : la menstruation venait de se rétablir. Le calme parut aussitôt et la guérison fut presque instantanée[1].

[1] Je prends toujours soin d'appe- l'attention sur l'action spéciale ercée par la dérivation hémospa-sique, quand il est indiqué de réta-blir la menstruation.

Obs. CXII. — Angine tonsillaire. — Accidents cérébraux.

Un militaire d'une forte constitution, âgé de 24 ans ayant bivouaqué, place de la Concorde, pendant les journées de juin 1848, fut affecté d'une esquinancie accompagnée de symptômes inflammatoires alarmants et de quelques accidents cérébraux.

On le transporta à l'ambulance des Tuileries, où M. Filhos venait de lui prescrire une large saignée et des dérivatifs internes, lorsque je proposai de remplacer ces moyens par l'hémospasie.

En présence de ce médecin et de nombreux confrères que la gravité des événements retenait dans ce service, j'hémospasiai simultanément les deux extrémités inférieures. Au bout de cinquante-cinq minutes, les accidents cérébraux s'amendèrent; le pouls, étant tombé de 90 pulsations à 45 donna lieu à une détente suivie d'une sueur abondante et d'un sommeil profond. Le surlendemain, ce militaire put reprendre son service.

Voici trois cas d'angine tonsillaire grave dans lesquels il était indiqué de recourir à la saignée. Mais il eût été impossible d'obtenir un succès plus rapide, puisqu'il a suffi d'une seule hémospase.

Obs. CXIII. — Œdème de la glotte.

Une femme âgée de 35 ans, couchée salle Sainte-Anne service de M. Fouquier, était affectée depuis quatre jours d'un œdème de la glotte, lorsque survinrent des suffocations violentes et répétées; l'inspiration était brusque et difficile, l'expiration restait libre.

Les sinapismes, les purgatifs, les vomitifs, les applica-
ions de sangsues à la partie antérieure du cou n'ayant pas
éussi, il ne restait plus d'espoir que dans la laryngotomie.
Cependant, avant d'en venir à ce dernier moyen, il fut décidé que l'on aurait recours à l'hémospasie.

Une première dérivation, qui eut lieu à dix heures du matin, diminua la dyspnée, en moins de dix minutes; une seconde eut lieu quatre heures après, puis une troisième dans la soirée. Le lendemain, l'amélioration se caractérisait de plus en plus.

Trois nouvelles séances suffirent, les jours suivants, pour assurer la guérison.

Ici l'hémospasie n'est employée que comme ressource ultime, en place de la laryngotomie. En admettant que cette opération sanglante ait eu le même résultat immédiat, quelle différence entre ses suites et celles de notre méthode!

Obs. CXIV. — Diphthérite pharyngée.

Un jeune garçon, âgé de 4 ans, était affecté d'une diphthérite pharyngienne qui, dès le second jour, se compliqua de somnolence et de délire. Sous l'empire d'une dérivation puissante, ces accidents cédèrent, la respiration devint plus libre et le médecin de l'ambassade anglaise, sir Olliffe, qui avait bien voulu m'appeler, trouva dès lors, dans les moyens ordinaires de la pratique, les ressources suffisantes pour compléter la guérison.

Obs. CXV. — Croup.

Un enfant de 5 ans fut pris tout à coup d'une toux

sèche, de céphalalgie et d'une oppression anxieuse de la poitrine. La toux revêtit bientôt, à ne pas s'y méprendre le caractère croupal.

On eut recours aux sangsues appliquées au cou et au sommet de la poitrine, puis aux vomitifs. Mais, avant d'en venir au moyen extrême de la trachéotomie, M. Roger voulut essayer l'emploi de l'hémospasie.

L'appel du sang vers l'une des extrémités inférieures rendit la respiration plus libre; la voix prit un timbre meilleur; le sifflement caractéristique du croup cessa de se faire entendre; des fausses membranes furent expulsées, et, au bout de quarante-cinq minutes, le jeune malade parut hors de danger.

Cependant, nous ne le perdîmes pas de vue, car l'expérience m'a appris que, dans le traitement du croup, il faut être toujours prêt à renouveler la dérivation pour prévenir le retour des accidents. Assez souvent, en pareille circonstance, j'ai dû revenir plusieurs fois à la charge à de courts intervalles.

Obs. CXVI. — Laryngite chronique.

M. X..., atteint d'une laryngite chronique, coïncidant avec une disposition dartreuse (eczéma et acné), avait été soumis, sans succès, aux médications les plus usitées, lorsqu'il me fut adressé par M. Gibert. Après dix jours de traitement, guérison.

Obs. CXVII. — Altérations accidentelles de la voix.

M. Roger, de l'Académie nationale de musique, avait fatigué sa voix par des exercices prolongés. Il me fut adressé ar son médecin, dans l'espoir que ma méthode de révul-ion pourrait remédier à son enrouement. Cet espoir ne it pas déçu; une seule hémospase suffit pour rendre à la oix de l'artiste toute sa puissance et tout son éclat.

Il en fut de même pour Mme X..., cantatrice de sa con-aissance, qui, après de longues études, éprouva d'abord n enrouement, puis une altération plus prononcée des rganes de la phonation. L'irritation du larynx céda en inquante-cinq minutes, et la voix reprit toute sa fraîcheur.

ıbs. CXVIII. — Affection des bronches, suite d'inhalation de gaz hydrogène arsénié.

M. X..., chimiste, ayant respiré de l'hydrogène arsénié urant le cours d'une expérience, fut pris de fièvre avec ccès de toux inquiétants par leur persistance. M. Gaubert ıe fit appeler.

Une hémospase de cinquante minutes amena le calme en rovoquant l'anémie hémospasique. Pour ne pas troubler e sommeil auquel le malade venait de céder, l'appareil fut ıissé en place sans fonctionner. Au réveil, qui eut lieu ·ois heures après, le mouvement fébrile était moins pro-oncé et la toux moins fréquente; dès le lendemain, I. X... était complétement remis.

Obs. CXIX. — Bronchite aiguë.

Un jardinier de l'établissement des aliénés d'Édimbourg, gé de 40 ans, forte constitution, fut atteint d'une bron-ıite. Pouls : 104, plein et fort; peau brûlante, dyspnée, ile caractéristique dans toute l'étendue des bronches, tels aient les symptômes qu'il présentait à l'examen.

Une hémospase, pratiquée en présence des médecins d l'établissement, MM. Sky et Rowe, amena le pouls à 72 e dégagea les organes respiratoires, en provoquant une trans piration abondante. Deux heures après, le pouls reprit u peu de fréquence; mais la respiration demeura libre. Troi jours plus tard, le malade était complétement rétabli san avoir subi d'autre traitement.

Obs. CXX. — Catarrhe aigu, avec emphysème pulmonaire. — Dyspnée extrême.

Mme D..., âgée de 72 ans, demeurant rue d'Enghien, 24 souffrait, depuis de longues années, d'un catarrhe chro nique avec emphysème, lorsqu'elle fut prise d'une bron chite aiguë, qui fut combattue par des vomitifs, des po tions kermétisées et des vésicatoires volants promenés su la poitrine.

La dyspnée persistant et causant des inquiétudes M. Fano, son médecin, se rappela nos moyens de dériva tion. En moins de cinquante-cinq minutes, ils nous donnè rent les plus heureux résultats; la respiration devint libre les accidents disparurent.

Obs. CXXI. — Bronchite aiguë compliquée d'asthme. — Emphysèm pulmonaire. — Légère hypertrophie du cœur.

(Observation communiquée par M. le Dr Despaulx-Ader.)

M. X..., âgé de 53 ans, 5, rue Castellane, est affecté depuis nombre d'années, d'emphysème pulmonaire et d'un légère hypertrophie du cœur, ce qui ne l'empêche pas d vaquer à ses affaires, mais, à l'approche de l'hiver, il es jet à des bronchites qui acquièrent, en général, de la avité.

Dans les quintes de toux, la face devient complétement olacée, les lèvres, les ongles, la langue sont bleus et les eux semblent sortir de leurs orbites; le malade ne respire us que par le diaphragme, et il existe un subdelirium.

Depuis le 20 décembre 1873, les moyens ordinaires de pratique n'ayant pas complétement répondu à ce que je ouvais en espérer et l'état congestif persistant, je crus devir recourir à l'emploi de l'hémospasie et je m'adjoignis docteur Junod, qui, avec le soin, l'habileté et la patience ui le caractérisent, dégagea, séance tenante, les organes ulmonaires.

Dès lors la respiration devint plus facile, les quintes de ux furent moins fréquentes et moins longues, et l'emploi u bromure et de l'iodure de potassium, associés à la beldone ou à la morphine, put nous suffire.

Depuis ce moment, M. X... a repris ses occupations, le rétablissement paraîtrait complet s'il n'existait pas des sions organiques anciennes, signalées plus haut.

Toujours est-il que la grande amélioration survenue iez ce malade date de l'application de la ventouse Junod.

bs. CXXII. — Bronchite, avec infiltration des extrémités inférieures.

Une femme, âgée de 28 ans, atteinte d'une bronchite ec infiltration des extrémités inférieures, avait été reçue ıns le service de M. Walshe, à l'hôpital de l'Université de ondres.

Trois hémospases ramenèrent la santé et firent disparaître l'œdème des extrémités soumises à la dérivation.

Obs. CXXIII. — Bronchite capillaire.

Mme X..., âgée de 40 ans, fut atteinte, le 23 octob 1860, d'une bronchite capillaire.

Les moyens ordinaires n'ayant pas répondu à l'atten de M. Fernet, il nous adjoignit à lui, et quatre dérivatio suffirent pour amener le rétablissement.

Obs. CXXIV. — Pleurodynie. — Accès de dyspnée.

Mme X..., âgée de 36 ans, d'un tempérament lymphatique, s'exposa au froid dans la matinée du 24 avril 186 La nuit, elle fut prise de frissons, d'un point de côté droite, de douleurs spasmodiques dans le bras correspondant, puis d'accès caractérisés par une constriction douloureuse avec angoisse de la poitrine, par une extrême gên de la respiration, sans palpitations. Pouls régulier, faible, 105.

Cette dame étant affaiblie par des maladies antérieures M. Clavel m'appela dès le quatrième jour; il prévoya que les moyens ordinaires de la pratique ne lui offriraier pas assez de puissance.

J'opérai une première dérivation, en sa présence, au moment d'un accès. Les inspirations descendirent de 36 à 2 par minute; le pouls, déprimé, se releva, pour diminue de nouveau vers la fin de la séance, qui dura une heure Le point de côté fut dissipé, et Mme X..., qui n'avait pu reposer depuis le début de la maladie, céda immédiatemen à un sommeil calme et prolongé.

Du 29 avril au 1er mai, hémospase toutes les vingtquatre heures.

Le 2, dans la nuit, le point de côté et la constriction loulourеuse de la poitrine se reproduisirent; je fus appelé ıussitôt; l'accès, malgré sa gravité, ne résista que vingt minutes à une dérivation énergique que je prolongeai pendant trois heures, afin de seconder l'expectoration et de provoquer le sommeil.

Pour prévenir le retour des accès, qui tendaient à se reproduire le soir, dans l'intervalle des séances, nous dûmes rapprocher celles-ci. Cette modification du traitement permit de procurer des nuits calmes et de conjurer définitivement les accès.

Le 5, Mme X... entra en convalescence.

Nous avons eu affaire à une pleurodynie ou bien à un début de pleurésie, avec un caractère spasmodique prenant la forme de l'angine de poitrine. Le succès a été dû à l'énergie des applications; l'une d'elles fut prolongée pendant trois heures.

Obs. CXXV. — Pleurésie au début.

M. X..., âgé de 25 ans, d'une bonne constitution, venait d'entrer à l'hôpital du Nord, à Liverpool. Point de côté très-douloureux à droite, et dyspnée. M. Wall, ayant diagnostiqué une pleurésie au début, voulut bien nous confier ce malade, qui n'avait encore subi aucun traitement. En cinquante-cinq minutes, la dérivation, opérée sous les yeux de M. Wall, amena graduellement l'anémie hémospasique, dissipa, sans retour, le point de côté et provoqua une sueur abondante et générale qui, se prolongeant pendant plusieurs heures, assura un prompt retour à la santé.

Obs. CXXVI. — Pleurésie, suite de couches.

Mme X..., âgée de 31 ans, était au quatrième jour de s couches, lorsqu'à la suite d'une vive émotion les lochies : supprimèrent; elle eut des frissons accompagnés de dy pnée et d'un point de côté. Après vingt-quatre heures c tentatives infructueuses, M. Gillet de Grandmont, pensai avoir affaire à une pleurésie, me fit demander.

Le point de côté céda à une hémospase de cinquant minutes; les lochies reparurent immédiatement. Cette seu séance suffit pour assurer une prompte guérison[1].

Obs. CXXVII. — Pneumonie.

Mlle X..., âgée de 17 ans, s'étant exposée au froid, fe prise, dans la nuit du 16 octobre 1861, d'un point de côt à gauche; l'expectoration et les phénomènes stéthoscopique étaient caractéristiques de la pneumonie; peau sèche, pou à 120.

M. Capadose, ancien médecin d'un hôpital de la Haye prescrivit, pour tout traitement, notre méthode de dérivatior

Cinquante-cinq minutes d'hémospase n'avaient encor produit qu'un peu de liberté dans la respiration, lorsqu' survint tout à coup des nausées et des vomituritions de ma tières bilieuses, suivies immédiatement d'une sueur général et abondante.

Quatre heures après, je provoquai la même série d phénomènes en hémospasiant l'extrémité opposée.

(1) Nous avons appelé l'attention sur la puissance de notre méthode dans le cas de suppression des menstrues; elle agit avec non moins c succès quant il s'agit des lochi supprimées.

A dix heures du soir, nouvelle hémospase plus énergique ıivie d'une diaphorèse abondante.

Le lendemain, à sept heures du matin, le pouls était 90, la toux moins fréquente, l'expectoration plus facile, ısence totale de râle crépitant; cependant les inspirations ·ofondes éveillaient encore de la douleur.

Pour hâter la guérison, les dérivations furent renouvelées ɜux fois par vingt-quatre heures. Dès le troisième jour, la une malade entrait en convalescence.

Obs. CXXVIII. — Pneumonie avec accidents cérébraux.

Mme X..., femme d'un membre de l'Académie des sciences, tait au huitième jour d'une pneumonie, lorsqu'il survint des ccidents cérébraux qui décidèrent MM. Barth et Dewulf-ontonnier à recourir à la méthode hémospasique.

Notre première hémospase écarta tout danger; une se-onde décida la guérison.

Obs. CXXIX. — Pneumonie avec délire.

M. X..., âgé de 54 ans, fut affecté, le 11 décembre 1858, 'une pneumonie du côté gauche; toux incessante, expec-oration rouillée, dyspnée, délire. MM. Despaulx-Ader t Caffe, réunis en consultation, demandèrent mon con-ours.

Une première dérivation, prolongée pendant cinquante-inq minutes, eut pour effet de faire cesser le délire et de liminuer la fréquence de la toux; après la troisième, l'ex-ɪectoration prit un meilleur caractère et, à dater du cin-ɪuième jour, la guérison fut assurée.

Obs. CXXX. — Pneumonie.

M. X..., âgé de 31 ans, d'une santé délicate, fut affec de pneumonie à droite. M. Godier, son médecin, m'adjo gnit à lui dès le début de cette affection.

Trois dérivations, poussées chacune jusqu'à l'anémie h mospasique, amenèrent des crises salutaires; dès le cin quième jour, le malade était en voie de convalescence.

Obs. CXXXI. — Pneumonie.

Louis Corot, âgé de 25 ans, d'un tempérament san guin, fut saisi par le froid. Il eut des frissons, de la cépha lalgie, avec gêne de la respiration et point de côté. Je trou vai le pouls à 120, la peau brûlante, l'expectoration rouillé et visqueuse.

Une première dérivation eut lieu en présence de MM. Fau conneau-Dufresne, Beysert, chirurgien militaire, et d Bac, médecin attaché à la famille impériale de Russie; dè le début, la respiration devint plus libre. Après cinquant minutes, la céphalalgie et le point de côté cédèrent; l pouls devint filiforme. Une transpiration abondante s'établi et fut bientôt suivie d'un profond sommeil.

Le dérivateur ayant été enlevé, le malade fut tout sur pris, quand il se réveilla trois heures après, de la prompt amélioration qui venait de s'opérer dans son état.

La transpiration fut maintenue, sans interruption, pa des dérivations renouvelées aussi souvent que le réclamai la sécheresse de la peau. Au bout de trois jours, le malad entrait en pleine convalescence.

Obs. CXXXII. — Pneumonie.

Cécile Benoit, âgée de 23 ans, d'un tempérament san-in, d'une bonne constitution, admise à l'hôpital de la ıarité dans le service de M. Fouquier, présentait les symp-nes suivants : respiration anxieuse, toux fréquente, expec-ration rouillée; la percussion donnait un son mat au-des-us de l'épine de l'omoplate; un râle crépitant se faisait tendre près du point affecté; chaleur âcre de la peau; le uls était plein, fort, 120 pulsations.

Le chef de service ayant prescrit l'emploi de l'hémospa-avant tout autre traitement, j'amenai l'anémie artifi-elle, en cinquante minutes. La peau, d'aride et brûlante i'elle était, devint moite. Interrogée sur ce qu'elle éprou-it, Cécile Benoit répondit: « Je sens ma peau qui se détend. » transpiration s'était en effet rétablie. La respiration, de-nue complétement libre, ne causait plus de douleur, et malade, qui ne pouvait assez exprimer le bien-être ı'elle ressentait, ne tarda pas à céder à un sommeil répa-teur.

Une deuxième dérivation eut lieu le soir même, afin de ovoquer de nouveau la transpiration et de compléter la ıérison. Au bout de quelques jours, Cécile put sortir de ıôpital, parfaitement rétablie, sans avoir été soumise à au-ın autre traitement.

Notons que, dans les quatre cas de pneumonie qui pré-dent, l'hémospasie a été employée seule et que la guérison été obtenue en peu de jours.

Ces cas sont relatifs à des sujets encore jeunes; nous

allons voir par les exemples suivants que la méthode a aussi chez les personnes âgées.

Obs. CXXXIII. — Pneumonie chez une personne âgée.

Anna Dupont, âgée de 74 ans, admise à l'hôpital de G nève, était au cinquième jour d'une pneumonie, lorsq M. Lombard, voyant cette malade gravement menacée raison de son âge sans que, jusque-là, aucun traitement e amélioré son état, profita de ma présence dans cette ville po tenter l'emploi de la méthode hémospasique. M. Fauconn étant présent, le point de côté céda en quarante minutes; pouls, très-fréquent, tomba de 130 à 120; il survint u transpiration abondante. Le lendemain, une seconde hém spase ne tarda pas à être suivie d'une heureuse convalescenc

Obs. CXXXIV. — Pneumonie chez une personne âgée.

Mme X..., âgée de 76 ans, fut atteinte d'une inflamm tion à la base du poumon droit et d'une congestion sa guine du reste de l'organe. En vain on avait eu recours une forte saignée et à une application de vingt-cinq san sues. M. Sestier, n'osant plus employer les débilitants, voul bien m'adjoindre à lui. Une seule dérivation hémospasiqu dirigée de manière à provoquer immédiatement une sue abondante, suffit pour amener la convalescence [1].

Obs. CXXXV. — Pneumonie chez une personne âgée.

Mme X..., d'un âge très-avancé, était au cinquième jo

[1] Les deux observations précédentes montrent que l'hémospasie peut produire également, chez les vieillards, ces crises sudorales heureuses dans la marche de pneumonie.

une pneumonie, lorsque M. Poggioli, qui voyait la néces-.é de ménager les forces de la malade et ne voulait pas :courir aux émissions sanguines, me fit appeler.

Je pratiquai deux hémospases, le premier jour; dès le ndemain, l'amélioration notable qui se produisit nous per-it de nous borner à des hémospases quotidiennes, qui ame-èrent un prompt rétablissement.

Obs. CXXXVI. — Pneumonie précédée de convulsions chez une enfant.

Marguerite B..., âgée de quinze mois, fut prise de convul-ons au jardin des Tuileries. Dans la soirée, la face devint ıltueuse, le pouls fréquent, la peau brûlante; ces symp-ımes furent suivis d'assoupissement, de mouvements spas-ıodiques et convulsifs des bras; opisthotonos. M. le Dr La-ıerre ayant fait appeler en consultation M. Blache, le 'aitement fut ainsi arrêté: application de sangsues, com-resses d'eau froide sur la tête, vésicatoires derrière les 'eilles, sinapismes et dérivatifs internes.

Le troisième jour, à onze heures du matin, mes confrères :clamèrent mon concours. Je trouvai le pouls à 140 pulsa-ons; les inspirations étaient de 38; la température de la ɜau atteignait, à la tempe, 39°, à l'aisselle 40° 50.

La somnolence était tellement profonde que cela me per-.it de donner à la dérivation une grande énergie, sans que jeune malade en eût conscience. En quelques minutes, respiration devint plus libre et moins fréquente; bientôt ı vit la face pâlir et prendre une expression plus calme; ıis la tête, qui était fortement portée en arrière, reprit une ɔsition normale.

Depuis cette première hémospase, les convulsions ce sèrent, pour ne plus revenir; mais, la somnolence persi tant, il fut décidé que, la nuit suivante, je veillerais aupr de la petite malade.

Ce fut une heureuse précaution; car, à trois heures (matin, l'agitation se reproduisit. Sous l'influence d'une noi velle hémospase, la température du front baissa de nouveai l'aridité de la peau disparut. Au bout de quarante-cinq m nutes, l'enfant revint à elle.

Si le pouls n'avait pas conservé de la fréquence, on ai rait pu croire la guérison assurée; mais le mouvement f brile et des accès de toux répétés appelèrent l'attentic sur l'état de la poitrine.

Il fut constaté, par l'auscultation, qu'il existait une pnei monie à gauche. L'émétique administré à haute dose i fut pas toléré.

On dut revenir à l'hémospasie. La somnolence qui, plusieurs reprises, menaçait de reparaître, fut toujours pr venue à temps. Malgré cette série de complications acc dentelles, et une irritation gastro-intestinale, très-probabl ment causée par l'émétique, quelques nouvelles hémospase renouvelées en temps opportun, ramenèrent la santé.

L'importance de cette observation est due aux acciden cérébraux graves qui ont précédé et accompagné la pnei monie. Ici, la complication sur l'appareil nerveux domina la scène et devait appeler avant tout l'attention du médeci Par la dérivation hémospasique, la maladie, redevenı simple et bénigne, a cédé à quelques séances. L'action pui: sante de la dérivation pneumatique contre les acciden ncéphaliques a été déjà établie par plusieurs faits cités lus haut, au chapitre des maladies de la tête.

Obs. CXXXVII. — Pneumonie. — Dyspnée accidentelle.

M. X..., docteur en médecine, âgé de 55 ans, affecté, e 17 mars 1862, d'une pneumonie, reçut les soins de IM. Bouillaud, Monod et Despaulx-Ader.

Quelques hémospases amendèrent, dès le début, les sympômes de cette phlegmasie. Toutefois, un large vésicatoire ur le côté droit de la poitrine fut jugé indispensable. Le remier ne produisit aucun effet local. Deux autres, pris à es pharmacies différentes, ne rougirent même pas la peau. n présence de cette difficulté, je fus conduit à penser que application d'un de mes dérivateurs thoraciques pourrait ompléter l'effet vésicant. Sous l'influence du vide et en noins de dix minutes, les téguments qui avaient été en conact avec les cantharides se couvrirent d'une large phlyctène.

Pendant la convalescence, il survint à différentes reprises es accidents dyspnéiques accompagnés de douleurs pleuétiques vers le point primitivement affecté.

Il fut décidé que, chaque fois que ces accidents se reprouiraient, nous aurions recours à la dérivation sur le bras u côté affecté.

Le dégagement fut toujours obtenu en moins de vingt ninutes et, dès la quatrième hémospase, ces accidents ne e reproduisirent plus.

Ici, la dérivation pneumatique, outre ses effets ordinaires, ermet l'application d'un vésicatoire, en déterminant le souevement de l'épiderme qu'il avait été impossible d'obtenir.

Obs. CXXXVIII. — Pneumonie à la suite d'une bronchite chroniqu[e]

M. Fieffé, âgé de 35 ans, peintre en bâtiments, constitution nerveuse, était atteint depuis deux ans d'une bronchite chronique, qui l'avait affaibli et faisait soupçonne[r] chez lui une complication tuberculeuse.

Après s'être exposé au froid, il est saisi de frissons e[t] d'un point de côté avec gêne considérable de la respiration Le 15 octobre, toux pour ainsi dire incessante; crépitatio[n] surtout à la base du poumon gauche; expectoration caractéristique; forte céphalalgie. Le pouls est plein et accéléré Le malade éprouve une lassitude extrême, il est forcé d[e] sortir de son lit afin de respirer avec moins de difficulté

M. le Dr Devaux, redoutant les émissions sanguines à caus[e] de la faiblesse générale, voulut bien m'appeler en consultation. Nous opérâmes la dérivation pneumatique sur les extrémités inférieures. Au bout de dix minutes, le mal de têt[e] céda complétement. La respiration était plus libre aprè[s] quinze minutes; la toux n'avait plus la même fréquence elle ne réveillait plus la douleur latérale. Le pouls étai[t] devenu presque insensible, avec tendance à la lipothymie Le malade fut maintenu ainsi dans un état voisin de l[a] syncope jusqu'à la fin de l'hémospase, qui dura cinquante cinq minutes.

La transpiration, en s'établissant aux extrémités soumise[s] à l'action du vide, ne tarda pas à devenir générale et trèsabondante.

Le malade put ensuite se livrer à un sommeil calm[e] qui ne fut interrompu que par quelques quintes d[e] toux.

Le lendemain la fièvre avait entièrement cédé, l'expectoration était moins visqueuse et la respiration plus aisée, le point de côté et la céphalalgie avaient disparu.

Le 18, le malade accusait une légère douleur sous le sein gauche, principalement lorsqu'il faisait de grandes inspirations; nous proposâmes une dernière hémospase qui prépara la convalescence.

Obs. CXXXIX. — Pneumonie à droite; hémospase sur l'une des extrémités inférieures; bains d'air comprimé.

Le nommé Boudon, voiturier, âgé de 25 ans, d'un tempérament sanguin, d'une forte constitution, ayant travaillé pendant toute la journée du 27 mai 1840, par un temps pluvieux, fut pris de frissons; il survint de la fièvre durant la nuit; une saignée fut pratiquée en ville, et, dès le lendemain, on le transporta à l'hôpital de la Pitié, dans une des salles de M. Clément.

Le 28 mai, le malade accusait une douleur vive au-dessous du sein gauche, la respiration était gênée, la toux fréquente, les crachats sanguinolents; l'auscultation décelait du râle crépitant dans toute l'étendue du poumon gauche.

Cinq nouvelles saignées furent pratiquées; mais comme les affections typhoïdes étaient alors fréquentes dans les hôpitaux et que, d'ailleurs, l'affaiblissement extrême du malade ne permettait plus d'avoir recours à de nouvelles émissions sanguines, on crut devoir tenter l'emploi du tartre stibié à haute dose. Ce médicament, n'ayant pas été toléré, ne fit qu'aggraver la position du malade; on eut alors recours à l'hémospasie, comme dernière ressource.

Le 9 juin, en présence du chef de service et des élèves,

je provoquai à plusieurs reprises les premiers degrés de la li pothymie et la transpiration à laquelle cette médication donn constamment lieu, pourvu que l'on sache en diriger l'emploi La respiration devint aussitôt plus libre, plus profonde, e ne réveillait plus de douleur locale; la poitrine ayant ét auscultée de nouveau, on put entendre le bruit respira toire en différents points, où il était insensible avant la séance

Je revins, deux fois en vingt-quatre heures, à l'emploi du même moyen, afin de rétablir la transpiration dès qu'ell venait à cesser; durant trois jours, le malade fut entretenu ainsi dans un état de transpiration continuelle. Ces crises salutaires que provoque l'hémospasie s'obtiennent facilement, dans le traitement de la pneumonie.

Le 14, il entra en convalescence.

Cependant, ses forces ne se rétablissaient que d'une manière lente et imparfaite. Nous eûmes alors recours aux bains d'air comprimé, qui nous ont souvent réussi en pareil cas, et il ne tarda pas à reprendre ses travaux. Sa santé s'est maintenue parfaite.

Cette observation est importante sous le rapport de l'impuissance de deux moyens regardés jusqu'à ce jour comme les plus capables de guérir la pneumonie, la saignée et le tartre stibié. Le malade est jeune, fort; on le saigne largement; trop affaibli, on le soumet à l'action du tartre stibié à hautes doses; les accidents sont augmentés. C'est dans ces circonstances que nous sommes appelé à traiter ce malade et presque aussitôt la respiration devient plus libre, le bruit respiratoire se fait entendre, une sueur abondante se déclare, et le malade éprouve un soulagement marqué. Il est évident que, dans ce cas, la révulsion a provoqué une crise et un mouvement salutaires. Les applications successives ne font qu'assurer cette amélioration, et le malade obtient une parfaite guérison. On remarquera cependant que, faible encore, il ne récupère positivement ses forces qu'après l'emploi des bains d'air comprimé, moyen opposé à celui des appareils hémospasiques, mais dont l'énergie est tout aussi réelle quand son application se fait d'après une indication formelle.

Obs. CXL. — Pneumonie à gauche, pleurésie avec épanchement à droite, emploi des ventouses du Dr Junod.

(Observation communiquée par M. le Dr La Corbière.)

Le 22 février 1840, je fus appelé rue Tronchet, 29, par le nommé Leroy, garçon de bureau, âgé de 28 ans, d'un tempérament lymphatique. Il accusait une douleur vive dans le côté droit du thorax et une grande gêne dans la respiration. Le pouls était petit, très-fréquent et intermittent. Les crachats étaient rouillés, visqueux, adhérents aux parois du vase, demi-transparents. Le râle sous-crépitant se faisait entendre dans la plus grande partie du poumon gauche, du côté droit il y avait de l'égophonie et la percussion rendait un son mat, surtout vers la base.

Je pratiquai *illico* une saignée de 700 grammes.

Les jours suivants, il y eut un peu de rémission.

Le 28, le malade n'ayant observé ni le régime, ni le repos, éprouva de nouveau une gêne extrême de la respiration; la toux était continuelle.

Je revins donc à la saignée, qui l'avait si promptement soulagé. Cette fois, l'amélioration ne fut plus aussi prompte ni aussi marquée, et, convaincu que je n'avais pas de temps à perdre, je resolus de revenir aux émissions sanguines, aussi souvent que cela me paraîtrait nécessaire.

Aussi, en trois jours, je fis trois nouvelles et fortes phlébotomies de 450 à 600 grammes. De plus, je fis appliquer des ventouses scarifiées sur les points douloureux et plus particulièrement congestionnés; quelques heures après la dernière saignée, je fis appliquer un large vésicatoire sternal légèrement camphré. Cependant le pouls s'amollissait, le malade pâlissait, faiblissait, et les symptômes locaux ne s'amélioraient pas visiblement.

N'osant plus soustraire de sang de peur d'entraîner la perte subite de mon malade, je résolus donc de passer à la méthode rasorienne et je donnai l'émétique à haute dose.

Le moyen parut réussir, pendant trois jours, il sembla le disputer pour le succès aux émissions sanguines; mais dès lors aussi son heure était venue et il ne détermina plus que l'irritation des intestins, sans bénéfice pour la poitrine; les accidents se reproduisaient et le malade disait avoir le pressentiment de sa fin prochaine.

J'étais fort tourmenté, quand il me vint à la pensée de recourir à la méthode du Dr Junod, qui, quelques jours auparavant, m'en avait raconté la puissante influence dans un cas à peu près analogue.

Je le fis donc mander sur-le-champ, et, en quelques minutes, son appareil fut mis en jeu.

J'étais très-curieux d'en voir l'effet, et vraiment le confrère me tint parole; moins d'un quart d'heure s'était en effet écoulé que le malade respirait avec facilité; il était soulagé à tel point qu'il nous exprimait à tous sa reconnaissance.

Lorsque M. Junod eut provoqué un état voisin de la lipohymie, il survint aussitôt une transpiration abondante qui se prolongea durant toute la nuit. Durant quarante-cinq minutes, la pression atmosphérique n'avait été diminuée que d'un quart sur l'une des extrémités inférieures, et jusqu'à la hauteur du genou.

Après trois séances hémospasiques, les symptômes précités ont cédé définitivement.

Mon malade entra en convalescence; elle fut lente et difficile, car il restait encore le 20 mai de l'engorgement dans le poumon gauche, et l'épanchement n'est complétement résorbé que depuis quelques jours.

Aujourd'hui, 23 août, la santé de Leroy est parfaite, et il la dit meilleure qu'avant cette longue et terrible maladie qui l'a débarrassé « de son ancien essoufflement. »

De ce fait grave et complexe, on doit donc conclure, pour la centième fois, qu'il n'est pas de traitement unique et absolu en médecine, et surtout dans l'espèce; mais que les émissions sanguines, l'émétique, les révulsifs cutanés, sinapismes, vésicatoires, etc., et aussi la méthode du Dr Junod, habilement employés, sont de puissants moyens. Je ne sais même pas bien, faute de faits à moi propres, quel rang assigner à ce dernier; mais, d'après ce que j'ai pu observer, je suis convaincu de son importance et comme moyen thérapeutique direct, et comme moyen préventif.

De quel prix d'ailleurs ne devrait pas être aux yeux du médecin, un modificateur quel qu'il fût, capable d'économiser le sang et les forces de l'individu et de le soustraire à tous les inconvénients des émissions sanguines et humorales, des saignées, des purgatifs, etc.

La méthode du Dr Junod mérite donc d'appeler la méditation de tous les médecins, et je ne saurais trop les engager à l'expérimenter par eux-mêmes et, comme je le fais en ce moment, « sur eux-mêmes. »

Nous n'avons autre chose à ajouter aux remarques si bienveillantes de notre confrère, sinon que l'hémospasie a été évidemment le salut de ce malade, au moment où les autres agents devenaient impuissants.

Obs. CXLI. — Pleuropneumonie.

(Observation tirée de la thèse de Jourdan et traduite de l'allemand.)

G. Bartsch, 22 ans, domestique à Giessen, d'une constitution forte, était affecté d'un catarrhe bronchique lorsqu'il fut pris, dans la soirée du 3 mai 1848, d'un frisson suivi de chaleur. Le lendemain, point de côté, dyspnée, impossibilité de se coucher sur le côté droit. — Petite saignée, nitre.

Le 5, il est reçu à l'hôpital : tartre stibié; plusieurs vomissements sans amélioration.

La percussion donnait de la matité au sommet du poumon droit : respiration bronchique, crépitation, expectoration caractéristique, dyspnée, céphalalgie, pouls fréquent, soif.

Le 6, dérivation de trente-deux minutes et de 1/5 d'atmosphère au moyen de l'appareil Junod; aussitôt état voisin de la syncope, diminution de l'oppression, disparition de la céphalalgie. Après l'application, la jambe était rouge, le gonflement compacte; et la circonférence du mollet avait augmenté de 4 centimètres.

Le malade, après avoir dormi pendant quelques heures, vint à son état primitif.

Deuxième hémospase l'après-midi : en treize minutes, le ombre des respirations tombe de 44 à 23; peu après de 3 à 21. On prolonge pendant cinquante-cinq minutes à la ême pression. Déplacement plus prononcé, bien-être de ıelques heures, retour des symptômes.

Le 7, nouvelle application de soixante-quinze minutes; ımélioration continua dès lors.

Le 8, respiration libre, peu de matité, pouls 70, plus soif.

Le 9, la température est normale et l'expectoration n'a us rien de caractéristique.

Le 10, le malade désire des aliments et se lève.

Le 12, encore une douleur à droite et un bruit de frotment. La convalescence n'en est pas entravée.

Le 15, l'auscultation ne décèle aucun bruit anormal et malade sort de l'hôpital.

Les applications hémospasiques ont été faites avec énere : de 1/5 à 1/4 d'atmosphère. Les deux premières séances ıt donné de bons résultats, mais les symptômes morbides sont reproduits. A partir de la troisième dérivation, la aladie a pris une marche favorable.

Obs. CXLII. — Pleuropneumonie, suite de couches, avec hémoptysie.

Mme Anquetil, âgée de 35 ans, d'un tempérament lymıatique, fut atteinte, le 12 avril 1862, d'une pleuropneuonie avec hémoptysie, suite de couches. La persistance de l'hémoptysie décida M. Despaulx-Ader à recourir à médication hémospasique. Chacune de nos dérivations fa litait la respiration et diminuait la toux. Dès la quatrièm l'hémorrhagie céda et la guérison ne se fit plus attendre.

Obs. CXLIII. — Symptômes de pneumonie et de métrite.

La concierge de la maison que j'habite fut affectée, l'âge de 27 ans, de pneumonie à gauche; point de côt expectoration caractéristique, râle crépitant, pouls 120.

J'hémospasiai simultanément les deux extrémités inf rieures. Dès que le point de côté eut cédé, il survint d symptômes de métrite qui cédèrent à leur tour à trois h mospases au bras. Le quatrième jour, convalescence.

Obs. CXLIV. — Congestion pulmonaire hypostatique, suite de fièvre typhoide.

Mlle X..., âgée de 17 ans, touchait à la convalescen d'une fièvre typhoïde, lorsque son médecin, M. Dancel, r connut les symptômes d'une congestion pulmonaire hyp statique et nous fit demander. Durant la première hém spase, la respiration devint plus libre et la toux moi fréquente; deux nouvelles dérivations, accompagnées d'u prompt soulagement, ramenèrent les fonctions respiratoir à l'état normal, et la convalescence reprit son cours.

Obs. CXLV. — Congestion pulmonaire dépendant d'une hypertrophie du cœur.

La fille du général X..., âgée de 25 ans, souffrait d'u congestion pulmonaire, qui paraissait dépendre d'une affe n organique du cœur. Depuis dix jours, la dyspnée était ntinuelle et les palpitations fréquentes.

En présence de M. Le Helloco, nous procédâmes à une plication hémospasique. En quarante-cinq minutes, l'appareil respiratoire fut dégagé. Des palpitations se reproduirent encore; mais elles cédèrent à l'instant à de nouvelles :mospases. Enfin, dès le quatrième jour, la congestion ılmonaire avait complétement disparu.

)bs. CXLVI. — Apoplexie pulmonaire accompagnée de congestion cérébrale et d'amaurose momentanée.

Marie, âgée de 26 ans, d'une forte constitution, avait .é admise à l'Hôtel-Dieu, salle Sainte-Monique, n° 10; le avait eu deux hémoptysies.

L'auscultation ne décelait qu'un peu d'engouement dans :s organes respiratoires, lorsqu'au moment de la visite lle fut prise tout à coup d'une hémoptysie abondante qui résenta tous les caractères d'une pneumorrhagie, compliuée d'une forte congestion cérébrale avec perte de connaisınce. Respiration embarrassée, pouls faible et misérable, ilatation énorme des pupilles, perte de la vision.

L'état des forces ne permettant pas d'avoir recours aux essources ordinaires de la pratique, le chef de service, lagendie, y suppléa par l'hémospasie, avec diminution de /8 de la pression normale.

Sous cette influence, le pouls, déjà filiforme, diminua ncore de volume; au bout de quinze minutes, la respiraion devint plus libre et la malade reprit connaissance. Inerrogée sur l'effet de la dérivation, elle répondit dans son angage : « Cela me dégêne. » A ce moment le pouls se releva, mais je le ramenai et le maintins à l'état filiforr pendant une heure et demie; on ne percevait plus que l pulsations de l'artère temporale. Cette seule dérivation suf pour arrêter l'hémorrhagie, ramener la connaissance et r tablir la vue.

Quelques jours après, cette malade est sortie de l'hôpit dans un état satisfaisant.

Si nous avons pu dissiper par une seule hémospase l symptômes apoplectiques les plus graves et en prévenir retour, il est évident qu'il faut attribuer ce résultat à l'énerg et à la durée de l'application, le pouls ayant été mainter pendant une heure et demie à l'état filiforme et ne pouva plus même être perçu qu'à l'artère temporale.

Obs. CXLVII. — Hémoptysie.

Un jeune homme, âgé de 27 ans, entra à l'hôpital de Charité, le 6 août 1862, pour une hémoptysie qui ava résisté, en ville, à divers moyens. M. Nonat, après avo constaté son état, voulut bien le confier à mes soins.

Une seule dérivation suffit pour arrêter définitivemer l'hémorrhagie, et, trois jours après, le malade put sort de l'hôpital.

Obs. CXLVIII. — Hémoptysie.

La supérieure d'un couvent des Sœurs de l'Espérance âgée de 41 ans, était affectée d'une hémoptysie grav MM. Chomel et Blache crurent devoir recourir à l'empl du dérivateur. Le résultat que nous obtînmes fut tellemer satisfaisant, qu'après une seule hémospase la malade ent convalescence et que, dès la semaine suivante, elle put rendre à la maison-mère qu'elle dirige à Bordeaux.

Obs. CXLIX. — Hémoptysie.

M. de X..., âgé de 51 ans, ancien ministre des affaires ·angères, fut atteint d'une hémoptysie qui résista aux ıissions sanguines générales et locales, aux topiques ré- lsifs sur les extrémités inférieures, aux boissons délayantes acidulées, froides et même glacées, enfin à tous les hé- ɔstatiques.

Dans une consultation qui eut lieu entre MM. Andral, ıstan et Charruau, mes confrères prescrivirent l'emploi l'hémospasie. L'hémorrhagie céda à notre première rivation, et le rétablissement fut obtenu sans autre médi- tion.

Obs. CL. — Hémoptysie.

M. X..., chirurgien des hôpitaux de Paris, habituelle- ent bien portant, luttait contre une hémoptysie rebelle à us les hémostatiques, lorsqu'un de ses amis, M. le Dr Ver- ıis, l'engagea à me faire appeler. Dès la première hémo- ase, l'hémoptysie cessa et n'a plus reparu.

Obs. CLI. — Hémoptysies répétées.

M. X..., âgé de 18 ans, avait eu, depuis trois se- aines, dix-sept hémoptysies, lorsque M. Thierry-Mieg, rappelant les effets hémostatiques de notre dérivation, prescrivit l'emploi, qui réussit au delà de nos espérances. ès la seconde hémospase, les hémoptysies, qui avaient is le malade dans un état voisin de la mort, cessèrent pour plus revenir.

Obs. CLII. — Hémoptysie.

Une jeune Écossaise, Mlle X..., âgée de 18 ans, v passer l'hiver de 1858 à Nice. Le 28 mars, elle fut pr d'une hémoptysie qui résista à divers traitements. Le m decin de la duchesse d'Hamilton et MM. Gurney et Mil m'adjoignirent à eux.

Dès la première dérivation, qui dura quarante-cinq m nutes, j'obtins une diminution notable dans le volume (pouls; la respiration devint plus libre, la toux moins fr quente et l'hémoptysie fut immédiatement arrêtée.

Obs. CLIII. — Hémoptysie.

M. X..., âgé de 65 ans, banquier à Constantinopl fut affecté d'une hémoptysie qui résista aux moyens ord naires de la thérapeutique. Il recevait les soins de M. A zouman, son médecin, qui l'accompagnait dans ses voyage Celui-ci s'adjoignit MM. Andral, Rayer, Bouillaud et Loui

Ces savants praticiens me firent appeler. Après trois hé mospases, le rétablissement fut complet et, de retour Constantinople, M. X... s'empressa, en donnant de se nouvelles, d'exprimer toute sa reconnaissance pour les soir qui lui avaient valu une aussi prompte guérison.

Obs. CLIV. — Hémoptysie. — Récidive.

Aufraire, âgé de 41 ans, entra à l'Hôtel-Dieu pour un hémoptysie qui fut combattue avec succès par une seul application hémospasique, pratiquée en présence de M. d Beauvais, l'un des internes.

D'après mes avis, Aufraire se rendit en Algérie, où so

at s'améliora. Revenu trop tôt à Paris, les mêmes acci-ents le ramenèrent dans un hôpital. On lui prescrivit une ignée, mais, comme il connaissait par expérience les avan-ges de l'hémospasie, il s'y refusa et entra à la Charité. . Briquet voulut bien me faire prévenir. L'hémoptysie da de nouveau à une seule hémospase.

Obs. CLV. — Hémoptysie accompagnée d'accès de fièvre.

Un jeune homme, âgé de 25 ans, tuberculeux, avait été ivoyé de Paris à Nice pour y passer l'hiver de 1859.

Le 21 novembre, après s'être exposé au froid, il fut fecté d'une bronchite. Les hémoptysies étaient fréquentes la fièvre, sous forme d'accès, redoublait, avec délire, à ux heures de l'après-midi; les émissions sanguines géné-les et locales et les antipériodiques étant demeurés sans sultat, le malade fut confié à M. Paulet, qui me fit appeler.

L'hémoptysie et les accès périodiques cédèrent à la pre-ière dérivation, qui eut lieu en présence de MM. Paulet Vivenot; mais celle-ci fut renouvelée pendant huit jours, e heure avant le retour présumé du paroxysme, ce qui iena une prompte convalescence.

Les parents, accourus de Paris, purent s'éloigner de uveau, et, au printemps suivant, ce jeune homme rega-a seul la capitale.

Je tiens de MM. Paulet et Vivenot, ainsi que d'autres nos confrères qui avaient observé les différentes phases ce traitement, qu'ils n'auraient jamais osé se promettre résultat aussi satisfaisant.

Il ne suffisait pas de triompher une première fois des accidents hémoptoïques. La périodicité, contre laquelle avai échoué la saignée et le quinquina, menaçant de les rep duire, il était nécessaire de les prévenir par des dérivati répétées avant le retour probable du paroxysme.

Obs. CLVI. — Hémoptysie, symptômes tuberculeux; emploi comb de l'hémospasie et des bains d'air comprimé.

Mlle X., âgée de 13 ans, non encore formée, d'un te pérament lymphatique, fut atteinte de pneumonie, 22 janvier 1838; quatre mois après, elle ne reprenait p ses forces, continuait à tousser et avait de fréquentes h moptysies. L'auscultation décelait un léger gargouilleme sous la fosse épineuse droite.

Il existait vers cette région une douleur qui résistai des applications réitérées de vésicatoires et même de fra ments de potasse caustique. Le médecin de la famille s'a joignit successivement plusieurs consultants, et en derni lieu M. Monod, qui proposa de me faire appeler.

Chaque soir, à huit heures, le pouls redoublait de fr quence. Je choisis donc ce moment pour pratiquer une pr mière hémospase sur les deux extrémités. En quinze m nutes, la respiration devint libre, une douce chaleur manifesta vers les extrémités inférieures qui étaient hal tuellement froides, la toux perdit de sa fréquence; la do leur ne se fit plus sentir que dans les inspirations profond Nous arrivâmes graduellement, en trente-cinq minutes, une réduction de 1/4 d'atmosphère; il y eut, dès ce m ment, tendance à l'assoupissement, transpiration général La séance terminée, la malade céda à un profond somme

Le 17, l'amélioration persistait. Le 18, le bruit respir

ire que nous avons signalé plus haut était moins sensible t la sonorité du côté droit de la poitrine plus prononcée; dérivation fut ainsi renouvelée durant huit jours, et hémoptysie ne s'étant plus reproduite depuis la première ance, cette jeune personne put sortir et se rendit chaque atin à mon établissement, où elle fut soumise à des bains 'air comprimé à 2/5 d'atmosphère qui, en trois semaines, ssurèrent la guérison. La menstruation s'était établie duant le cours du traitement.

Elle est devenue mère de famille, et conserve une santé arfaite.

Trois faits importants se dégagent de cette observation : ° la cessation de l'hémorrhagie pulmonaire; 2° l'apaiseent de symptômes graves qui semblaient annoncer un ommencement de désorganisation du parenchyme; 3° l'étalissement des menstrues, événement capital au point de vue u pronostic.

Obs. CLVII. — Hémoptysie tuberculeuse.

(Observation communiquée par M. le Dr Raymond.)

En 1868, Mme la supérieure des sœurs de la Charité, ue Monceaux, d'une constitution très-délicate, eut des émoptysies. L'auscultation fit constater la présence de raollissements tuberculeux dans le lobe supérieur du pouon droit.

Ces hémoptysies, peu abondantes, résistèrent pendant lus de quinze jours à tous les médicaments antihémorrhaiques.

M. le Dr Barth fut appelé en consultation.

Contre cette persistance de l'hémoptysie, il fut d'avi d'avoir recours à l'appareil hémospasique du Dr Junod.

Son traitement fut couronné de succès, et rapidement.

Obs. CLVIII. — Hémoptysie tuberculeuse.

M. X..., âgé de 30 ans, d'un tempérament sanguin se trouvait à la campagne, dans le département du Nor où, par suite d'une course trop prolongée pour éviter u orage, il fut affecté d'une hémoptysie abondante.

M. Pettel, du Cateau-Cambrésis, pratiqua une saigné et eut recours aux astringents et aux dérivatifs.

Le lendemain, même état; sentiment de congestion e d'ardeur dans la poitrine, toux sèche.

Le surlendemain, M. Hardy, médecin à Cambrai, fu appelé en consultation. Mais, le cinquième jour, voyant qu de nouvelles émissions sanguines et tous les moyens qu pouvait suggérer une pratique éclairée demeuraient san résultat, il me fit demander.

Au bout de quinze minutes de dérivation pneumatique la respiration devint plus libre, le pouls diminua de volume et les accès de toux furent moins fréquents.

La séance dura une heure et fut suivie d'un sommei calme, effet assez constant, surtout chez des sujets débilités

L'hémoptysie et la dyspnée avaient cessé sans retour.

Le lendemain, l'auscultation ne fit percevoir aucun brui anormal, et la percussion donna une sonorité parfaite même au-dessous de l'omoplate gauche, où, dès le débu de la maladie, on avait rencontré un son mat et le faibl murmure d'une respiration éloignée.

Nous revînmes à une seconde et dernière dérivation

fin de mieux assurer ces résultats. Depuis, la guérison ne 'est pas démentie.

Obs. CLIX. — Hémoptysie tuberculeuse.

(Observation communiquée par M. le Dr Linas.)

Mme de X..., âgée de 52 ans, supérieure d'une école ongréganiste de jeunes filles, à Paris, était atteinte, deuis longtemps, d'une tuberculisation pulmonaire occupant es deux sommets.

Le 10 juin 1869, à la suite d'une course pendant laeuelle elle avait dû précipiter la marche, elle fut prise 'une hémoptysie inquiétante.

Mandé auprès d'elle, en l'absence de notre savant conère M. le Dr Foissac, dont elle recevait habituellement es soins, j'eus recours à tous les moyens hémostatiques sités en pareils cas. Cette médication modéra l'hémorrhaie, mais sans l'arrêter complétement. La malade était trèsffaiblie. Bientôt de nouvelles hémoptysies se montrèrent ussi abondantes que la première. Les hémostatiques étaient evenus insuffisants et mal tolérés par l'estomac. Des déuillances, des lipothymies, des syncopes, vinrent ajouter la gravité de la situation. Dans cette circonstance critique, pensai qu'il fallait exercer une dérivation puissante sur s membres inférieurs afin de diminuer la congestion pulıonaire, sans affaiblir davantage la malade. Mais les siapismes étant restés inefficaces, j'eus recours au traiteıent hémospasique. et, à cet effet, je m'adjoignis M. le r Junod.

Une première application fut faite le soir même et dura

près de trois heures. Il en résulta un prompt soulagement les symptômes de dyspnée diminuèrent et la respiratio devint plus facile et plus ample. La nuit suivante, la malad dormit d'un sommeil paisible. Le lendemain, les phéno mènes congestifs avaient disparu, ainsi que l'hémoptysie.

Après quelques jours de repos, Mme X... put reprendr ses occupations habituelles.

Obs. CLX. — Hémoptysie avec bronchite tuberculeuse.

M. X..., âgé de 45 ans, d'un tempérament nervoso-sanguin, était sujet à de fréquentes bronchites. Le 6 ma 1856, il fut pris d'une hémoptysie. Le 10, MM. Louis e Lemaistre-Florian, désespérant de pouvoir arrêter cett hémorrhagie, qu'ils croyaient d'origine tuberculeuse, m'ad joignirent à eux. Je crus devoir prolonger la séance duran plus de dix heures (bien entendu avec des intervalles de re pos), en alternant d'une extrémité à l'autre et en augmentant ou diminuant l'aspiration dérivative d'après le pouls maintenu pendant ce temps à l'état filiforme. L'hémorrhagi s'arrêta et le malade en éprouva une amélioration sensible Ces premiers résultats furent suivis d'un sommeil calme e prolongé.

Le lendemain et le surlendemain, je pratiquai quelque courtes hémospases de trente à quarante minutes de durée. Peu de temps après, M. X... put reprendre ses occupations.

Le danger pressant que courait le malade et le pronostic grave porté par les médecins m'invitèrent à prolonge la première séance pendant dix heures consécutives, duré exceptionnelle, mais qui fut évidemment une des conditions du succès.

Obs. CLXI. — Bronchite chronique, compliquée de tubercules à la première période. — Emphysème.

M. X..., âgé de 28 ans, atteint d'une bronchite chronique, passait les hivers dans le Midi.

En 1858, il fut obligé par ses affaires de renoncer à ce déplacement. Dès le commencement de la saison froide, la toux devint fréquente et saccadée. Sous la clavicule gauche, le bruit respiratoire était à peine perceptible. M. de Bouis, son médecin et son ami, ayant bien voulu m'appeler, me signala une complication probable de tubercules miliaires, joints à de l'emphysème.

En vingt jours de traitement hémospasique, la toux diminua de fréquence, le sommeil revint, ainsi que l'appétit et les forces. A partir de ce moment, la santé de M. X... s'est assez raffermie pour lui permettre de reprendre ses occupations. Dès lors il put se dispenser de changer de climat.

Obs. CLXII. — Symptômes de phthisie pulmonaire.

Mme la comtesse de X..., âgée de 29 ans, se trouva tellement épuisée par une affection pulmonaire mettant ses jours en danger, que, partie de la Hollande pour passer l'hiver en Italie, elle ne put aller au delà de Paris.

MM. Chomel et Guéneau de Mussy, reconnaissant des symptômes de phthisie, voulurent bien me faire appeler.

Chaque dérivation fut suivie de résultats si favorables qu'à la sixième on put cesser tout traitement. Dès lors la santé de Mme la comtesse de X... s'est affermie et se maintient depuis plus de quinze ans.

A l'occasion de cette guérison, obtenue uniquement à l'aide de l'hémospasie, M. Guéneau de Mussy nous dit qu'il tenait de M. Chomel que jamais, dans sa longue pratique, il n'avait observé un fait où l'art de guérir se fût montré avec une telle puissance.

Obs. CLXIII. — Symptômes de phthisie consécutifs à une bronchite capillaire.

Mme X..., âgée de 31 ans, fut atteinte d'une bronchite capillaire. Deux mois après, le mouvement fébrile persistait; la toux était fréquente, la respiration embarrassée et l'insomnie persistante. L'auscultation décelait des symptômes de phthisie pulmonaire.

M. Schuster nous appela en consultation. Trois séances hémospasiques dissipèrent les accidents les plus alarmants, et les agents thérapeutiques usuels suffirent ensuite à notre confrère pour ramener Mme X... à son état de santé primitif.

Obs. CLXIV. — Symptômes de phthisie pulmonaire avec hypertrophie du cœur.

Mlle X..., âgée de 18 ans, était déjà affectée d'une hypertrophie du cœur, lorsque, après avoir dirigé un déménagement par un temps froid, elle fut prise d'une bronchite qui, malgré les traitements et les soins les plus éclairés, prit un aspect alarmant.

Entre autres symptômes graves, on constatait les suiants : hémoptysies répétées, palpitations fréquentes, dysnée extrême, toux incessante qui condamnait Mlle X... à ne insomnie complète; expectoration abondante et caractéristique, œdème et refroidissement constant des extrémiés inférieures. La malade ne pouvait faire deux pas dans a chambre sans que la respiration lui manquât. On n'osait lus espérer de guérison, lorsque M. Louis, consulté en lernier lieu, me fit appeler.

Les premières dérivations hémospasiques amenèrent des nodifications si heureuses qu'elles firent prévoir l'issue faorable de la maladie. Vingt séances quotidiennes suffirent, n effet, pour rétablir graduellement la santé de cette eune personne.

Devenue mère de famille, rien aujourd'hui chez elle ne aisse même soupçonner qu'elle ait été atteinte de deux ffections aussi graves.

Obs. CLXV. — Hémoptysie chez une dame enceinte de sept mois. — Tubercules au sommet du poumon gauche.

Mme X..., âgée de 28 ans, affectée de tubercules au ommet du poumon gauche, fut prise, au septième mois de a grossesse, d'une hémoptysie dont rien ne pouvait triomher.

M. Chapelain, médecin inspecteur des eaux de Luxeuil, ne demanda si l'état de grossesse était un obstacle absolu l'emploi de l'hémospasie. Ayant répondu négativement, 'opérai le vide sur un bras, puis sur l'autre, et, le jour nême de cette double hémospase, l'hémorrhagie fut arrêtée.

Ce fait est instructif en ce sens qu'il nous montre la dérivation hémospasique agissant même en présence d'une contre-indication apparente, la grossesse. Mais, par mesure de précaution, j'ai dû opérer sur l'extrémité supérieure[1].

Obs. CLXVI. — Hémoptysie grave. — Infarctus et tubercules au sommet du poumon droit.

Mme X..., âgée de 20 ans, était venue de Constantinople aux Eaux-Bonnes, en 1871, lorsqu'au mois de septembre, à son passage à Paris, elle fut affectée d'une hémoptysie grave occasionnée par une suppression des menstrues. Cette hémoptysie, liée à une affection tuberculeuse du poumon droit, résista pendant plusieurs jours aux traitements les plus rationnels dirigés par MM. Bouillaud, Fauvel, Pidoux, Barth et Barthez qui, réunis en consultation, virent une dernière ressource dans l'emploi de l'hémospasie et m'adjoignirent à eux.

L'hémorrhagie céda à notre première dérivation; mais, pour assurer ce résultat et obtenir le rétablissement, nous eûmes recours, pendant cinq jours et cinq nuits, à plus de vingt hémospases.

Mme X..., ayant pu juger de l'efficacité de chacune de nos dérivations, obtint de ses parents, qui étaient accourus pour la soigner, que je l'accompagnerais dans son retour à Constantinople, afin de prévenir de nouveaux accidents durant le trajet.

Pendant la traversée, trois nouvelles hémospases, prati-

[1] Nous avons touché ce point important dans le chapitre des considérations pratiques sur le mode d'application.

[q]uées vers l'époque attendue, provoquèrent les fonctions [m]enstruelles.

Ainsi, tout danger prochain fut écarté.

Obs. CLXVII. — Symptômes de phthisie. — Aménorrhée.

Une jeune Anglaise, âgée de 21 ans, avait été envoyée [p]ar sa famille chez un oncle, médecin à Paris, dans l'espoir [q]u'une affection grave de poitrine, dont elle présentait di[v]ers symptômes, disparaîtrait, soit par l'effet d'un change[m]ent de climat, soit par les soins éclairés de son parent. [M]. Mac-Glouglin, que l'on avait appelé en consultation, [p]roposa l'emploi de l'hémospasie.

La première application diminua d'une manière sensible [l]a fréquence de la toux. La neuvième fut suivie de la menstruation, qui n'était pas encore établie, et la santé de [c]ette jeune personne n'a plus donné d'inquiétude.

Encore une nouvelle preuve de l'action puissante de [l]'hémospasie sur la menstruation.

SECTION II.

MALADIES DU COEUR.

Obs. CLXVIII. — Hypertrophie du cœur avec gastrite et coma.

Mme X..., âgée de 84 ans, affectée depuis longtemps [d]'une hypertrophie du cœur, fut prise d'une gastrite aiguë [a]vec coma. Les moyens ordinaires étant demeurés sans [e]ffet apparent, je fus appelé à Lausanne par son mé[d]ecin.

Le pouls, intermittent et très-faible, donnait 90 pulsa tions; dyspnée, chaleur prononcée au front (le thermo mètre y marquait 39°), langue sèche et rouge; légère cya nose des lèvres; état comateux.

L'insensibilité complète occasionnée par le coma me per mit de donner à la dérivation toute l'énergie que réclamai la gravité de la situation. En trente minutes, la connais sance revint, et cette courte hémospase détermina un prompte convalescence.

Obs. CLXIX. — Accès d'asthme avec lésion organique du cœur.

M. X..., sexagénaire, médecin bien connu à Londres fut affecté d'accès d'asthme liés à une lésion organique du cœur. Les paroxysmes se succédaient à des intervalles rapprochés et résistaient aux moyens usités, ce qui décida notre confrère à tenter l'emploi de l'hémospasie et à m'appeler par un télégramme.

A mon arrivée, je le trouvai dans l'orthopnée la plu complète; depuis quinze jours, il n'avait pu rentrer dan son lit, ce qui avait ajouté à la dyspnée une lassitude extrême.

Dès le début de la première hémospase, il y eut une détente, l'expiration devint plus libre, et en trente-cinq minutes, M. X... se sentit assez dégagé pour regagner son li où je le fis transporter, afin d'éviter les inconvénients d tout effort musculaire.

Nos dérivations furent renouvelées trois fois les jours sui vants, pour prévenir le retour des accès, et, sous cette influence, ceux-ci ne se sont plus reproduits.

Obs. CLXX. — Asthme suffocant, lié à une hypertrophie du cœur. — Œdème des extrémités inférieures.

M. le baron de X..., septuagénaire, ex-président de la Chambre des députés et membre du conseil d'administration des hôpitaux, eut, à l'approche de l'hiver, des accès d'asthme, dépendants d'une hypertrophie du cœur. Pouls irrégulier, vertiges fréquents, dyspnée extrême. Bientôt, ne pouvant plus respirer dans la position horizontale, il se vit contraint à quitter le lit et à chercher un peu de soulagement dans les positions assise ou verticale : mais ces positions devinrent à leur tour fatigantes et favorisaient l'œdème des extrémités.

M. Bouneau, voyant que les moyens le plus en usage n'apportaient aucune amélioration, nous fit appeler.

Le premier effet dérivatif fut de dissiper à l'instant les vertiges, et, quinze minutes étaient à peine écoulées, que M. de X... se sentit la respiration déjà assez libre pour se reposer de ses fatigues en reprenant dans son lit la position horizontale. Cette première hémospase, prolongée pendant quarante-cinq minutes, fut immédiatement suivie d'un sommeil calme pendant deux heures.

A neuf heures du soir, bien que l'amélioration obtenue persistât, je pratiquai une nouvelle attraction des fluides pour prévenir le retour de la dyspnée et assurer le repos pendant la nuit.

Le lendemain, après une nuit calme et sans accès, on put constater que l'infiltration des extrémités n'existait plus et que l'état général s'améliorait.

Ces dérivations préventives, renouvelées tous les soirs

pendant dix jours, hâtèrent la convalescence; et M. de X put reprendre ses occupations[1].

Obs. CLXXI. — Hydropéricardite, suite de rhumatisme articulaire aigu.

Marie Pellus, âgée de 19 ans, se trouvait affectée, d puis deux jours, d'une hydropéricardite, survenue à suite d'un rhumatisme articulaire aigu, lorsque MM. A. L tour et Beaugrand me firent appeler.

Après quarante-cinq minutes de dérivation, la respira tion, très-embarrassée, devint libre. Trois nouvelles h mospases suffirent pour faciliter la résorption du liquid épanché et assurer le retour d'une santé parfaite.

Obs. CLXXII. — Endocardite et bronchite.

Mme X..., âgée de 32 ans, se trouvait à Cheltenham sortie en voiture découverte par un temps froid et hu mide, elle fut prise d'un rhumatisme articulaire avec bron chite.

Bientôt le cœur présenta des signes certains d'endocar dite, et il survint des accès de dyspnée qui résistèrent au ressources ordinaires de la pratique, à l'hydrosudopathi et à l'homœopathie. Dans une telle perplexité, la famill m'appela par un télégramme.

J'arrivai au moment d'un accès des plus graves, et l faiblesse extrême du pouls ne me permettant pas d'hémo-

[1] Mû par un sentiment de reconnaissance, M. de X... me recommanda vivement de publier ce fait, et m'offrit même de se rendre à l'Académie des sciences, dont il était membre, pour le communiquer lui même; mais, craignant que l'émotion qu'il en éprouverait n'affectâ sa santé à peine raffermie, je cru devoir refuser cette offre généreuse

asier la jambe, je concentrai l'action dérivative sur le orax au-devant du cœur, où, à l'aide du récipient précoral, j'opérai rapidement le vide à près d'une demi-atmohère. La sensation fut vive pendant quelques secondes, ais la douleur qui enchaînait les mouvements du cœur da, et aussitôt la respiration devint libre.

Pour prévenir plus sûrement le retour des accès, des émospases sur les extrémités inférieures furent renouvees de quatre en quatre heures, non-seulement pendant le ur, mais encore pendant la nuit, ne laissant aux régions ipérieures du corps que la quantité de sang absolument écessaire pour entretenir la vie.

La troisième nuit, Mme X... ayant cédé à un sommeil ilme, la garde-malade craignit de le troubler et ne me t pas prévenir à l'heure convenue pour renouveler l'héiospase. Bientôt survint un dernier paroxysme que l'on urait pu éviter.

Depuis ce moment Mme X... est entrée en convalescence t sa guérison s'est maintenue.

M. Fowler, l'éminent praticien qui avait donné les preiiers soins, désira assister aux dérivations, et, dans son tonnement, il s'écria : « L'art de guérir ne s'était jamais iontré avec tant de puissance. » Il me pria de faire envoyer n de mes appareils à l'hôpital de Cheltenham dont il était iédecin.

Les accès de dyspnée s'expliquent par la complication e l'endocardite avec la bronchite. Je me servis d'abord du érivateur précordial et j'opérai le vide à près d'une demitmosphère. Ensuite, les dérivations sur les extrémités furent renouvelées de quatre en quatre heures. Il fall opérer énergiquement pour arriver à un succès aussi cor plet et aussi prompt.

Obs. CLXXIII. — Endocardite.

Une jeune fille de 17 ans, admise à l'hôpital de l'Un versité de Londres, souffrait depuis trois jours d'un rhum tisme articulaire, se compliquant d'accidents du côté d cœur. Plusieurs applications de sangsues ayant été impui santes, M. le professeur Walshe m'invita à opérer la dér vation hémospasique, qui eut assez d'énergie pour dégage à l'instant cet organe et amener la convalescence[1].

Obs. CLXXIV. — Rhumatisme articulaire aigu, compliqué d'endocardite.

Ayant obtenu de Son Exc. le Ministre de la guerre qu des expériences fussent faites afin de rechercher les avan tages qu'il pouvait y avoir à faire adopter dans les hôpitau militaires mes appareils hémospasiques, M. Laveran, pro fesseur au Val-de-Grâce, fut chargé de faire un rapport ce sujet, rapport dont les conclusions me furent favorables Parmi les résultats obtenus, je crois devoir reproduire ce lui-ci :

Un jeune homme, âgé de 22 ans, se trouvait affecté d rhumatisme articulaire aigu, lorsqu'il survint tout à cou

[1] Je saisis cette occasion de remercier le savant professeur qui a bien voulu signaler les avantages de la médication hémospasique dans son *Traité des maladies du poumon, du cœur et de l'aorte*, et qui a contribué à faire introduire à l'hôpit de l'Université un de mes dériva teurs.

es symptômes d'endocardite caractérisée par de l'oppres-
ion et une augmentation notable du volume du cœur.
'ouls fréquent, petit, irrégulier, avec peu de réaction ex-
érieure. Un traitement antiphlogistique énergique étant
emeuré sans effet, M. Laveran fut conduit à y substituer
hémospasie.

Sans aller jusqu'à la lipothymie, j'obtins une dérivation
ssez énergique pour ramener le calme en quarante-cinq
ninutes.

Par précaution, nous revînmes à la même dérivation
ans la soirée, afin d'assurer le repos de la nuit et de pré-
enir le retour des complications.

Le lendemain, une nouvelle dérivation dégagea complé-
ement les articulations des extrémités supérieures.

La convalescence ne se fit plus attendre.

Obs. CLXXV. — Hypertrophie du cœur.

Le fait qui précède décida M. Beaugrand à m'adresser
n jeune homme, âgé de 21 ans, affecté d'une hypertro-
hie du cœur. Sa profession de bourrelier lui étant con-
raire, en raison d'un grand déploiement de force des bras,
fut reçu à ma clinique, et, après trente-cinq jours d'un
raitement hémospasique bien soutenu, il fut ramené à la
anté.

Obs. CLXXVI. — Symptômes d'hypertrophie du cœur
datant de six mois.

Le jeune X..., âgé de 14 ans, était affecté depuis six
nois de symptômes d'hypertrophie du cœur, lorsqu'il me
ut adressé par M. Le Helloco.

Dès les premiers jours, il y eut une amélioration mani feste, et nous obtînmes un rétablissement définitif aprè trois semaines de traitement.

Obs. CLXXVII. — Hypertrophie du cœur avec hydropéricardite compliquée de névralgie faciale.

Mme X..., âgée de 36 ans, habituellement bien portante, devint sujette à de violentes céphalalgies qui paraissaient liées à un commencement d'hypertrophie du cœur Depuis deux mois, les paroxysmes revenaient avec une certaine périodicité et se caractérisaient par des élancement du côté droit de la face. Les saignées en avaient abrégé la durée; mais les deux dernières furent suivies, l'une d'une infiltration des extrémités inférieures qui nécessita un grand nombre de mouchetures, l'autre d'hydropéricardite. Des accidents aussi graves décidèrent M. Guersant à leur substituer l'emploi de notre dérivation.

Lorsque je fus appelé, les douleurs persistaient depuis quatre heures; elles étaient intolérables et arrachaient des cris perçants. J'hémospasiai les deux extrémités inférieures simultanément; le calme fut obtenu en moins d'une heure et les accès furent prévenus sans retour.

Encouragé par ce premier résultat, nous n'hésitâmes pas à combattre à l'aide du même moyen l'hypertrophie du cœur, cause première des accidents. Au bout de trois semaines de traitement hémospasique, les symptômes d'hypertrophie n'existaient plus, et Mme X... fut définitivemen rendue à la santé.

Cette observation permet d'envisager la puissance de

'hémospasie à deux points de vue différents : la névralgie aciale cède en une seule séance; l'hypertrophie, affection organique, fixe de sa nature, réclame trois semaines de raitement. Cette différence résulte de la nature même des leux maladies.

Obs. CLXXVIII. — Asthme suffocant, avec anasarque, lié à une hypertrophie du cœur.

Mme la comtesse de X..., sexagénaire, était affectée l'une hypertrophie du cœur avec anasarque. Dans la nuit lu 15 novembre 1858, elle fut réveillée en sursaut par m accès d'asthme suffocant. Appelé par son médecin, je la rouvai en proie à une dyspnée extrême et dans un état oisin de la syncope.

Le pouls était irrégulier et filiforme. Sous l'influence l'une première hémospase, il se releva en moins de trente ninutes et la respiration devint libre.

Ce premier résultat obtenu, la dérivation fut ensuite ré- étée une fois par vingt-quatre heures et dissipa, en dix jours, usqu'aux dernières apparences de l'infiltration séreuse.

Obs. CLXXIX. — Accès d'asthme suffocant.

M. X..., âgé de 51 ans, habituellement bien portant, it pris, à la suite d'une bronchite capillaire, d'accès 'asthme suffocant.

Malgré les soins éclairés et soutenus de M. Guindet, les ccès n'avaient rien perdu de leur fréquence ni de leur urée, lorsque cet honorable confrère, qui connaissait par xpérience ce que l'on peut attendre de l'hémospasie, vou- it bien nous adjoindre à lui.

Une seule dérivation suffit : le succès fut complet et il n'y eut pas de rechute.

Obs. CLXXX. — Palpitations. — Asthme.

Mme X..., âgée de 30 ans, affectée de palpitations, eut des accès d'asthme par suite de couches.

L'état des forces ne permettant pas de recourir aux émissions sanguines, MM. Despaulx-Ader et Broca jugèrent à propos d'y suppléer au moyen de notre dérivation.

Trois fois les paroxysmes se reproduisirent, et toujours ils cédèrent, à l'instant, à de nouvelles hémospases. Dès lors on put cesser tout traitement.

Obs. CLXXXI. — Affection du cœur. — Accès d'asthme et anasarque.

Marie Servi, âgée de 44 ans, sujette à des accès d'asthme liés à une affection du cœur, fut traitée au moyen d'émissions sanguines. Une hydropisie étant survenue, elle se fit admettre à l'hôpital Beaujon, dans le service de M. Bouvier, qui m'appela.

Sous l'influence de six hémospases sur les extrémités infiltrées, les accès cédèrent et l'anasarque, encore récente, se dissipa.

Obs. CLXXXII. — Palpitations. — Hémorrhagies nasales.

M. X..., âgé de 56 ans, était sujet à de fréquentes hémorrhagies nasales liées à des palpitations du cœur.

L'une de ces hémorrhagies ayant résisté aux hémostatiques le plus en usage, M. Arnaud me fit appeler. Une seule dérivation arrêta l'épistaxis.

Ce résultat rapide le conduisit à employer le même moyen

pour combattre les palpitations chaque fois qu'elles se reproduisirent, et l'effet que nous attendions ne fit jamais défaut.

Obs. CLXXXIII. — Angine de poitrine.

(*Observation communiquée par M. le docteur Clavel.*)

Mlle D. W., âgée de 17 ans, à la suite de dérangements dans la menstruation, fut prise d'étouffements et des accidents qui caractérisent l'angine de poitrine.

Pendant plusieurs jours la maladie résiste aux antispasmodiques tels que la valériane, le castoreum et l'assa-fœtida. Les sinapismes et les ventouses sont employés sans succès.

En désespoir de cause, M. le Dr Junod est appelé et applique l'hémospasie sur les extrémités inférieures. Il opère pendant trois jours consécutifs, tantôt sur un membre pelvien, tantôt sur l'autre; dès la première application, les accidents cessent, et les deux suivantes rendent toute médication inutile.

MALADIES DE L'ABDOMEN.

SECTION I.

MALADIES DES VOIES DIGESTIVES.

Obs. CLXXXIV. — Gastralgie.

M. X..., sexagénaire, se rendait dans le Midi pour des motifs de santé, et s'était arrêté à l'hôtel du Louvre, lorsque, dans la nuit du 25 octobre 1859, il fut pris de violentes douleurs à l'épigastre.

M. C. Smith, son médecin, me fit appeler. J'appliquai le dérivateur abdominal, et le calme revint instantanément,

Obs. CLXXXV. — Gastralgie à retour périodique.

Mme X..., âgée de 28 ans, était sujette à une gastralgie à retour périodique, combattue parfois avec avantage à l'aide de préparations opiacées. Un jour, un de ces accès occasionna une anxiété inexprimable : suffocation, nausées, douleurs dilacérantes, s'irradiant dans les épaules.

La persistance de ces symptômes décida M. Henri à me faire appeler. J'hémospasiai les deux extrémités pelviennes et provoquai un état voisin de la défaillance, qui engourdit la douleur. Bientôt un sommeil calme mit fin à la crise.

Depuis, le même moyen a constamment calmé les paroxysmes dès qu'ils se sont reproduits et, aujourd'hui, Mme X... conserve une santé parfaite.

Obs. CLXXXVI. — Hématémèse abondante et paralysie partielle de la face.

M. X...., régisseur du marché d'Aguesseau, âgé de 42 ans, fut affecté d'une hématémèse suivie d'une paralysie du côté gauche de la face.

M. Tournier me fit appeler. L'hémorrhagie céda à la première dérivation ; dès la troisième, les symptômes de paralysie disparurent et la guérison fut complète.

Obs. CLXXXVII. — Occlusion intestinale.

En visitant l'hôpital de Berne, j'eus l'occasion d'y observer une malade âgée de 35 ans, affectée d'occlusion intestinale. Les vomissements étaient incessants, le ventre ballonné ; la constipation résistait à l'emploi des purgatifs drastiques, les douleurs étaient déchirantes.

En raison de la tension des téguments, la cause de l'occlusion intestinale était à l'abri des moyens d'investigation : cependant on croyait pouvoir l'attribuer à une tumeur développée dans les parois du tube digestif.

Des saignées générales, des applications de sangsues sur le point douloureux n'eurent pas assez de puissance pour surmonter la difficulté.

Il fut alors décidé que l'on tenterait l'emploi de notre dérivation.

Dès que nous parvînmes à un état voisin de la lipothymie, nous obtînmes le calme le plus complet. La dérivation fut renouvelée deux heures après, ensuite une seule fois dans les vingt-quatre heures, jusqu'au troisième jour.

Dès lors les moyens ordinaires de la pratique devinrent suffisants pour amener le rétablissement de la santé.

Ce résultat décida les médecins de l'hôpital à pourvoir l'établissement d'un appareil hémospasique.

Obs. CLXXXVIII. — Péritonite, suite de couches. — Métrorrhagie.

Au n° 60 de la salle Sainte-Monique, à l'Hôtel-Dieu, se trouve couchée Marie-Laure, âgée de 23 ans. Elle est affectée d'une péritonite, suite de couches, avec métrorrhagie qui a résisté, en ville et à l'hôpital, à toutes les ressources de la pratique.

L'abdomen est sensible à la plus légère pression ; le décubitus dorsal est seul possible ; les dents et la langue sont fuligineuses, le pouls est fréquent et misérable ; la mort allait bientôt terminer cette scène, lorsque le chef de service, se rappelant les effets de la médication hémospasique, voulut bien nous faire appeler dans le double but de combattre la phlegmasie péritonéale et l'hémorrhagie.

Après dix minutes d'hémospase sur les bras, les plaintes cessent ; nous prolongeons pendant une heure et demie l'action pneumatique, afin de lui donner la puissance voulue, qui n'aurait pu être obtenue plus promptement en raison de la faiblesse extrême du pouls. Les vomissements disparaissent, ainsi que les douleurs abdominales.

Le lendemain, nous revenons à la même médication et l'hémorrhagie cesse sans retour.

Le troisième jour, une dernière hémospase assure la convalescence.

La péritonite dont il s'agit ayant pris un caractère grave.

'hémorrhagie utérine ne pouvait plus être arrêtée par les moyens ordinaires, et la malade aurait pu succomber sans l'hémospasie.

La révulsion fut opérée sur les bras en raison du siége de l'hémorrhagie et de l'état des forces.

SECTION II.

MALADIES DE L'UTÉRUS.

Obs. CLXXXIX. — Métrorrhagie.

Mme X..., âgée de 26 ans, d'un tempérament sanguin, d'une forte constitution, était bien portante le 20 septembre 1862, lorsqu'à la suite d'un exercice d'équitation trop prolongé, elle fut affectée d'une métrorrhagie.

Après avoir subi sans succès un premier traitement à la campagne, elle vint habiter Paris, où elle se confia à M. Despaulx-Ader, qui s'adjoignit M. Danyau. On insista sur l'emploi des irrigations froides continues et très-prolongées.

Enfin, le 11 novembre, ces moyens étant demeurés sans résultat, on leur substitua l'hémospasie.

Les sensations de chaleur, de pesanteur et de douleur cédèrent graduellement à la dérivation sur un bras; si bien que Mme X... dit avoir eu parfaitement conscience du dégagement progressif qui venait de s'opérer. Ce premier résultat eut pour effet de relever le moral profondément affecté.

Une seconde hémospase sur le bras opposé, à neuf heures du soir, fut suivie d'un repos auquel elle n'était plus habituée.

Le 12 et le 13, mêmes dérivations matin et soir.

Le 14, l'hémorrhagie ayant cessé, nous revînmes néanmoins, les jours suivants, aux mêmes applications dérivatives, afin d'assurer le résultat obtenu.

Comme nous l'avions prévu, l'hémorrhagie se reproduisit à la période cataméniale suivante; mais elle céda, sans retour, à quelques nouvelles dérivations sur les bras.

Obs. CXC. — Hémorrhagie utérine.

Mlle X..., âgée de 16 ans, habituellement bien portante, fut prise d'une hémorrhagie utérine qui la réduisit, par degrés, à un tel état de faiblesse, qu'elle ne pouvait soulever la tête, sans éprouver une défaillance. M. Gerdy, à bout de moyens, après s'être enquis de ce que l'expérience m'avait appris sur les effets hémostatiques de l'hémospasie, se décida à y recourir. Une seule hémospase de trente-cinq minutes, sur l'un des bras, nous permit d'arrêter l'hémorrhagie.

Obs. CXCI. — Engorgement du corps et du col de l'utérus avec granulations. — Métrorrhagies fréquentes.

Mme X..., sage-femme, âgée de 34 ans, faubourg du Roule, 117, était affectée, depuis deux ans, d'un engorgement du corps et du col de l'utérus, avec granulations et de fréquentes hémorrhagies. Voyant la maladie rebelle, Aussandon, son médecin, voulut bien me l'adresser.

Les dérivations furent renouvelées, chaque jour, alternativement sur l'un des bras et, au bout d'un mois, l'engorgement et les métrorrhagies avaient disparu.

Depuis plusieurs années, la santé de Mme X... se maintient parfaite.

Obs. CXCII. — Dysménorrhée.

Une jeune fille, âgée de 14 ans, était sujette à une dysménorrhée qui, depuis l'établissement de la menstruation, se reproduisait à chaque période.

Lorsque je fus appelé par M. Durand, les souffrances qu'elle éprouvait à la région hypogastrique lui occasionnaient, depuis vingt-quatre heures, une agitation toujours croissante et résistant aux moyens en usage. Une double application mérique ramena le calme en cinquante minutes, et provoqua le retour des menstrues.

Aux deux périodes suivantes, l'emploi d'un emménagogue aussi puissant nous permit de prévenir la dysménorrhée, et l'état normal s'est définitivement établi.

Obs. CXCIII. — Suppression des menstrues, palpitations.

Désirée Gary, couturière, âgée de 20 ans, entra à l'Hôtel-Dieu, le 3 décembre 1834. Cette jeune fille, d'un tempérament lymphatique, d'une constitution débilitée, venait d'éprouver un violent chagrin, la perte récente de sa mère.

Elle fut atteinte presque immédiatement de palpitations avec élancements vers la région du cœur. La menstruation se supprima et de fréquents vertiges la forcèrent à garder le lit. Un médecin de la ville avait pratiqué une saignée, et fit appliquer des sangsues qui n'apportèrent aucun soulagement.

Le matin, à la visite, on constata un commencement de dilatation du cœur, dont les battements se faisaient entendre dans presque toute l'étendue de la poitrine et s'accomp gnaient d'un léger bruit de souffle. Le pouls était peti irrégulier, la céphalalgie continuelle; les sens de l'ouïe de la vue affaiblis, surtout du côté droit. La jeune mala éprouvait des douleurs dans les régions hypogastrique lombaire. Différentes médications furent tentées sans pl de succès, ce qui décida Magendie à prescrire l'emploi c l'hémospasie.

Le 8 janvier, nous cherchâmes à rappeler la fluxic sanguine vers l'utérus, en choisissant l'époque présume du retour de la menstruation.

A deux heures de l'après-midi, nous diminuâmes l pression atmosphérique sur les deux extrémités inférieur simultanément, d'abord de 1/6, puis graduellement, a delà. Quinze minutes à peine écoulées, les battements d cœur devinrent moins forts; la face, qui était d'un roug livide, devint très-pâle; tendance au sommeil et à la lipo thymie.

Nous revînmes alors à 1/9 d'atmosphère, et, au bou de vingt-cinq minutes, la céphalalgie avait complétemen cédé. Après un sommeil calme de dix minutes le pouls s releva. Nous portâmes de nouveau la diminution à 1/6: un légère sensation de fraîcheur se fit sentir aux mains; l'appli cation dura une heure.

Le 9, pour la première fois, depuis plusieurs semaines la malade put se lever sans éprouver de vertiges; elle eut durant la nuit, un sommeil réparateur; battements d cœur moins forts; plus de vertiges ni de céphalalgie. Lé gère teinte cyanosée des lèvres et de la face.

Le 10, nous revînmes à l'emploi du même moyen; aug

mentant et diminuant la pression atmosphérique d'après l'état du pouls.

Nous réitérâmes encore deux fois la même application, les jours suivants; chaque application dura une heure et fut suivie d'une amélioration marquée.

Après la quatrième, la menstruation se rétablit, dès lors la guérison fut rapide; le 18 janvier cette malade sortit de l'hôpital dans l'état le plus satisfaisant.

Cette guérison s'est maintenue.

Obs. CXCIV. — Suppression de la menstruation. — Ictère.

Denise, âgée de 23 ans, éprouva une vive frayeur et tomba deux fois en syncope à peu d'intervalle. Suppression de la menstruation, ictère, violente céphalalgie traitée à l'aide d'applications de sangsues..

Le surlendemain, 12 décembre 1834, elle fut admise à l'Hôtel-Dieu, salle Sainte-Monique, n° 36, où de nouvelles émissions sanguines demeurèrent sans résultat.

Il fut alors décidé par Magendie que l'on aurait recours à l'hémospasie.

Le 17, à deux heures, nous diminuâmes d'un cinquième la pression sur les deux extrémités inférieures. Au début de cette application, nous eûmes le soin de rétablir de moment en moment l'équilibre de l'air, chaque fois que la malade en manifestait le désir. On peut ainsi obtenir une dérivation puissante sans donner lieu à de la gêne et encore moins à la douleur, si l'on affecte à l'hémospase le temps voulu.

A deux heures quinze minutes, on vit la face pâlir graduellement, la céphalalgie diminua. Après vingt-cinq minutes, calme, absence de toute douleur, tendance au sommeil. Le pouls a augmenté de quinze pulsations par minute A deux heures trente minutes, la malade commence à ressentir des coliques menstruelles. Ces douleurs qui annonçaient le retour de la menstruation, devenant graduellement plus vives et plus rapprochées, nous rétablissons de moment en moment l'équilibre de l'air afin de les modérer.

A deux heures quarante-cinq minutes, elles se calment; nous revenons alors à un cinquième d'atmosphère, et, à trois heures, nous terminons l'hémospase.

Le 18, la malade a reposé la nuit. Il est survenu une leucorrhée abondante, immédiatement suivie de la réapparition des menstrues.

Le 22, elle a pu sortir de l'hôpital en parfaite santé[1].

Obs. CXCV. — Aménorrhée. — Symptômes de phthisie pulmonaire.

Durant le séjour que je fis en Algérie, en 1858, dans le but d'y visiter les hôpitaux et d'y faire connaître les ressources de l'hémospasie, le docteur Négrin, médecin de l'hôpital civil, me conduisit près d'une malade, âgée de 15 ans, qui paraissait sous l'influence d'une diathèse tuberculeuse. Comme elle n'était pas encore nubile et que l'on avait remarqué que les hémoptysies légères, auxquelles elle était sujette, avaient une certaine périodicité, on eut recours aux emménagogues les plus usités, mais sans résultat.

Dans la pensée qu'un changement de climat pourrait lui

[1] Le médecin ne doit nullement se laisser arrêter par ces leucorrhées abondantes, symptôme souvent précurseur du retour de la menstruation lorsqu'elle est rétablie par l'hémospasie.

ètre utile, on l'avait envoyée de Paris chez des parents qu'elle avait à Alger. Ses rhumes devinrent moins fréquents, mais les hémoptysies revenaient avec le même caractère de périodicité. Il fut alors décidé que l'on tenterait l'emploi de l'hémospasie.

Le traitement commença le 3 avril 1858; il consista en dérivations méroscéliques doubles, renouvelées tous les deux jours, et, dès la huitième, la menstruation fut établie.

Depuis, en peu de temps, cette jeune personne a recouvré une santé qui s'est maintenue parfaite[1].

Obs. CXCVI. — Aménorrhée. — État général grave.

Observation par M. B. Chabrely. (*Bulletin médical de Bordeaux*, septembre 1842.)

Le 22 mai 1842, je fus appelé auprès d'une jeune fille du Bouscat, qui semblait toucher à sa fin; elle se nommait Marie Omaillé, âgée de 18 ans, herbagère de son métier. On l'avait transportée sur un âne, et la mère me dit qu'elle avait craint de voir mourir sa fille en route. Cette jeune fille est dans le marasme le plus complet. Sa maladie date de quatre mois; il y en a trois qu'elle garde le lit, dévorée par une fièvre *hectique*. L'affection a débuté par une gastro-entérite aiguë; les antiphlogistiques ont été mis en usage; les saignées générales et locales n'ont pu arrêter les coliques; les diarrhées presque continuelles. Les digestions sont très-pénibles; aussi maintient-on la malade à un régime des plus sévères. Les battements du cœur sont d'une grande fréquence (135 pulsations par minute). Je m'in-

[1] Les hôpitaux civils et militaires d'Alger sont actuellement pourvus de ces appareils hémospasiques.

forme de l'état de la menstruation : elle n'a pas eu lieu depuis le début de la maladie, et n'a paru que trois fois, à de distances inégales, depuis la nubilité. Je diagnostique une affection chlorotique, et je prescris dès lors une alimentation plus abondante et plus substantielle. Les pastilles de lactate de fer et quelques gouttes de teinture de digitale matin et soir. dans une tasse d'infusion de tilleul. Je comptai avant tout sur les emménagogues ; mais auxquels aurais-je recouru ? ils sont tous plus ou moins excitants. Je m'étais trouvé, tout dernièrement, à une séance de la Société médicale d'émulation, à laquelle assistait M. le Dr Junod ; il nous avait fait part des succès qu'il avait obtenus dans l'aménorrhée, au moyen de ses appareils hémospasiques, et l'un de nous, M. le Dr Bense, se chargea de faire des expériences à l'aide de ces ventouses.

L'appareil fut appliqué pendant une heure, tous les deux ou trois jours ; M. Bense opérait tantôt sur une extrémité, tantôt sur l'autre. Dès la huitième séance, la jeune fille accuse de la pesanteur du côté du bassin et des cuisses. chaque séance ne fait qu'augmenter cette pléthore du cercle inférieur. Vers la quinzième application, il s'établit une leucorrhée qui devient chaque jour plus abondante. La santé arrive à pas de géant ; l'embonpoint augmente chaque jour ; l'appétit, le sommeil sont excellents ; la jeune fille peut faire à pied la moitié du chemin depuis le Bouscat jusqu'à la rue des Lois. Après la vingtième séance, les menstrues apparaissent et procurent à la malade un bien-être inespéré. On donne en tout vingt-sept séances. Ainsi, en quarante jours, une maladie jugée mortelle très-prochainement, une affection supposée phthisique, cède à l'emploi du procédé indiqué par M. Junod. Cette jeune fille, que toute la commune du Bouscat croyait vouée à la mort, est grasse et fraîche, elle a repris ses occupations dès le milieu du mois de juillet.

Je rappellerai, à l'occasion de ce fait, qu'un rapport fut adressé par M. Bense à la Société d'émulation de Bordeaux, et que cette observation a été reproduite dans le *Bulletin thérapeutique.*

SECTION III.

MALADIES DES VOIES URINAIRES.

Obs. CXCVII. — Colique néphrétique occasionnée par la présence de graviers dans les reins.

M. X..., âgé de 46 ans, fut pris pour la seconde fois de colique néphrétique le 26 août 1874. Les douleurs étaient immenses et donnèrent lieu à des vomissements incessants et à des convulsions générales, ce qui décida M. Martin à nous adjoindre à lui.

Le malade fut couché dans une position déclive approchant de la verticale, et le vide fut opéré sur les quatre extrémités simultanément. En nous guidant sur les pulsations de la temporale, nous obtînmes en cinquantes minutes une détente générale; dès ce moment les douleurs cédèrent complétement. Cependant, pour mieux en prévenir le retour, l'hémospase fut continuée en maintenant le pouls à l'état filiforme pendant vingt minutes.

Obs. CXCVIII. — Cystite aiguë.

X..., âgé de 21 ans, éprouvait à la région lombaire

des douleurs qu'il crut pouvoir calmer par l'application d'u vésicatoire sur la même région.

Le surlendemain, il fut admis à l'hôpital Beaujon, servic du docteur Huguier, où l'on constata que ce jeune homm était affecté d'une cystite cantharidienne et d'une bler norrhagie récente.

Le traitement antiphlogistique le plus énergique avai été employé en ville; cependant le cathétérisme était en core indispensable, bien qu'il occasionnât des hématurie et qu'il aggravât d'autres accidents.

On eut alors recours à une hémospase sur les deu extrémités inférieures simultanément.

En cinquante-cinq minutes, nous obtînmes les premier degrés de la défaillance et la miction put s'effectuer spontanément. Cette séance fut suivie d'un sommeil calme e prolongé.

Deux nouvelles hémospases sur les bras et quelque bains suffirent ensuite pour assurer une prompte convalescence.

Obs. CXCIX. — Cystite chronique.

M. X..., âgé de 45 ans, membre de la Chambre de députés, était affecté d'une cystite qui résistait depuis hui mois aux moyens les plus usités, ce qui décida M. Gendrii à tenter l'emploi de l'hémospasie.

Sous l'influence des dérivations quotidiennes que j'opérai sur les bras, les symptômes s'amendèrent graduellement

Après la quinzième, M. X... put reprendre ses occupations, et le rétablissement s'est confirmé.

MALADIES GÉNÉRALES.

SECTION I.

FIÈVRES.

CC. — Choléra au début.

Mme X..., âgée de 47 ans, d'un tempérament sanguin, rentrait chez elle le 8 septembre 1833, après avoir dîné en ville; on lui apprit alors qu'une personne de sa maison venait d'être atteinte du choléra. Cette nouvelle la frappa d'une terreur si profonde, qu'elle éprouva aussitôt des vertiges, des éblouissements, des tintements d'oreille et des déjections alvines, caractéristiques.

Appelé dès le début, je crus devoir établir une dérivation énergique et rapide, en plaçant immédiatement les extrémités inférieures sous une pression atmosphérique moins dense. Le vide fut fait à un quart d'atmosphère, et à l'instant les tranchées si douloureuses, qui revenaient par intervalles, cessèrent complétement; en même temps disparurent les vertiges, les éblouissements et autres symptômes de congestion encéphalique. Néanmoins, le pouls fut maintenu à l'état filiforme durant cinquante-cinq minutes.

Le jour suivant, il ne restait plus qu'un peu d'altération de la face et une certaine dépression des forces. Cette amélioration persista pendant toute la journée, et, trois jours après, le rétablissement était complet.

Obs. CCI. — Choléra au début.

Rougemont, âgé de 31 ans, éprouvait depuis quelques jours des lassitudes qui se renouvelaient fréquemment sans cause apparente, lorsque, le 4 juillet 1848, il fut pris de crampes, de vertiges, de céphalalgie, de hoquet et de vomissements caractéristiques. Nous opérâmes à l'instant une énergique dérivation sur l'une des extrémités inférieures, où il ressentait un froid glacial. Un large cataplasme chaud fut placé sur l'abdomen, des bouteilles de grès aux pieds; l'eau de Seltz fut prise en boisson, dans le but de calmer les vomissements et les nausées.

Après trente-cinq minutes, la céphalalgie avait complétement cédé, et la plupart des autres symptômes avaient disparu; le pouls était devenu filiforme par l'effet de notre dérivation énergique, et il fut maintenu dans cet état jusqu'au moment où, après quarante-cinq minutes, le front se couvrit de sueur.

La jambe fut alors retirée du récipient. Elle se trouvait fortement cyanosée. La transpiration, qui avait commencé au front, ne tarda pas à devenir générale, et elle persista pendant près de vingt-quatre heures.

Nous ne dûmes revenir à l'hémospasie qu'une seule fois, le lendemain, pour combattre des douleurs assez vives qui étaient survenues dans les muscles longeant la colonne vertébrale.

Dès lors, la guérison eut lieu sans nouveaux accidents.

M. Duchesne-Duparc, qui nous avait confié ce malade, a reconnu que cet auxiliaire puissant l'avait dispensé d'avoir recours à l'emploi des émissions sanguines, qui se trouvaient surtout indiquées en raison de l'état pléthorique du sujet.

Obs. CCII. — Choléra confirmé.

Dans la matinée du 5 septembre 1854, je fus appelé auprès d'une femme, âgée de 26 ans, à une distance de 1 kilomètre environ de la ville de Langres.

Au moment de mon arrivée, elle avait des crampes violentes aux extrémités et à différentes régions du corps. Ces crampes étaient tellement douloureuses, que la malade se roulait dans son lit où l'on pouvait à peine la maintenir, et qu'elles lui arrachaient des cris déchirants.

Depuis la veille elle éprouvait un malaise général, des céphalalgies sus-orbitaires, de l'anxiété épigastrique, des nausées continuelles, des déjections alvines fréquentes; le pouls était faible et à 95 pulsations.

Je me hâtai d'opérer une dérivation énergique sur le membre inférieur gauche, dérivation que j'activai au moyen de tuiles chauffées au four. Sous l'influence combinée de la chaleur et de la dérivation puissante de l'appareil hémospasique, les crampes, les nausées, la céphalalgie, les déjections alvines disparurent à l'instant et complétement.

Toutefois, afin de produire sur les centres nerveux une influence encore plus sédative, je portai la dérivation hémospasique à ses dernières limites en affaiblissant graduellement le pouls par la seule action du vide, au point de le rendre imperceptible à la radiale.

La séance dura quarante-cinq minutes. Dans cet intervalle, la circonférence de la jambe hémospasiée avait augmenté de 6 centimètres, et sa teinte, au lieu d'être rouge, était cyanosée, ainsi que cela s'observe dans les affections adynamiques. La malade était calmée et ne se plaignait que de la débilité extrême à laquelle je venais de la réduire.

Le soir, je la trouvai dans les conditions les plus rassurantes : le retour du pouls à son rhythme normal, la continuation de la sueur me dispensèrent de revenir à l'application dérivative. Le 6, à ma visite du matin, une réapparition légère de la céphalalgie fut dissipée par une dernière hémospase.

CCIII. — Choléra confirmé.

Une femme âgée de 36 ans, atteinte par l'épidémie, fut reçue à l'hôpital de Saint-Dizier.

Le 21 août 1854, je vis la malade, le pouls, qui était faible, donnait 92 pulsations; les extrémités étaient froides et légèrement cyanosées; des déjections et des vomissements caractéristiques se répétaient à peu près toutes les demi-heures. Elle accusait une sensation continue d'oppression à l'épigastre accompagnée de hoquet, et de vives douleurs à la région dorsale, qui la mettaient dans une anxiété extrême.

Aucun moyen n'ayant pu la calmer, M. Catel, médecin en chef de l'hôpital, n'hésita pas à employer l'hémospasie. En sa présence et en celle de M. Reber, je pratiquai la dérivation sur l'une des extrémités inférieures entourée de boules d'eau chaude, afin de provoquer la transpiration ainsi que nous l'avons dit plus haut. Sous l'influence de l'entraînement mécanique du sang vers cette extrémité, la malade fut calmée en quinze minutes, délivrée des douleurs vives qu'elle ressentait à la région dorsale, et tout son corps se couvrit de sueur.

Le 22, cette sueur générale et l'apparition des menstrues qui, la veille, avaient immédiatement suivi l'hémospase, semblaient s'être substituées aux évacuations alvines et aux vomissements, lesquels avaient complétement cessé.

La malade avait reposé durant la nuit; le pouls, à 78, avait diminué en fréquence, repris de la force; nous fûmes ainsi dispensés de revenir à l'emploi de la dérivation, et, depuis, la marche vers la guérison a été rapide.

Obs. CCIV. — Choléra. — Période algide.

Mme X..., âgée de 37 ans, était affectée depuis la veille de vertiges, de déjections alvines et d'autres symptômes prémonitoires du choléra, lorsque, dans la matinée, elle éprouva un refroidissement subit avec cyanose. Il survint des crampes qui lui arrachaient des cris déchirants. Elles avaient ordinairement lieu aux extrémités inférieures; mais parfois elles se produisaient à différentes régions.

Les vomituritions étant continuelles, M. le Dr Laclef se trouva dans l'impossibilité de faire administrer des médicaments qui auraient été rejetés, et ne vit d'autre ressource que dans l'emploi de l'hémospasie. Le dégagement que nous obtînmes en sa présence fut en quelque sorte instantané. En effet, les crampes et les autres symptômes cédèrent à l'instant.

Le lendemain, il survint de l'hémoptysie et un point de côté; mais ces accidents ne résistèrent pas à une seconde et dernière attraction pneumatique.

Depuis, la guérison eut lieu sans accidents nouveaux.

Obs. CCV. — Choléra. — Période algide.

Me trouvant de service, le 12 juin 1848, au poste médical fondé par le maire de mon arrondissement, rue de l'Union, je fus appelé près de la nommée Constance, qui venait d'être prise de vertiges dans la rue. Le lendemain, après avoir eu plusieurs selles liquides pendant la nuit et quelques coliques, elle fut prise de vomissements caractéristiques; puis les déjections devinrent liquides et blanchâtres.

Le pouls, presque imperceptible, donnait 90 pulsations, l'eau de Seltz prise en boisson était rejetée tout aussitôt, et il en eût été de même de tous les médicaments donnés à l'intérieur. La voix s'affaiblissait, la langue était froide, ainsi que les extrémités, qui prenaient graduellement une couleur cyanosée.

Bientôt la malade parut dans une anxiété extrême par suite de crampes à l'épigastre et d'un point douloureux qu'elle ressentait dans la région lombaire; elle nous dit: « Retirez-moi cette douleur qui me tue. »

Nous opérâmes la dérivation hémospasique sur l'une des extrémités inférieures; le pouls, déjà très-faible, devint vermiculaire; la douleur paraissant céder, nous continuâmes malgré cela cette médication jusqu'au moment où le calme fut rétabli. La séance dura en tout deux heures; la jambe sur laquelle nous avions opéré était plutôt noire que cyanosée. La transpiration, froide d'abord, devint halitueuse et s'étendit à tout le corps.

Depuis, la convalescence s'est établie.

Nous devons faire observer ici que l'hémospasie, nous

rendant en quelque sorte maître de la circulation, permet d'y associer sans danger les moyens de caléfaction les plus énergiques. Aussi, au début de la séance nous avions fait placer deux bouteilles de grès près du récipient.

Si l'emploi du calorique est utile dans le traitement du choléra, ce que l'on ne peut mettre en doute, cette chaleur d'emprunt peut souvent paralyser les efforts de réaction et provoquer des accidents cérébraux très-graves, surtout lorsqu'il n'est pas associé à l'hémospasie.

Chez le cholérique la sensation du froid est abolie; glacé, il se plaint d'avoir chaud, et souvent même il ne sent la chaleur qu'au moment où elle produit la brûlure; c'est donc au retour de la circulation normale qu'il faut demander la chaleur.

Obs. CCVI. — Choléra cyanose.

Une femme, âgée de 42 ans, atteinte de l'épidémie, fut admise le 21 août 1854 à l'hôpital de Saint-Dizier. Le pouls, à peine sensible, donnait 102 pulsations. Les évacuations alvines étaient caractéristiques et se renouvelaient fréquemment. Tout le corps était cyanosé ou plutôt d'un rouge cuivré, les yeux étaient fortement injectés; d'une voix éteinte la malade demandait de l'air.

Ce fut dans de telles circonstances que le médecin en chef de l'hôpital, ayant vu tous les moyens échouer, proposa l'emploi de l'hémospasie, qui fut appliquée en sa présence.

D'abord la malade reprit de la physionomie, la respiration devint graduellement tout à fait libre, la somnolence et la céphalalgie cédèrent et, la transpiration s'étant établie, la séance fut terminée au bout de quarante-cinq minutes.

Le 22, le bien-être obtenu avait persisté, la jambe, qui avai subi la veille l'action dérivative, tendait à reprendre graduellement son volume, bien que d'une manière plus lent que cela ne s'observe dans toute autre maladie, et la transpiration provoquée semblait encore ici avoir arrêté les évacuations, qui ne s'étaient plus reproduites.

Obs. CCVII. — Choléra. — Commencement d'asphyxie.

Un jeune homme de 19 ans, le nommé Mauperin (Ernest), de Pont-Varin, avait reçu dans son village les premiers soins; mais, en raison de la gravité de son état, il fut transporté à l'hôpital de Vassy le 19 août 1854.

Au moment de la visite, ce jeune homme se trouvait dans un état voisin de l'asphyxie, bien qu'il ne fût qu'au début de la période algide. Le pouls était très-faible, à 86. Devant une telle difficulté, les médecins de l'hôpital trouvèrent l'occasion favorable pour juger l'effet de notre dérivation; en leur présence, et en peu d'instants, on put observer une amélioration marquée, moins de quinze minutes nous suffirent pour rendre la respiration tout à fait libre.

Quelques jours après cette seule hémospase, ce jeune homme a pu sortir de l'hôpital sans avoir dû subir d'autres traitements.

Obs. CCVIII. — Choléra. — Accidents comateux.

Bontemps (Maximilien), âgé de 9 ans, touchait à la convalescence d'une attaque de choléra très-grave pour laquelle avait été admis à l'hôpital de Langres; dans la nuit du septembre, il fut pris de délire, se releva plusieurs fois t parcourut la salle.

Le lendemain, à la visite, on remarqua dans l'expression e sa physionomie une altération profonde; ses réponses taient lentes; et aussitôt il retombait dans son état de somiolence comateuse, les yeux entr'ouverts.

Le pouls, faible, donnait 85 pulsations. La persistance de es phénomènes nerveux, qui avaient résisté deux jours à a médication la mieux dirigée, fit pencher MM. de Montrol t Millet pour notre moyen dérivatif.

Nous plaçâmes l'appareil sans que l'enfant parût s'en ocuper.

Sous la puissante influence de la dérivation, la connaisance revint, le pouls était devenu à peu près insensible, t le malade, interrogé après une séance de vingt minutes ur l'effet qu'il en avait ressenti, répondit dans son langage : « Je crois que cela m'a fait un peu mal à la jambe, nais du bien au corps. »

Le lendemain, le coma et les évacuations caractéristiques ie se reproduisirent plus. Nonobstant l'amélioration bien ensible qui venait d'être obtenue, une certaine tendance u retour de la somnolence pouvait se reproduire, et cela ious détermina à revenir à l'application hémospasique, qui ious avait si bien réussi la veille.

Dès lors la guérison fut rapide, et le malade ne tarda pas i sortir de l'hôpital.

Obs. CCIX. — Choléra. — Accidents comateux.

La nommée Ténadée (Françoise), âgée de 22 ans, couturière, fut reçue le 13 juin 1848 à l'hôpital de la Charité salle Saint-Martin, n° 2, service de M. Briquet.

Il y avait cinq jours qu'elle y était traitée d'une métrite lorsqu'elle fut prise de choléra. La réaction, en s'établissant, amena une céphalalgie gravative et le coma.

Ces accidents ayant résisté pendant deux jours aux moyens les plus actifs, le chef de service eut recours à notre méthode dérivative.

Le 25, nous plaçâmes l'une des extrémités inférieures dans le récipient; comme la malade était très-faible, en moins de quelques minutes le pouls fut amené à l'état filiforme.

Dès le début de la séance, on put facilement observer les effets variés produits par le déplacement du sang.

Au bout de quinze minutes, les paupières abaissées se relèvent graduellement, le sopor est moins prononcé, la malade répond avec plus de facilité aux questions qui lui sont adressées. La céphalalgie cède graduellement, le sens de la vue est moins obscurci et les conjonctives paraissent moins injectées qu'elles ne l'étaient au début de la séance; un thermomètre, que nous avions placé à la tempe, indique une diminution de trois degrés.

Il ne fallut pas moins de trente-cinq minutes de dérivation pour que la céphalalgie et l'état comateux fussent complétement dissipés. Aussi, afin de mieux assurer la durée des effets que nous venions d'obtenir, l'appareil fut maintenu en activité pendant plus d'une heure.

Le 26, une nouvelle séance suffit pour amener la convalescence, qui eut lieu sans que la métrite, pour laquelle la malade était entrée à l'hôpital, se fût reproduite.

Le 3 juillet, il y eut une nouvelle apparition de céphalalgie, de vertiges, qui fut suivie d'engourdissement aux membres supérieurs, d'insensibilité de la peau, de fourmillement, de contraction avec rigidité des doigts dans la paume des mains et des avant-bras qui étaient tenus fixes dans la pronation.

Mais ces accidents, suivis d'un abcès qui se forma dans l'oreille externe, furent conjurés aussitôt par une hémospase lipothymique et n'eurent pas assez de durée pour entraver la marche de la guérison.

Obs. CCX. — Choléra. — Accidents comateux.

La nommée Lecourt, âgée de 18 ans, était atteinte depuis quatre jours du choléra, lorsqu'elle fut reçue à l'Hôtel-Dieu, le 2 juillet 1842, dans le service du Dr Bally.

Depuis deux jours, les selles et les vomissements ont complétement cessé; mais le pouls, large et mou, donne 90 pulsations, le facies est amaigri et caractéristique; la malade a des douleurs gravatives qui occupent les tempes et le front, tendance au coma; la langue est fuligineuse, ainsi que les dents et les lèvres. Les extrémités, qui sont encore légèrement cyanosées et au-dessous de la température normale, sont le siége de vives douleurs, dès qu'on leur imprime le plus léger mouvement; gargouillement prononcé dans les fosses iliaques.

Dans le but de combattre la céphalalgie et la tendance au coma, Bally prescrivit l'emploi de notre ventouse.

A peine quinze minutes écoulées, la malade nous dit que la céphalalgie s'était dissipée.

Nous continuâmes l'action hémospasique, pendant trois

heures, afin de prévenir le retour du sang qui tend toujours à se reporter vers la région plus spécialement affectée

Nous réitérâmes plusieurs fois dans la journée ces applications, et, le lendemain, il y eut une amélioration notable; cependant la céphalalgie gravative s'était reproduite pendant la nuit et avec elle la même tendance au coma.

Pendant les quatre jours qui suivirent, nous revînmes aussi souvent que le cas l'exigeait, à la dérivation hémospasique.

Le 10, cette malade entra en convalescence et la guérison devint complète.

Obs. CCXI. — Choléra. — Accidents consécutifs.

Observation communiquée par M. le docteur Catel.

Le nommé Vare, âgé de 24 ans, terrassier au chemin de fer, a été traité à l'hôpital de Saint-Dizier pour un cas de choléra grave et, dans sa convalescence, il fut pris tout à coup de vives douleurs au côté droit de la poitrine.

Le pouls qui était très-faible devint fréquent. Comme ces douleurs avaient résisté pendant deux jours à l'emploi de tous les moyens en usage, M. le docteur Junod appliqua sa ventouse sur la jambe gauche du malade et maintint cette jambe dans le vide pendant trente-cinq minutes. Vers la fin de cette application, le pouls, notablement réduit dans son volume, avait perdu cinq pulsations de sa fréquence. Une sueur générale s'était établie, et aux douleurs de la tête, de la poitrine, à la gêne de la respiration, avait succédé un calme tellement instantané et complet que le malade n'éprouvait plus qu'une grande tendance au sommeil. Depuis, la guérison ne s'est pas fait attendre.

A la sortie de l'appareil, la jambe avait augmenté de volume et cette augmentation, au niveau du mollet, était de 5 centimètres de circonférence.

La couleur de la jambe était toute spéciale; ce n'était pas la couleur qui survient à la suite de l'application des ventouses dans d'autres maladies; c'était une teinte cyanosée qui rappelait celle dont le malade avait été affecté au début; il semble ici que le sang n'a pas encore pu reprendre sa couleur normale, et qu'il conserve, même dans la convalescence, le cachet qui lui est propre dans cette affection.

Du reste on ne remarque ni œdême, ni douleur dans l'extrémité hémospasiée. La quantité de sang qui y est attirée paraît considérable et facilite beaucoup le dégorgement des organes supérieurs, cela sans affaiblissement pour le malade, ce qui est surtout précieux dans le traitement de la maladie dont il s'agit.

Dr A. CATEL,

MÉDECIN DE L'HÔPITAL DE SAINT-DIZIER.

Saint-Dizier, le 23 août 1854.

Si le choléra n'offre presque plus d'intérêt actuel, il ne faut pas oublier que cette maladie sévit périodiquement sur l'Europe occidentale et que, durant le cours des épidémies, elle préoccupe vivement les médecins et le public, tout à la fois. Ces souvenirs encore présents à notre mémoire et la gravité du fléau nous ont conduit à développer le sujet et à fournir un assez grand nombre d'observations à l'appui de notre pratique. Le lecteur n'oubliera pas les remarques faites dans l'article *Maladies générales* de la partie thérapeutique où nous avons fait ressortir l'influence qu'exerce l'hémospasie sur la circulation et sur le système nerveux des cholériques.

Ajoutons ici, à titre de réflexions découlant des observations ci-dessus, que l'hémospasie offre l'immense avantage de s'appliquer à toutes les périodes du choléra, de combattre les congestions, les stases sanguines et les symptômes nerveux aussi bien au début qu'au moment de la réaction et même pendant la période algide. Il est bien entendu que ce moment critique où les forces sont profondément déprimées, où la réaction trouve à peine dans l'organisme de quoi s'établir, que ce moment, dis-je, exige de la part du médecin un tact et une prudence extrêmes, puisqu'il tient en ses mains un appareil qui modifie la circulation comme il l'entend, et qu'il pourrait arriver même à la faire cesser tout à fait, s'il allait trop loin. Quoi qu'il en soit, l'opérateur exercé peut toujours être utile aux cholériques dans toutes les phases de l'évolution morbide. Or, est-il un autre remède, un autre procédé dont on puisse dire autant?

Comme il n'existe aucune médication spéciale contre le choléra, chaque période demande un nouveau système de traitement. Les émissions sanguines ont pu rendre des services au début et durant la réaction; mais elles ont été difficilement applicables à la maladie confirmée. Les opiacés qui diminuent la fréquence des déjections alvines sont dangereux pendant la période congestive. Les révulsifs cutanés perdent toute leur puissance chaque fois que la maladie prend un caractère grave. L'hémospasie seule offre une dernière ressource pour détourner des organes atteints une quantité de sang suffisante, et, comme nous l'avons dit si souvent, il ne s'agit pas d'une spoliation définitive. Tels sont les motifs qui nous ont porté à insister sur le traitement hémospasique du choléra.

Obs. CCXII. — Fièvre typhoïde à forme cérébrale.

Une jeune personne qui se trouvait dans un pensionnat, près de Genève, fut affectée d'une fièvre typhoïde et reçut les soins de M. Coindet.

Depuis huit jours les bains, les affusions d'eau froide, les moyens les plus usités étaient demeurés sans résultat pour combattre le délire. Mon honorable confrère, ayant appris ma présence dans la ville, me fit demander. La dérivation triompha du délire en cinquante minutes, et dès ce moment la jeune malade parut hors de danger.

Un résultat aussi concluant conduisit M. Coindet à demander un de mes dérivateurs pour l'hôpital cantonal des aliénés dont il était médecin.

Obs. CCXIII. — Fièvre typhoïde. — Accidents cérébraux.

Mlle X..., âgée de 15 ans, était au cinquième jour d'une fièvre typhoïde, lorsqu'elle fut prise de délire dans un bain peut-être trop chaud.

M. Chomel, appelé en consultation, proposa l'emploi de notre méthode. Une seule hémospase ramena cette jeune personne à la conscience de ses actes, et, dès lors, l'affection typhoïde suivit une marche régulière jusqu'à la guérison.

Obs. CCXIV. — Fièvre typhoïde à forme cérébrale.

Durant un séjour que je fis à Lausanne, je fus consulté pour une jeune pensionnaire, âgée de 19 ans, atteinte d'une fièvre typhoïde, et je m'adjoignis M. Delaharpe, médecin de l'hôpital cantonal. La médication hémospasique devint la base de notre traitement. La première dérivation fit cesser le délire; toutefois nous revînmes à de nouvelles applications pour en prévenir le retour. Dès le sixième jour, nous pûmes nous dispenser de tout moyen actif, et le rétablissement ne se fit pas attendre.

Obs. CCXV. — Fièvre typhoïde. — Acccidents cérébraux.

Un matelot, âgé de 22 ans, entré depuis huit jours à l'hôpital Melville, à Chatham, avait été pris d'une fièvre typhoïde avec délire. Le chef de service, M. Mac Clachie, voulut bien recourir à l'emploi de l'hémospasie. Vers la fin de notre première dérivation, le malade recouvra sa pleine connaissance. Depuis, la fièvre suivit une marche rapide vers la guérison sans nouveaux accidents.

Obs. CCXVI. — Fièvre typhoïde à forme cérébrale.

Mlle X..., âgée de 10 ans, était au quatrième jour d'une fièvre typhoïde, lorsque M. Girou de Busareingues me fit appeler. Il reconnaissait l'insuffisance des médications en usage pour combattre des accidents cérébraux aussi graves que ceux qui se présentaient.

Ces accidents cédèrent à une première dérivation dont les effets dépassèrent nos espérances et, pour prévenir plus sûrement le retour de ces accidents, le traitement hémospasique fut continué tant que l'état fébrile persista, ce qui ne laissa pas que d'abréger la durée de la maladie.

Obs. CCXVII. — Fièvre typhoïde à forme ataxique. — Accidents cérébraux.

M. X..., âgé de 21 ans, fut atteint d'une fièvre typhoïde; en raison des complications cérébrales qui se manifestèrent dès le troisième jour, on dut avoir recours à une saignée et à une application de sangsues; mais le délire et l'agitation n'en persistèrent pas moins.

MM. Gillette, Amussat et Cisset décidèrent alors que le malade serait soumis à la méthode hémospasique.

Ce jeune homme étant d'une constitution robuste, je pratiquai une double hémospase; le délire céda en cinquante minutes à l'entraînement simultané du sang vers les deux extrémités inférieures. Nous revinmes à d'autres dérivations, matin et soir, mais sur une seule extrémité.

Le sixième jour, nos confrères ayant remarqué qu'un peu d'agitation se reproduisait vers cinq heures du soir crurent devoir administrer le sulfate de quinine; les résultats furent contraires à ce qu'ils avaient espéré et ils s'en tinrent à l'emploi de l'hémospasie.

Le huitième jour, l'état du malade était devenu tellement satisfaisant, que l'on crut pouvoir se dispenser de la séance du soir. Mais, dans la nuit, le délire revint avec tout le cortége des accidents primitifs; je fus rappelé aussitôt; l'agitation céda, en quarante minutes, à une dérivation énergique. Il fut alors décidé qu'à l'avenir les hémospases seraient renouvelées soir et matin jusqu'à la convalescence; elle ne se fit pas attendre.

J'insiste sur les circonstances suivantes : le délire cède à une hyperhémospase de cinquante minutes; l'hémospasie enraye des intermittences qui ont résisté au quinquina; enfin, le traitement hémospasique, trop tôt suspendu, a dû être repris pour assurer la guérison.

Obs. CCXVIII. — Fièvre typhoïde à forme intermittente.

Mlle X..., âgée de 16 ans, était affectée d'une fièvre typhoïde qui avait pris une forme intermittente.

Les moyens usités n'ayant pas produit les résultats qu'on se promettait, le Dr Martinet, connu par ses travaux sur les maladies cérébrales, et qui connaissait les effets antipériodiques de l'hémospasie, me fit appeler. Une seule application dérivative suffit pour écarter le danger et assurer le rétablissement.

Obs. CCXIX. — Fièvre typhoïde à forme thoracique compliquée d'oppression intense et d'accidents cérébraux. — Hypérémie de la rate.

Un militaire, âgé de 27 ans, atteint, en Afrique, d'une fièvre intermittente, avec engorgement persistant de la rate, fut renvoyé en France. Parvenu à Chaumont (Haute-Marne), il entra à l'hôpital, le 20 septembre 1854, pour une fièvre typhoïde, accompagnée de dyspnée intense, d'une réaction vive et d'accidents cérébraux.

Le chef de service, M. Mougeot, réclama pour ce malade l'application de notre dérivateur. En sa présence et devant MM. Vergne et Ribal, une seule hémospase suffit pour combattre avec succès la dyspnée, les accidents cérébraux, et pour réduire de 8 centimètres le diamètre vertical de la rate, et de 4 centimètres son diamètre transversal. Depuis, aucune nouvelle complication n'est survenue[1].

Obs. CCXX. — Fièvre typhoïde à forme thoracique compliquée d'accidents cérébraux et de paralysie.

..., âgée de 27 ans, d'un tempérament sanguin, affectée d'une fièvre typhoïde à forme thoracique, fut admise à l'hôpital de la Charité, le 15 janvier 1846, service de M. Briquet. Elle avait été prise de frissons, d'étourdissements, d'épistaxis. A son entrée, le pouls était à 110 pulsations, régulier, peau chaude, toux fatigante sans expectoration. La percussion décelait un peu de matité sous l'omoplate gauche; somnolence, céphalalgie, taches lenticulaires sur la poitrine. Vers la fin du second septennaire, les symptômes thoraciques s'aggravèrent, et il survint des accidents cérébraux caractérisés par des spasmes musculaires et une paralysie complète de l'extrémité inférieure droite.

Ces complications décidèrent M. Briquet à avoir recours à l'hémospasie. Nos dérivations furent renouvelées tous les soirs, et, dès la huitième, la malade entra en convalescence.

Obs. CCXXI. — Fièvre typhoïde à forme thoracique.

M. X..., âgé de 19 ans, fut affecté d'une fièvre typhoïde, le 3 mai 1857.

D'abord, elle fut légère; mais, à la fin des deux premiers septennaires, elle revêtit une certaine gravité.

[1] Cette diminution très-notable de la rate est une nouvelle preuve de la puissance de l'hémospasie sur la masse des fluides en circulation, et rapproche singulièrement son action de celle de l'alcoolé de quinine, si souvent expérimenté par M. Piorry, qui réduisait ainsi le volume de la rate en présence de ses élèves.

Le 17, l'expression des traits s'altéra; le malade se plaignit d'étouffer; les inspirations s'élevaient à 34 par minute; la toux était fatigante et sèche; il y avait un peu de matité en bas et à gauche; le pouls donnait 125 pulsations; la température s'élevait à 40°,5. La langue était sèche et d'un rouge vif à la pointe; somnolence et délire pendant la nuit, carphologie.

Des sinapismes appliqués au mollet y avaient occasionné des escharres gangréneuses.

Dans une consultation avec M. Monod, il fut décidé que l'on aurait recours à l'hémospasie, et nous fûmes appelé. Sans nous laisser arrêter par l'état des téguments du mollet qui se trouvaient suffisamment soutenus par une bande, nous opérâmes la dérivation sur l'une des extrémités inférieures; après quarante-cinq minutes, de 34, les inspirations descendirent à 21, et l'oppression céda; température 39°.

Le soir, à huit heures, nouvelle hémospase sur l'extrémité opposée.

Le 18, la respiration continua à être libre et le délire ne revint pas.

Hémospase le soir.

Le 19, la convalescence s'établit.

Obs. CCXXII. — Fièvre typhoïde compliquée d'hémorrhagies intestinales.

Visitant pour la première fois l'hôpital de Bâle, j'eus l'occasion d'y observer un jeune malade, âgé de seize ans, qui, au septième jour d'une fièvre typhoide, se trouvait affecté d'une hémorrhagie intestinale, avec délire.

Cette hémorrhagie était d'autant plus grave que, la veille,

l en avait eu une semblable, à la même heure, vers trois heures de l'après-midi.

Notre dérivation, pratiquée sur un bras, abaissa la température du corps en diminuant le volume du pouls, elle amena le retour de l'intelligence en faisant cesser le délire, qui durait depuis trois jours, et l'hémorrhagie céda.

Pour prévenir le retour de ces accidents, la même dérivation fut renouvelée les jours suivants, et, dès le quatrième, on put cesser le traitement hémospasique.

La fièvre typhoïde poursuivit son évolution naturelle, et, dès la fin du troisième septennaire, ce jeune malade entra en convalescence[1].

La fièvre typhoïde étant une des grandes pyrexies qui occasionnent de cruels ravages parmi les populations des villes et des campagnes dans nos climats, il ne sera pas sans intérêt de nous arrêter un instant sur les ressources spéciales que nous offre l'hémospasie pour en combattre les symptômes et les complications.

En effet, le médecin se trouve souvent désarmé en présence de cette fièvre de mauvaise nature, où le sang est altéré et où les grandes fonctions de l'économie sont déprimées. Il ne saurait songer à tirer du sang comme dans les phlegmasies des organes parenchymateux. L'état de la peau et des capillaires lui interdit souvent les vésicatoires ; enfin, il n'est pas toujours libre de révulser par les purgatifs sur la muqueuse intestinale ulcérée.

[1] Ce résultat, joint à d'autres, conduisit l'administration à nous faire la demande d'un appareil hémospasique.

Cela étant, que faire en présence de ces hypérhémies passives si fréquentes dans la maladie en question, hypérhémies qui se manifestent tantôt vers l'intestin, le foie et la rate, tantôt vers le cerveau et la poitrine, devenant ainsi l'origine de phlegmasies lentes et mal déterminées.

Dans tous ces cas, le principe du mal est l'injection des vaisseaux capillaires des organes les plus essentiels à la vie.

L'indication est nette et pressante; il faut dégorger ces viscères, afin de rétablir la circulation des fluides. Mais, comme nous le disions tout à l'heure, on est souvent désarmé quand on n'a à sa disposition que les moyens ordinaires de la thérapeutique.

Il est vrai qu'on a cherché à y suppléer, même dans ces derniers temps, par l'application de ventouses sèches multiples; le nombre de ces ventouses a été porté jusqu'à 100 par jour; nous avons combattu, dans un autre endroit de ce livre, les objections faites à la grande ventouse et nous avons démontré surabondamment sa supériorité sur les ventouses ordinaires, quel que fût leur nombre. Nous nous bornerons ici à faire remarquer que tous les bons résultats obtenus par les ventouses multiples contre la congestion pulmonaire de la fièvre typhoïde ne sont qu'une nouvelle preuve à l'appui de l'idée hémospasique. Le reste est une question de procédé, et nous demeurons convaincu, après quarante ans d'expérience, de la supériorité et de la commodité du nôtre.

Les observations de fièvre typhoide relatées ici (et nous regrettons de n'avoir pas pu en insérer beaucoup d'autres) suffisent à faire voir au praticien quelle ressource prompte, facile et jamais dangereuse, il peut trouver dans nos appareils.

Le délire cède, en général, après une première application de quarante à cinquante minutes. Dans la congestion pulmonaire, la dyspnée diminue presque instantanément, avec le nombre des inspirations et la chaleur cutanée.

Les derniers travaux sur la température morbide de ces fièvres donnent à notre méthode un nouveau relief, puisqu'elle est si puissante à combattre cette exagération de la chaleur animale.

En un mot, si l'hémospasie a fait ses preuves dans les diverses maladies dont nous avons parlé, c'est surtout dans la fièvre typhoïde et ses nombreuses complications[1].

Obs. CCXXIII. — Délire précédant l'invasion d'une variole.

M. Schuster fut appelé, le 15 mars 1859, près d'une jeune personne qui présentait tous les symptômes d'une hypérhémie gastro-encéphalique. Diagnostiquant les prodromes d'une variole qui s'annonçait avec une acuité très-intense, il n'hésita pas à nous adjoindre à lui dès le début.

L'entraînement pneumatique du sang vers l'une des extrémités inférieures fit cesser le délire en moins d'une heure. L'aspect de l'extrémité hémospasiée semblait indiquer, par la coloration caractéristique de la peau, l'apparition prochaine d'une maladie éruptive. Dès le lendemain, en effet, presque toute la surface du corps était envahie par une variole. La guérison fut obtenue sans nouveaux accidents.

[1] Le journal *l'Institut*, 24 août 1846, fait mention d'une communication adressée par nous à l'Académie des sciences à l'effet d'appeler l'attention sur l'innocuité et les bons résultats de l'hémospasie dans les congestions typhoïdes.

Obs. CCXXIV. — Variole grave, développement lent et incomplet des pustules. — Accidents cérébraux. — État comateux prolongé.

Le nommé Cher, maçon, âgé de 20 ans, d'une bonne constitution, d'un tempérament sanguin, fut admis à l'Hôtel-Dieu le 15 septembre 1837, et fut couché au n° 21 de la salle Sainte-Martine. On observa bientôt chez ce malade des pustules varioliques à la face et sur les régions supérieures du corps.

Le développement de ces pustules paraissait lent et incomplet; vers la huitième nuit de son entrée à l'hôpital, il fut pris de convulsions, tomba de son lit et resta ainsi exposé pendant longtemps à l'action du froid. On dut, dès ce moment, recourir à la camisole de force pour le maintenir dans son lit, où il fut pris d'un état comateux. Différentes médications furent employées sans succès, pour combattre les accidents cérébraux et faciliter l'exanthème cutané.

Ces moyens ayant échoué, le médecin chargé du service porta le pronostic le plus grave. Il voulut bien toutefois soumettre le malade à notre médication dérivative.

A onze heures du matin, nous diminuâmes de 1/10 la pression atmosphérique sur l'une des extrémités inférieures. Au bout de quinze minutes, l'insensibilité complète dans laquelle se trouvait le malade nous permit de diminuer de 1/4 la pression atmosphérique, non point sur les quatre extrémités simultanément, mais successivement.

Ainsi, de dix minutes en dix minutes, la dérivation était opérée sur une autre extrémité. En agissant de la sorte, nous avions pour but de stimuler avec force la vitalité des téguments, sans toutefois amener la syncope, ce qui aurait eu lieu infailliblement, si nous eussions agi avec la même puissance sur les quatre extrémités en même temps.

A onze heures quarante-cinq minutes, le malade commença à donner des signes de sensibilité et articula assez distinctement quelques paroles; nous dûmes recourir alors à une action plus modérée. La pression de l'air fut graduée d'après l'état du pouls consulté à l'artère temporale; jusqu'à la fin de l'hémospase, qui eut une heure de durée, la diminution que nous produisîmes varia entre 1/7 et 1/15 d'atmosphère.

Après l'opération, les extrémités sur lesquelles nous venions de faire le vide, de blanches étaient devenues rouges, et les pustules qui y existaient en petit nombre laissaient échapper une sérosité sanguinolente. Dès ce moment, il y eut chez ce malade une amélioration marquée. Les accidents cérébraux n'ayant plus reparu, nous ne vîmes pas la nécessité d'une nouvelle hémospase et ce jeune homme n'a pas tardé à sortir de l'Hôtel-Dieu en parfaite santé.

Cette variole présentait une marche irrégulière; les pustules se développaient lentement, et les accidents cérébraux s'annonçaient avec la gravité habituelle à ce genre de complication.

L'hémospasie appliquée, successivement aux quatre extrémités, fut proportionnée à cette gravité même. Le succès a été complet.

Obs. CCXXV. — Accidents cérébraux. — Suite de suppression d'une scarlatine.

Une jeune pensionnaire, âgée de 11 ans, fut ramenée chez ses parents à la suite d'une scarlatine brusquement supprimée. Elle reçut les soins de MM. Bonnafont et Tournié. En raison de la gravité des accidents, ils me firent appeler.

A mon arrivée, je trouvai la respiration de la malade haute, fréquente, très-embarrassée, la tête brûlante; le délire datait de trois jours.

La première hémospase rétablit le jeu des organes pulmonaires et dissipa le délire. Les séances furent répétées soir et matin. Deux jours après, MM. Bonnafont et Tournié, jugeant l'état de la jeune personne des plus satisfaisants, pensèrent qu'on pouvait s'en tenir là. Mais l'événement trompa leurs prévisions; les symptômes, si efficacement combattus, reparurent avec intensité, la nuit suivante. Appelé de nouveau, je parvins, non sans peine, à faire cesser l'agitation et les cris perçants et continuels de la malade.

Pour arriver à ce résultat, la dérivation dut être prolongée pendant deux heures; mais elle fut décisive et assura la guérison.

Observation qu'il est bon de rapprocher de la précédente : la variole se développait avec difficulté, la scarlatine s'était supprimée; mais le résultat était à peu près le même au point de vue des complications cérébrales.

Inutile d'insister sur le danger de ces accidents des fièvres éruptives; ils ont été signalés par tous les praticiens.

On aura remarqué, en outre, que si les hémospases ne

ont pas renouvelées en nombre suffisant, les accidents peu-'ent se reproduire.

)bs. CCXXVI.— Fièvre intermittente tierce rebelle à l'emploi du fébrifuge. — Engorgement chronique de la rate. — Anémie profonde.

Diot, âgé de 56 ans, tailleur, fut pris à Sèvres d'une ièvre tierce. Il suivit un premier traitement à l'Hôtel-Dieu, nais les récidives de cette affection furent si fréquentes, ju'en moins d'une année elles le ramenèrent cinq fois dans e même hôpital.

La dernière rechute le fit tomber dans un état cachec-ique, résultat de la maladie et du traitement prolongé. Toute l'économie parut tellement saturée de quinquina ju'elle devint rebelle à l'action du fébrifuge, sous quelque 'orme qu'on l'administrât.

Cette difficulté, qui paraissait insurmontable, détermina e chef de service à m'appeler.

En présence de l'interne, M. Nonat, j'amenai le pouls à 'état filiforme avant le retour présumé de l'accès. On put ılors constater que la rate, qui était considérablement dis-endue, avait repris son volume normal.

Bien que cette seule dérivation eût suffi pour obtenir cet effet et prévenir les accès, nous revînmes, durant les huit ours qui suivirent, à de nouvelles hémospases, tant pour ıous opposer au retour de la congestion splénique, que pour combattre certains phénomènes nerveux, suite de l'état chloro-anémique. Peu à peu, ces accidents disparurent en nême temps que les troubles de la digestion et l'anéantis-sement des forces musculaires.

Depuis, le rétablissement a été définitif.

Obs. CCXXVII. — Fièvre quotidienne. —Bronchite. — Engorgement des viscères abdominaux.

L..., du 56e de ligne, âgé de 25 ans, d'un tempérament sanguin, en Afrique depuis 1856, entre à l'hôpital du Dey, le 21 mars 1858. Il est affecté, depuis huit mois, d'une fièvre quotidienne à récidives fréquentes. Les accès reviennent à trois heures du soir.

Bronchite, cachexie paludéenne, engorgement considérable des viscères abdominaux. La persistance de cette grave affection décida le chef de service à tenter l'emploi de la médication hémospasique. Je fis asseoir le malade sur le bord de son lit, pour faciliter l'appel des fluides. Au bout de quarante minutes, le pouls oscilla entre 92 et 76 pulsations, et le dégagement des viscères devint immédiatement appréciable. Dès le lendemain, la bronchite céda et la convalescence s'établit.

CCXXVIII. — Fièvre intermittente avec engorgement viscéral. — Aménorrhée.

Mlle Caroline X..., âgée de 26 ans, était, depuis près d'une année, atteinte de dyspepsie chloro-anémique, d'aménorrhée et d'un double engorgement du foie et de la rate, avec accès de fièvre pendant la nuit, suivis de transpirations prolongées.

MM. Sanson et Dupoty m'appelèrent. Après six hémospases renouvelées toutes les vingt-quatre heures, sur les deux extrémités inférieures simultanément, nous obtînmes le retour de la menstruation, le dégagement des viscères congestionnés, la cessation de la fièvre et enfin, avec l'appétit, le rétablissement de la santé.

SECTION II.

RHUMATISMES.

Obs. CCXXIX. — Rhumatismes.

Un des professeurs de clinique de l'hôpital militaire de Chatham, qui avait été chargé, par le médecin en chef des armées anglaises, de faire un rapport sur la méthode hémospasique, commença à en constater les effets dans le traitement du rhumatisme.

Trois soldats, qui en étaient plus ou moins gravement affectés depuis un certain temps, furent choisis pour être soumis à l'épreuve. Ne pouvant marcher, ils furent portés et placés sur des chaises au milieu d'une salle destinée à l'enseignement des élèves.

Pour que les observations fussent faites avec soin, le chef de service nota l'état du pouls de chacun de ces malades, tant sous le rapport de la fréquence que sous celui du volume; il nota également quelle était l'étendue des mouvements que pouvaient faire les membres affectés de rhumatisme.

Au bout de quarante minutes, le premier malade que j'hémospasiai fut assez dégagé pour exécuter, sans ressentir aucune douleur, les exercices de gymnastique militaire qui lui furent commandés.

Le résultat fut identique pour les deux autres, et tous trois purent remonter seuls dans leur salle.

Ces résultats instantanés parurent si concluants à toute

l'assistance, que le professeur crut devoir m'adresser les félicitations les plus encourageantes.

Obs. CCXXX. — Lumbago.

M. le baron de X... souffrait, depuis quinze jours, d'un lumbago qui avait résisté à divers traitements, lorsque je fus appelé près de lui par son médecin. Une seule hémospase amena, en quarante minutes, un rétablissement complet.

Cette prompte guérison me valut les félicitations de la grande-duchesse Stéphanie de Bade, dont M. de X... était chambellan.

Obs. CCXXXI. — Rhumatisme.

M. X..., âgé de 55 ans, s'étant exposé au froid, fut affecté d'un rhumatisme général qui lui enleva toute possibilité de se mouvoir. M. Moreau, voyant l'insuccès des divers moyens auxquels il avait eu recours, se rappela les effets puissants de la dérivation hémospasique et m'adjoignit à lui.

Une première hémospase fut suivie d'une transpiration abondante et de plusieurs heures de repos. Le lendemain, nouvelle application. Enfin, dès le troisième jour, une dernière dérivation enleva toutes traces de rhumatisme.

Obs. CCXXXII. — Rhumatisme articulaire.

Afin de propager l'hémospasie dans les hôpitaux de la Compagnie des Indes, j'obtins du médecin en chef qu'il se ferait faire un rapport sur l'utilité de ce moyen. A cet effet, j'allai séjourner dans une localité voisine de l'hôpital les recrues, où je commençai une série d'applications hémospasiques qui furent concluantes et motivèrent l'envoi aux Indes de plusieurs de mes appareils. Au nombre des faits recueillis, je citerai celui-ci :

Un jeune militaire venait d'entrer à l'hôpital, présentant, depuis vingt-quatre heures, les symptômes suivants : malaise, fièvre vive, articulations tibio-tarsiennes douloureuses; on y observe une teinte rosée et d'autres caractères bien distincts d'une arthrite rhumatismale à son début. Les deux extrémités inférieures furent soumises simultanément à une hyperhémospase lipothymique, suivie immédiatement d'une transpiration profuse et de quelques heures de repos.

Cette affection fut arrêtée à sa première période; l'appétit revint et, le surlendemain, ce jeune homme put sortir de l'hôpital.

CCXXXIII. — Rhumatisme articulaire aigu.

Élise Coudret, 24 ans, tempérament sanguin, atteinte d'un rhumatisme articulaire aigu aux genoux, fut admise à l'hôpital de la Charité. Dès le quatrième jour de la maladie, les souffrances devinrent intolérables, l'insomnie continuelle.

M. Briquet, chef de service, voulut bien confier cette malade à mes soins.

J'hémospasiai l'extrémité la plus affectée.

Après trente minutes, la jeune malade, qui depuis plusieurs jours et plusieurs nuits n'avait pas encore eu un moment de calme, céda à un sommeil si profond, que la dérivation put arriver à son terme sans le troubler. Le lendemain, une nouvelle hémospase sur le membre opposé fut immédiatement suivie de la convalescence.

Obs. CCXXXIV. — Rhumatisme articulaire aigu s'étendant au diaphragme.

Luber, âgé de 20 ans, fut admis à l'Hôtel-Dieu, salle Saint-Joseph, n° 21, pour un rhumatisme aigu, qui, le huitième jour, s'étendit tout à coup au diaphragme; l'anxiété devint extrême. Le Dr Honoré, chef de service, me fit appeler.

Sans me laisser arrêter par la turgescence considérable des articulations tibio-tarsiennes, j'hémospasiai l'une des extrémités affectées. En moins de quinze minutes la respiration devint libre, et le malade céda au sommeil. Trois jours après, ce jeune homme sortit de l'hôpital complétement guéri[1].

Obs. CCXXXV. — Arthrite rhumatismale chronique.

M. X..., âgé de 43 ans, limonadier, boulevard Malesherbes, n° 2, fut atteint d'une arthrite rhumatismale.

Les articulations furent promptement dégagées, à l'exception de celle du pied droit, qui, depuis six mois, était encore le siége de vives douleurs.

M. Charruau, à bout de moyens et redoutant une ankylose finale, me confia ce malade.

[1] L'appel hémospasique des fluides ne se produisant qu'à la surface, ainsi que je l'ai constaté par des autopsies, j'ai été conduit à penser que, dans le traitement du rhumatisme articulaire, je pourrais sans inconvénient hémospasier les extrémités qui en sont affectées. En effet, contrairement à ce que l'on aurait pu supposer, l'attraction du sang sur ces extrémités procure ordinairement un calme instantané.

Trois hémospases sur l'extrémité affectée suffirent pour dissiper la douleur, et, à partir de ce moment, l'articulation partiellement ankylosée revint en peu de jours à l'état normal.

Ici il y eut dérivation dans le sens rigoureux du mot, puisque l'articulation affectée se trouvait sous l'influence du vide, ainsi que cela eut lieu pour le fait qui précède. L'action hémospasique ne s'exerçant qu'à la surface, elle ne peut augmenter l'hypérémie des tissus sous-aponévrotiques.

Obs. CCXXXVI. — Rhumatisme articulaire, accompagné de fièvre intermittente.

Un praticien distingué, sexagénaire, atteint depuis dix jours d'une fièvre intermittente et d'un rhumatisme articulaire répercuté sur le cœur, fut soumis à la dérivation hémospasique, en présence de M. Mongeal. Le résultat fut tellement prompt, que mes honorables confrères voulurent bien me dire qu'il avait dépassé leur attente. Non-seulement cette dérivation avait suffi pour dégager à l'instant le cœur, mais elle prévint en même temps le retour des accès périodiques et assura une prompte guérison [1].

Obs. CCXXXVII. — Accès de goutte.

M. X..., sexagénaire, se trouvait sur le déclin d'un accès de goutte au pied, lorsque, dans la pensée que notre

[1] Ce fait est encourageant pour l'application hémospasique, au début des rhumatismes articulaires où le cœur est envahi en même temps que les articulations.

dérivation pourrait en abréger la durée, M. A. Sanson voulut bien y avoir recours.

J'hémospasiai la portion supérieure de l'extrémité affectée, à l'aide du dérivateur mérique. En attirant sur ce point près d'un kilogramme de sang, je diminuai d'une manière notable l'empâtement du pied.

La marche devint immédiatement plus facile, et une nouvelle dérivation suffit pour prévenir le retour du paroxysme.

Obs. CCXXXVIII. — Goutte. — Accident métastasique.

M. X..., sexagénaire, était sujet, depuis huit ans, à des accès de goutte qui se fixaient à la main gauche. Le 18 novembre 1865, il éprouva, durant un de ses accès, une vive impression morale bientôt suivie d'une dyspnée qui le mettait dans l'impossibilité de se coucher. Cet accident dyspnéique, coïncidant avec la disparition de la douleur et de la fluxion sanguine de la main, constituait ce que les auteurs s'accordent à considérer comme une métastase goutteuse.

Tous les moyens employés en pareil cas ayant échoué, M. Moreau m'adjoignit à lui. Une double hémospase méroscélique amena le pouls à l'état filiforme; la respiration devint libre; le malade put se coucher et céda à un sommeil calme et prolongé. Dès lors l'accès de dyspnée ne se reproduisit plus, et les paroxysmes goutteux reprirent leur périodicité habituelle.

Avant de passer à une autre série d'observations, nous croyons devoir faire quelques remarques générales sur l'application de l'hémospasie au rhumatisme.

Nous ne reviendrons pas sur un point de pratique déjà traité à propos des contre-indications, et où nous avons démontré qu'on pouvait hémospasier sans inconvénient les parties affectées ou douloureuses; nous y renvoyons le lecteur.

Nous voulons ici appeler particulièrement l'attention de nos confrères sur les services spéciaux et inattendus, on peut le dire, que l'hémospasie rendra dans cette classe de maladie, où il semblerait, au premier abord, que notre méthode n'ait rien à faire.

Il en est tout autrement, comme le démontrent les observations ci-dessus. On y voit plusieurs soldats des hôpitaux anglais, dont les mouvements étaient paralysés par le rhumatisme musculaire généralisé, reprendre presque instantanément le mouvement et le libre usage de leurs membres; et cela se passait au grand jour, en présence des chefs de service et des élèves qui suivaient la clinique.

Plus loin, nous mentionnons la disparition rapide du lumbago, le soulagement prompt de douleurs articulaires vives, enfin l'éloignement du danger qui résulte des complications vers le cœur.

Pour suppléer ici au manque d'observations que nous n'avons pu insérer, nous allons faire connaître au praticien tout le parti qu'il peut tirer de nos appareils dérivateurs, en face du rhumatisme dans ses variétés et ses complications.

L'hémospase soulage les douleurs rhumatismales, quel qu'en soit le siége, comme elle soulage les douleurs et les spasmes des opérés. Peut-être agit-elle comme le massage dans les entorses récentes, où le déplacement méthodique des fluides est suivi de résultats si surprenants.

Quoi qu'il en soit, elle amène une diaphorèse et un repos salutaires qui produisent le calme en triomphant de la douleur, élément avec lequel il faut compter dans le rhumatisme.

Ce n'est pas tout. Notre système de dérivation prévient et combat avec avantage les complications les plus redoutables de l'affection rhumatismale, je veux dire le raptus vers le cœur et l'encéphale, qui mettent la vie en danger.

Or, ce que nous disons du rhumatisme s'applique également à la goutte remontée, maladie du même genre, mais encore plus insidieuse.

Déjà la physiologie pathologique de ces raptus vers les organes encéphaliques et thoraciques a donné lieu, plus haut, à des développements dans lesquels nous avons cherché à expliquer, le plus rationnellement possible, l'action dérivative de l'hémospasie; ce serait nous répéter que d'y revenir en ce moment.

MALADIES CHIRURGICALES
ET DIVERSES.

Obs. CCXXXIX. — Chute grave. — Accidents nerveux. — Hématémèse.

M. X..., membre de l'Académie des sciences, professeur au Collége de France, se trouvait à Sèvres, lorsque, vers onze heures du matin, il tomba d'une hauteur de 5 mètres sur les talons, et, dans sa chute, il se heurta l'épigastre contre le bord d'un châssis; les effets immédiats furent la perversion des facultés intellectuelles et une hématémèse abondante. La veine fut largement ouverte aux deux bras, mais on ne put obtenir d'émission sanguine. On y suppléa par une application de sangsues à l'épigastre, suivie d'un bain.

A cinq heures, MM. Andral, Rayer, Conneau, Corvisart, Michon, Pouget, Baduel et Lesseré, réunis en consultation, pensèrent que l'hémospasie pouvait offrir une dernière ressource et décidèrent que le blessé serait entièrement confié à mes soins.

A mon arrivée, je constatai les symptômes suivants : pouls faible et fréquent, délire, paroles incohérentes, agitation continuelle, pupilles dilatées et insensibles à l'approche d'une lumière, strabisme prononcé; la miction ne pouvait s'effectuer qu'à l'aide du cathétérisme. La température, sous l'aisselle, était de 39° 7; celle du front était également très-élevée; par contre, les extrémités inférieures étaient frappées d'un refroidissement incoercible.

La plupart des consultants assistèrent à notre première dérivation et constatèrent qu'elle abaissait la température à la tête pour la relever aux extrémités, et qu'elle avait fait cesser à l'instant l'agitation. En continuant l'appel hémospasique, la connaissance revint au bout de quarante minutes; mais la cécité et l'aphasie persistaient.

Durant les quarante-huit heures qui suivirent, je dus pratiquer, nuit et jour, plus de vingt hémospases, afin de ne laisser à la circulation générale que la quantité de fluides absolument nécessaire à la vie. En maintenant ainsi l'anémie hémospasique à ses dernières limites, nous obtînmes le rétablissement de la vue et l'usage de la parole.

Le troisième jour, une dernière hémospase devint nécessaire pour calmer un peu d'agitation qui s'était reproduite à l'approche d'un orage.

Dès lors, la marche vers la guérison parut assurée, et peu de temps après le physicien illustre fut rendu à ses nombreux amis, qui saluèrent sa guérison comme un bienfait pour la science.

Obs. CCXL. — Coup de pied de cheval à la tête. — Violente commotion des centres nerveux.

Jamet (Clément), âgé de 45 ans, cocher de remise, rentrait à une heure avancée de la nuit, lorsque cédant, au sommeil, il tomba, la tête en avant, entre son siége et le cheval. L'animal, effrayé, lui donna un coup de pied qui l'atteignit à la portion antérieure du pariétal droit.

Porté sans connaissance à son domicile, Jamet reçut, pendant trois semaines, les soins que réclamait son état. Mais. ne pouvant reprendre son service, par suite d'un affaiblissement notable de la vue et de céphalalgies qui persistaient vers le point opposé à celui qui avait été frappé, il se vit obligé de demander son admission à l'hôpital de la Charité, où il entra, le 6 août 1862, salle Saint-Ferdinand, n° 18, service de M. Nonat.

Après avoir constaté de nouveau l'insuffisance des moyens ordinaires, cet honorable praticien voulut bien avoir recours à notre méthode dérivative.

Notre première hémospase fut pratiquée en sa présence. La céphalalgie céda et l'état de la vue s'améliora à tel point que, la séance terminée, le malade put lire, ce qu'il n'avait pu faire avant l'application.

Le lendemain, une seconde hémospase suffit pour décider le rétablissement, qui ne tarda pas à être complet et durable.

Obs. CCXLI. — Chute sur la tête.

M. X..., âgé de 40 ans, étant tombé de sa fenêtre dans la rue, la tête la première, fut relevé sans connaissance.

M. Charruau constata une large ecchymose au sinciput, avec plaie, et un engourdissement notable des extrémités, surtout au bras gauche.

Le pouls était déprimé, et, en raison de l'état des forces, notre confrère se décida à recourir immédiatement à l'hémospasie. Notre première dérivation dissipa l'engourdissement du bras. Une seconde hémospase, dans la soirée, hâta le rétablissement qui se confirma dès le quatrième jour.

Obs. CCXLII. — Chute sur la tête. — Commotion cérébrale.

M. X..., âgé de 26 ans, fit une chute de cheval aux

Champs-Élysées et fut transporté dans une maison de santé, dirigée par M. Rochard.

Le blessé était entièrement privé de connaissance. La prostration absolue des forces et l'affaiblissement extrême du pouls s'opposaient aux émissions sanguines. M. Rochard me fit appeler.

Une hémospase de quarante minutes modifia le pouls et M. X... reprit ses sens, séance tenante; deux nouvelles dérivations amenèrent, en trois jours, la convalescence.

Obs. CCXLIII. — Coup de feu à la tête.

Helmud, âgé de 18 ans, fut admis à l'ambulance des Tuileries, le 27 juin 1848, service du Dr Huguier.

Il avait reçu un coup de feu à la tête; la balle, en effleurant le sourcil et la paupière de l'œil gauche, avait déterminé une plaie contuse. L'inflammation s'étendit au globe oculaire, accompagnée d'une prostration extrême et d'une somnolence insurmontable. Les fièvres typhoïdes étant alors fréquentes, le chef de service renonça à l'emploi des émissions sanguines, pour y substituer celui de l'hémospasie.

Dès que la somnolence et la stupeur eurent cédé à la dérivation, ce qui fut obtenu en quarante minutes, le blessé revenant à lui manifesta sa surprise en voyant fonctionner notre appareil. La face avait pâli et l'œil affecté s'ouvrit pour la première fois. Je prolongeai néanmoins la séance au delà des limites ordinaires, ne laissant à la circulation générale que la quantité de fluides nécessaire.

Deux autres hémospases, qui eurent lieu les jours suivants, agirent avec autant d'énergie et assurèrent une prompte guérison.

Obs. CCXLIV. — Coup de feu à la tête. — Symptôme de méningite. — Érysipèle.

Macel, âgé de 22 ans, entra, le 27 juin, à l'ambulance des Tuileries, service de M. Richet.

Un coup de feu l'avait atteint au front, et la balle avait sillonné le sommet de la tête en le contournant.

Quatre saignées n'avaient pu combattre qu'imparfaitement les symptômes inflammatoires et, le quinzième jour, les forces se trouvaient épuisées, lorsqu'il survint des frissons, de la somnolence, puis un érysipèle de la face et du cuir chevelu. Ne pouvant revenir à l'emploi des émissions sanguines, le chef de service fut heureux de trouver une ressource dans l'hémospasie.

En présence de M. Duval, j'amenai le vide à 1/6 d'atmosphère; au bout de cinquante-cinq minutes, la somnolence céda. Une mesure, ultérieurement prise d'une oreille à l'autre en contournant la face, indiqua une diminution de plusieurs centimètres sur celle qui avait été prise avant l'application.

Cette première hémospase ayant dépassé ce que l'on espérait, elle ne fut renouvelée que trois fois et la guérison s'affirma.

Obs. CCXLV. — Chute sur la tête. — Paraplégie.

Un jeune homme, âgé de 18 ans, qui était tombé la tête la première, de 6 mètres de hauteur, fut relevé dans un état de paraplégie complète.

Lorsque je le vis pour la première fois, dans un des hôpitaux de Londres (*Free-Hospital*), trois semaines après l'accident, la paralysie persistait; le plus léger mouvement imprimé au corps ou à la tête éveillait de vives douleurs vers les deuxième et troisième vertèbres du cou, ce qui condamnait le malade à l'immobilité la plus complète et avait empêché l'examen de la nuque.

A bout de moyens, le médecin interne de l'hôpital m'autorisa à traiter ce jeune homme. La dérivation agit avec tant d'efficacité que quelques heures après, dans la nuit suivante, il se leva et parcourut la salle, à la grande surprise des malades et des infirmiers. Cette seule hémospase suffit pour obtenir une prompte guérison.

Obs. CCXLVI. — Accidents cérébraux, suite de brûlures.

M. X..., pharmacien, se trouvait dans son laboratoire, le 26 mai 1857, au moment où une tourie contenant quatorze litres d'éther fut brisée. Aussitôt le liquide prit feu et fit explosion. M. X... fut inondé d'éther enflammé, mais, comme il portait des vêtements de laine, il ne demeura brûlé qu'aux mains et au visage. Il n'en fut pas de même de son aide, dont les vêtements de coton servirent d'aliment à la flamme.

Déjà M. X... paraissait hors de danger, lorsque, dans la nuit du troisième jour, après avoir appris la mort de son aide, l'émotion qu'il en éprouva provoqua le délire. M. Dechambre me fit appeler. Une hémospase de trente-cinq minutes maîtrisa instantanément cette grave complication. Depuis, la guérison a été obtenue sans nouveaux accidents.

Obs. CCXLVII. — Délire, suite de brûlures. — Érythème.

Mme X..., jeune encore, était affectée d'une névralgie faciale; on lui prescrivit l'application de quelques petites ventouses sèches, mais un élève en pharmacie, peu expérimenté, versa trop d'éther dans les cloches et laissa échapper ce fluide enflammé sur le cou, qui fut profondément cautérisé. Les angoisses qui en résultèrent furent suivies d'une irritation très-vive et très-tenace, avec délire.

Appelé, le troisième jour, par son médecin, je trouvai le pouls à 130 pulsations; les paroles étaient incohérentes, la tête fortement ramenée sur l'épaule du côté brûlé, le cou tuméfié et érythémateux, ce qui la contraignait à demeurer nuit et jour dans un fauteuil.

Pendant l'hémospase, on put suivre le changement progressif qui s'opérait dans la tension, la rougeur et la chaleur des téguments affectés. Mme X... revint aussitôt à elle, put prendre le lit et céda au sommeil.

Les dérivations qui eurent lieu les trois jours suivants assurèrent ces résultats, et le rétablissement ne se fit pas attendre.

Obs. CCXLVIII. — Érysipèle de la face.

M. X..., docteur en médecine, âgé de 32 ans, fut affecté d'un érysipèle de la face qui, le quatrième jour, gagna l'oreille et le conduit auditif externe.

Dès ce moment, les douleurs redoublèrent et occasionnèrent de pénibles insomnies. Il nous fit appeler. Le calme fut immédiatement rétabli par une dérivation lipothymique, et, dès la troisième hémospase, la guérison fut assurée.

Obs. CCXLIX. — Érysipèle de la face et du cuir chevelu.

Un couvreur, âgé de 23 ans, qui était tombé d'une hauteur de dix mètres et s'était fait une forte contusion à la tête, paraissait en voie de guérison lorsque, le cinquième jour, il survint un érysipèle de la face et du cuir chevelu, accompagné de délire.

M. Ménagé, ne pouvant plus revenir aux émissions sanguines, dont il avait usé autant que la prudence le permettait, me fit appeler. Sous l'action dérivative, la tuméfaction diminua, les traits se dessinèrent et la connaissance revint. Le surlendemain, une seconde hémospase assura la guérison.

Obs. CCL. — Érysipèle répercuté. — Accidents cérébraux.

Un homme, âgé de 58 ans, atteint depuis vingt-quatre heures de délire et de vomituritions, fut admis à l'hôpital de la Charité, dans le service du Dr Fouquier, qui prescrivit l'emploi de l'hémospasie.

Au moment où j'allais opérer la dérivation, je remarquai que la jambe droite présentait une couleur particulière qui me parut provenir d'un érysipèle répercuté.

En effet, sous l'action hémospasique, la légère ligne blanche qui avait circonscrit cette manifestation cutanée se dessinait à ne pas s'y méprendre. Le délire ayant immédiatement cédé, on apprit du malade que le gonflement de la jambe avait été pris pour un rhumatisme articulaire, et que cette jambe avait été soumise à des applications froides qui, selon nous, pouvaient avoir répercuté l'érysipèle et occasionné les accidents que nous avions à combattre.

Deux nouvelles hémospases hâtèrent le rétablissement; il fut complet dès le troisième jour.

Obs. CCLI. — Accidents cérébraux, suite d'une amputation de l'avant-bras.

Un soldat d'infanterie, âgé de 26 ans, admis à l'hôpital Fort-Pitt, à Chatham, venait de subir l'amputation de l'avant-bras lorsque, vingt-quatre heures après, il survint des accidents cérébraux, qui, en raison de leur gravité, furent combattus à l'aide de notre dérivation.

Une seule hémospase suffit pour écarter tout danger[1].

Obs. CCLII. — Ophthalmie traumatique.

M. X..., âgé de 36 ans, docteur en médecine, s'occupait d'expériences de physique, lorsque les fragments d'un vase en verre, qui fit explosion, le blessèrent grièvement au visage et occasionnèrent une double ophthalmie traumatique. Il avait déjà reçu les premiers soins d'un de nos confrères, mais comme il craignait qu'il ne lui restât encore quelques parcelles de verre dans les yeux, je fus appelé le lendemain de l'accident.

Pour agir avec plus de puissance, j'adoptai l'appareil hémisomatique, et, aidé du décliveur, j'obtins, suivant le désir exprimé par notre confrère, la lipothymie et la syncope, afin que l'anesthésie hémospasique me permît de

[1] De nombreux faits non moins concluants ont fourni à MM. Scott, Forest et Dartnell le sujet d'un rapport favorable inséré dans le *Medical Times* du 10 septembre 1853, rapport qui décida le médecin en chef des armées de terre à pourvoir cet hôpital d'un de mes appareils. (Voir aux documents.)

faire un examen plus complet de l'état des organes de la vue et de le convaincre qu'ils se trouvaient dégagés de tout fragment.

Les applications, que je continuai soir et matin, furent toujours suivies d'une amélioration sensible et le rétablissement de la vue fut obtenu en huit jours.

Ainsi, une révulsion énergique prévint une phlegmasie grave qui aurait pu entraîner la perte des yeux.

Obs. CCLIII. — Amaurose d'origine traumatique.

Mme X. . ., femme d'un ancien ministre d'Espagne, glissa des deux pieds, en descendant un escalier, et tomba assise sur l'une des marches.

Bien que sur le moment elle n'eût rien éprouvé de particulier, le lendemain elle eut des vertiges, de la céphalalgie et, trois jours après, à son réveil, elle se trouva affectée de strabisme avec diplopie.

Des médecins spéciaux furent consultés ; mais ils ne purent prévenir la perte totale de la vue. Cet état persistait depuis quatre mois, lorsque M. Heysern, médecin de l'Infant d'Espagne, m'ayant vu appliquer l'hémospasie dans les hôpitaux, proposa d'y recourir. En trois séances, j'opérai une dérivation si efficace que le strabisme disparut et la vue fut rétablie.

Obs. CCLIV. — Cataracte avec hypérémie conjonctivale.

M. X. . ., âgé de 48 ans, était affecté d'une cataracte, pour laquelle il avait réclamé les soins des docteurs Sichel et Huguier. Avant de pratiquer l'opération, ils crurent devoir le soumettre à quelques hémospases, dans le but de diminuer l'hypérémie conjonctivale dont il était affecté.

Nous obtînmes ce résultat après huit jours de traitement hémospasique, et l'opération eut lieu avec un plein succès.

Nous pourrions citer d'autres faits semblables.

Obs. CCLV. — Cataracte lenticulaire compliquée d'une ophthalmie rebelle.

Une femme, âgée de 58 ans, était affectée d'une cataracte lenticulaire qui la privait complétement de la vue. Dans le but d'être opérée, elle se fit admettre à plusieurs reprises dans les hôpitaux; mais une ophthalmie incoercible, dont elle était atteinte depuis deux ans, fit ajourner indéfiniment l'opération.

Elle fut reçue dans ma clinique, où, en vingt et un jours de traitement hémospasique, l'ophthalmie céda, et, après avoir obtenu l'anesthésie en provoquant la syncope, j'opérai la cataracte en présence du docteur André, qui m'avait adressé cette malade; quelques nouvelles dérivations préventives assurèrent le succès complet de l'opération.

Obs. CCLVI. — Glaucome.

Mlle X..., âgée de 28 ans, était affectée de glaucome, et M. Courserant, avant de pratiquer l'iridotomie, m'adressa la malade, afin de combattre une certaine congestion qui existait dans les membranes internes de l'œil.

A l'aide de l'ophthalmoscope, il fut constaté que la congestion disparaissait complétement après chaque hémospase, mais qu'elle avait une tendance à se reproduire dans l'intervalle des séances.

Toutefois, après la cinquième dérivation, le dégagement parut assez complet pour que l'opération pût être pratiquée, et elle eut lieu avec un plein succès.

Encore une observation qui montre quel parti l'ophthalmologie peut tirer de notre ventouse, pour se débarrasser des congestions oculaires, un des plus grands obstacles aux opérations chirurgicales.

Obs. CCLVII. — Carie de l'orbite. — Chorée.

Une jeune personne, âgée de 17 ans, était affectée depuis quatre ans d'une carie fistuleuse de la paroi supérieure de l'orbite droit, paraissant dépendre d'une diathèse scrofuleuse.

On observait en outre des contractions cloniques de quelques muscles de la face et du bras gauche. Quant à la menstruation, elle n'était pas encore établie.

Tous les moyens employés jusqu'alors étant restés sans résultats, le docteur Moynier se décida à nous adresser cette jeune malade. Elle fut d'abord soumise à une série de doubles hémospases méroscéliques, puis le traitement fut continué à l'aide du récipient hémisomatique, afin de provoquer plus sûrement la menstruation, qui s'établit après la trente-cinquième hémospase. Ce premier résultat fut suivi d'une amélioration rapide dans l'état de l'orbite, et de la disparition des spasmes choréiques.

Obs. CCLVIII. — Affection cutanée avec hypérémie de la face.

Une jeune personne, âgée de 20 ans, était affectée, depuis près d'une année, d'une maladie de la peau, lorsqu'elle me fut adressée par le professeur Magendie, avec la lettre suivante :

« Mon cher confrère, voilà une demoiselle chez laquelle le système capillaire du visage reçoit trop de sang; il s'agit de changer cette direction fâcheuse. Je m'en rapporte à vous pour remplir cette indication, vous en avez tous les moyens à votre disposition. »

L'hémospasie produisit une amélioration graduelle, et, en seize jours, la jeune personne fut complétement guérie.

Ce succès décida l'illustre physiologiste à confier à nos soins une princesse russe sexagénaire qui obtint, pour une affection de même nature, un résultat non moins satisfaisant.

Obs. CCLIX. — Asphyxie et congestion cérébrale par compression.

Mme X..., et sa fille, âgée de 18 ans, se trouvaient à bord d'un navire surpris par une tempête; à ce moment, un amas de voiles, mouillées et déposées dans la pièce qu'elles occupaient, roula sur elles et les comprima de tout son poids.

Dans l'impossibilité où elles étaient de se mouvoir, il se produisit chez elles une forte congestion au cerveau et une asphyxie lente. Lorsqu'elles furent secourues, elles étaient sans connaissance, la face vultueuse et cyanosée.

Je pratiquai une saignée, mais sans résultat apparent chez la jeune personne, qui paraissait plus gravement affectée. J'eus recours alors à une hyperhémospase qui ramena, en quarante minutes, la connaissance; mais, comme les symptômes tendaient à se reproduire, je dus revenir trois fois au même moyen avant que le résultat fût assuré.

Les notions les plus simples de la physiologie nous rendent compte des symptômes asphyxiques. La respiration est entravée mécaniquement par la pression d'un corps étranger; d'où l'asphyxie et la congestion cérébrale consécutive par l'accumulation du sang veineux. Rien de mieux indiqué que l'hémospasie, dont le caractère fondamental est de modifier la circulation au gré de l'opérateur et, par conséquent, d'en rétablir l'équilibre.

Obs. CCLX. — Asphyxie par le gaz acide carbonique.

Cette observation et la précédente témoignent avec évidence du pouvoir de l'hémospasie contre l'asphyxie, quelle qu'en soit l'origine.

J'avais été appelé dans le service de M. Gibert, à l'hôpital Saint-Louis, pour hémospasier une malade atteinte de fièvre typhoïde à forme cérébrale, lorsqu'on apporta, au moment de la visite, une femme âgée de 32 ans, qui venait d'être asphyxiée par le gaz acide carbonique.

L'assoupissement était prononcé, le visage rouge et les yeux tuméfiés.

On eut recours immédiatement à une hyperhémospase qui, en quarante-cinq minutes, dissipa la somnolence et rendit à la face son expression normale.

Le rétablissement ne tarda pas à s'accomplir sans autre traitement.

Obs. CCLXI. — Empoisonnement par l'atropine.
(*Observation communiquée par M. Petavel, interne à l'hôpital de Genève.*)

Le 27 juin 1868, une jeune personne, âgée de 25 ans,

fut admise à l'hôpital, service de M. Ducellier. Elle paraissait affectée d'une congestion cérébrale grave; la face était vultueuse et les pupilles largement dilatées : elle accusait une céphalalgie intense, mais, en proie au délire, elle ne répondait que d'une manière confuse aux questions qui lui étaient adressées et elle faisait de continuels efforts pour sortir de son lit. Le pouls donnait 128 pulsations; T. à 40.

Les accidents se développant avec une rapidité toujours croissante, et la face se trouvant fortement congestionnée, je n'hésitai pas à avoir recours au traitement hémospasique du docteur Junod, et, en amenant le pouls à l'état filiforme, j'obtins le calme en trente minutes et la T. fut ramenée à 38,5. Le mollet droit mesurait avant l'application 32 centimètres, et, après une demi-heure de dérivation, j'obtins 5 centimètres d'augmentation en circonférence.

Dans la soirée, M. le docteur Rapin vint nous faire part des renseignements qu'il venait d'obtenir sur les causes probables de cette affection, et nous pûmes constater, d'après les symptômes, que la malade avait été victime d'une tentative d'empoisonnement par l'atropine.

Le soir, nouvelle application de l'appareil Junod. Dans la nuit il y eut un peu d'agitation, mais, dès le lendemain, le rétablissement fut confirmé.

Obs. CCLXII. — Torticolis.

X..., ouvrier sellier, âgé de 19 ans, me fut adressé par M. Jandrin pour être soumis à notre traitement hémospasique.

Depuis deux mois il était affecté d'un rhumatisme de

quelques-uns des muscles du cou, ce qui le forçait à tenir la tête inclinée sur le côté droit.

Les moyens auxquels on avait eu recours précédemment étant demeurés sans résultat, je crus devoir opérer une dérivation énergique à l'aide du plus puissant de mes dérivateurs, le récipient somatique.

Au bout de quinze minutes, la défaillance s'annonça; il put alors mouvoir la tête dans toutes les directions, mais cette amélioration ne dura qu'un instant. Depuis, les dérivations furent renouvelées tous les jours, et dès le sixième le rétablissement fut obtenu.

Obs. CCLXIII. — Anthrax. — Symptômes douloureux.

Au nombre des faits que j'ai recueillis à l'hôpital Saint-Georges de Londres, en 1852, je citerai le suivant.

Un malade sexagénaire se trouvait affecté d'un anthrax volumineux occupant presque toute la surface postérieure du cou. Douleurs vives depuis trois jours, insomnie complète.

Afin d'abréger la durée des souffrances, je proposai au chef de service l'emploi de l'hémospasie. Une double dérivation méroscélique amena la lipothymie. Dès ce moment, le malade céda au sommeil. Pour assurer ce résultat et hâter le rétablissement, nous eûmes recours, les jours suivants, à trois nouvelles hémospases moins énergiques. La guérison s'effectua sans autre traitement[1].

[1] Un des administrateurs de l'hôpital, membre du parlement, ayant eu connaissance des résultats obtenus, dota l'établissement d'un de mes appareils.

Obs. CCLXIV. — Douleur à l'épaule datant de deux ans.

André, âgé de 46 ans, vernisseur de meubles, avait servi vingt ans et conservé une santé parfaite. Un effort qu'il fit un jour, pour sangler un cheval, lui occasionna à l'épaule droite une vive douleur qui persista et le mit, pendant deux ans, dans l'impossibilité absolue de reprendre son travail. Ses souffrances étaient parfois si aiguës, qu'un médecin le vit s'affaisser sur lui-même, au moment où il exerçait une légère pression sur l'épaule.

Après avoir été admis dans plusieurs hôpitaux, il fut reçu à la Charité, salle Saint-Jean. Une seule hémospase, que nous pratiquâmes sur le bras affecté, le délivra définitivement de cette douleur.

Obs. CCLXV. — Réduction d'une luxation du bras. — Anesthésie obtenue à l'aide d'une hyperhémospase.

Laurent, âgé de 30 ans, d'une forte constitution, fit une chute et se luxa le bras droit. M. le Dr Martin, n'ayant pu vaincre la résistance musculaire qui s'était opposée à ses tentatives de réduction, me fit appeler. La tête de l'humérus s'était logée entre le bord antérieur du muscle sous-scapulaire en avant, et la partie longue du triceps en arrière. Il en résultait de vives douleurs produites par la contraction musculaire et le tiraillement des nerfs.

Placé sur un plan incliné et dans une position presque verticale, le blessé fut soumis à une puissante dérivation sur les deux extrémités inférieures. En trente-cinq minutes, les douleurs se calmèrent, et, en même temps, nous arrivâmes aux premiers degrés de la lipothymie; la coaptation fut alors opérée avec une extrême facilité, et sans donner lieu au bruit qui l'accompagne.

Ce fait est donné comme exemple de la puissance anesthésique de notre méthode. En allant jusqu'à la défaillance, on produit le relâchement complet des muscles dont les contractions présentent au chirurgien un des obstacles les plus insurmontables.

Obs. CCLXVI.—Insomnie et vives douleurs à l'épaule.— Suite d'une luxation du bras cédant à une hyperhémospase.

Un jeune homme, âgé de 21 ans, fut admis à l'hôpital de Manchester pour une luxation du bras. Bien que la réduction eût été faite dès son entrée, il continuait à souffrir, et les nuits suivantes l'insomnie fut complète. Trois jours après, au moment de la visite, le chef de service, voyant que les moyens ordinaires de la pratique n'avaient pu suffire à ramener le calme, réclama pour ce malade l'application de notre dérivateur, et, séance tenante, ce jeune homme céda au sommeil.

Depuis, le calme s'est maintenu[1].

Obs. CCLXVII. — Piqûre anatomique.—Lymphangite.

M. X..., élève en médecine, faisait une autopsie à l'hôpital de Lariboisière avec M. Leteinturier, interne de M. Voillez, et se blessa au pouce de la main gauche. Il en

[1] Les chefs de service, témoins des différents résultats que nous venions d'obtenir, décidèrent l'administration à pourvoir l'établissement de notre appareil.

résulta des accidents qui se caractérisaient par la teinte rosée des vaisseaux lymphatiques du bras, qui étaient sensibles à la pression, par des douleurs axillaires et de la fièvre.

Une seule hémospase méroscélique poussée jusqu'à la lipothymie suffit pour dissiper complétement ces premiers symptômes. Toutefois une dérivation, moins puissante, fut renouvelée le lendemain pour mieux assurer le rétablissement. Quant à la cicatrisation de la plaie, elle fut lente et ne devint complète qu'au bout de trois semaines.

Obs. CCLXVIII. — Phlébite.

Une jeune fille de 18 ans fut admise à l'hôpital de la Charité, salle Sainte-Anne, pour y être traitée d'une phlébite, suite d'une saignée du bras. Les cataplasmes, les applications de sangsues n'ayant pas maîtrisé cette affection, on eut recours à une dérivation hémospasique sur les deux extrémités inférieures, dérivation que je portai jusqu'à la lipothymie complète. On put immédiatement constater une amélioration notable, et le cordon qui marquait le trajet de la veine affectée était moins dur au toucher.

La même dérivation fut renouvelée dans la soirée et, le lendemain, une hémospase simple suffit pour dispenser de tout traitement ultérieur.

Quelques jours après, cette jeune malade sortit de l'hôpital.

Obs. CCLXIX. — Panaris.

M. X..., élève en médecine, âgé de 24 ans, vint réclamer mes soins pour un panaris phlegmoneux, qui depuis la veille avait donné lieu à des symptômes inflammatoires intenses et occasionné une insomnie complète.

L'ayant soumis à une double hémospase méroscélique sur le déclive ur dans une position verticale, en trente-cinq minutes nous obtînmes la lipothymie, qui fut suivie du calme le plus complet; pour maintenir ce calme, nous pratiquâmes tous les soirs de nouvelles dérivations plus modérées, et dès la troisième elles avaient suffi pour amener la résolution.

Obs. CCLXX. — Coup de feu à la main droite.

Duvivier (Firmin), âgé de 42 ans, garde national, entra le 28 juin 1848, à l'ambulance des Tuileries, service de M. Richet.

Il avait reçu un coup de feu à la main droite; la balle, en la traversant dans sa largeur, avait fracturé tous les os métacarpiens. Le quinzième jour, le bras prit un développement énorme et les douleurs devinrent si vives qu'elles provoquaient des cris continuels qui, la nuit, troublaient le repos des autres blessés.

Ces souffrances demeurant rebelles aux moyens en usage, je proposai l'emploi de l'hémospasie. Le pouls fut immédiatement amené et maintenu au plus petit volume possible, et, au bout d'une heure, la circonférence du bras fut réduite de 15 millimètres. Sommeil calme et prolongé durant la nuit.

Cette première application agit avec tant d'efficacité qu'elle conjura des phlegmons qui se développaient dans le bras. Une seconde hémospase suffit pour écarter tout danger et hâter une heureuse guérison.

Obs. CCLXXI. — Cancer squirrheux du sein. — Insomnie.

Mme X..., âgée de 46 ans, était affectée d'un cancer au sein qui lui occasionnait de vives douleurs, surtout la nuit.

Déjà, on avait épuisé toutes les ressources de la thérapeutique pour calmer ces douleurs et prévenir les insomnies, lorsque M. G. Gardet réclama mon concours.

Une hémospase sur l'une des extrémités inférieures, pratiquée tous les soirs en alternant d'une extrémité à l'autre, répondit à ce que l'on avait espéré de ce moyen.

Depuis, on put suspendre ce traitement qui avait apporté une amélioration sensible dans l'état général de la malade.

Obs. CCLXXII. — Congestion des mamelles.

Une femme, âgée de 28 ans, fut admise à l'hôpital de la Charité, salle Sainte-Anne.

Elle venait de faire un voyage fatigant pour porter son enfant en nourrice, et accusait de vives douleurs aux mamelles.

Le chef de service crut devoir prescrire l'emploi de l'hémospasie; une seule hyperhémospase méroscélique suffit pour ramener instantanément le calme. Le lendemain, cette malade put sortir de l'hôpital.

Obs. CCLXXIII. — Violentes contusions du thorax. — Hémoptysies.

X..., âgé de 29 ans, fut admis à l'ambulance de la Chaussée-d'Antin, le 29 juin 1848. Renversé sans connaissance, il avait reçu plusieurs coups de crosse sur la poitrine.

Stupeur, hémoptysie, dyspnée, voix éteinte, vue affaiblie, pouls fréquent et déprimé.

Le 11 juillet, anxiété et douleurs vives à la région précordiale, où le blessé croyait ressentir un poids énorme; des spasmes le réveillaient dès qu'il s'endormait, d'où résultait une insomnie continuelle. Les ressources ordinaires de la pratique demeurant impuissantes, on eut recours à l'hémospasie.

En présence de MM. Charruau et Grimaud, le point de côté céda au bout de trente-cinq minutes, ainsi que l'extinction de voix. Le lendemain, l'amélioration s'était maintenue et le blessé avait reposé toute la nuit. Une nouvelle hémospase nous suffit pour assurer une heureuse convalescence.

Obs. CCLXXIV. — Contusion du thorax.

Le 30 septembre 1861, une femme septuagénaire, chargée de bagages, tomba en arrière sur la voie, à la station de Mâcon, et se fit une forte contusion au côté droit.

Connaissant les avantages d'une puissante dérivation opérée à temps, pour conjurer les suites possibles d'une chute aussi grave, je crus devoir ajourner la continuation de mon voyage pour mettre un de mes appareils à la disposition du médecin de l'hôpital qui aurait à donner les premiers soins.

En raison de la faiblesse extrême du pouls et de la pénurie des moyens, il accepta avec empressement l'emploi de l'hémospasie; la respiration devint plus libre et ne causa plus de douleur, le pouls se releva et la miction put s'effectuer, ce qui dispensa de recourir au cathétérisme dont l'emploi devenait urgent.

Dans la soirée, pour mieux assurer ces résultats et le repos durant la nuit, nous revînmes au même moyen.

J'ai appris plus tard que, rétablie au bout de quatre jours, cette femme avait pu continuer son voyage.

Obs. CCLXXV. — Affection de la colonne vertébrale et abcès par congestion.

Mme de L..., âgée de 47 ans, d'un tempérament lymphatique, éprouva, sans cause connue, des douleurs dont le siége correspondait aux deux premières vertèbres lombaires. Bientôt, la colonne vertébrale fléchit, incapable de supporter le poids du corps; la position horizontale devint seule possible, et un abcès par congestion s'ouvrit au pli de l'aine droite. Ce pénible état résistait depuis plus d'une année aux divers moyens employés, lorsqu'il vint à la pensée de M. Dechambre de me confier cette malade. En trois semaines, le traitement hémospasique fit disparaître la fistule et rendit à Mme de L... toute son activité et une santé parfaite.

J'appelle l'attention sur ce fait, où l'hémospasie a produit, en trois semaines, la guérison d'une des maladies chroniques les plus rebelles dans la pratique chirurgicale.

Obs. CCLXXVI. — Coup de feu à la région lombaire. — Paraplégie.

Cointin, âgé de 28 ans, soldat du génie, fut admis à l'ambulance des Tuileries, service de M. Filhos.

Dans la nuit du 26 juin 1848, il avait reçu un coup de feu à la région lombaire. La balle avait déterminé une plaie en séton, en passant entre les téguments et les vertèbres.

La paraplégie et la dysurie, qui en étaient résultées, ayant résisté aux moyens de traitement les plus en usage, on voulut tenter l'emploi de l'hémospasie.

Après vingt minutes de dérivation, sensation de chaleur à la jambe hémospasiée, ce qui annonçait un retour de la sensibilité.

En effet, dès le quatrième jour de ce traitement, la paralysie céda, le blessé entra en convalescence et recouvra une santé parfaite.

Obs. CCLXXVII. — Paraplégie traumatique.

M. Langlebert, docteur en médecine, âgé de 28 ans, voulant s'élancer d'une diligence qui versait, tomba en avant sur le sol, et le marchepied de la lourde voiture vint porter violemment sur la région lombaire.

Lorsqu'il fut relevé, il se trouvait dans un état de paraplégie complète.

Son père, qui exerçait la médecine en province, accourut pour lui prodiguer ses soins; mais, au bout de cinq mois, l'état étant le même, je fus appelé.

Douze jours de traitement hémospasique suffirent pour mettre notre confrère en voie de guérison. Depuis, il a recouvré la santé et repris ses occupations.

Obs. CCLXXVIII. — Péritonite traumatique.

Louise, âgée de 19 ans, infirmière dans un établissement d'aliénés, s'étant baissée pour mettre des entraves à une malade, reçut à l'épigastre un violent coup de pied qui la renversa sans connaissance.

Bientôt elle fut affectée d'une péritonite, combattue dès le début par les moyens les plus énergiques; les saignées, les applications de sangsues, les frictions mercurielles, les bains prolongés, etc., furent employés sans amener le moindre changement. Le mal ne faisait que s'aggraver, à tel point qu'au douzième jour la jeune malade se trouvait complétement épuisée. Pouls petit, serré, fréquent; langue sèche, yeux hagards et brillants, délire continuel : tel était l'ensemble des symptômes.

A bout de moyens et dans la pensée qu'un grand hôpital pourrait offrir de nouvelles ressources, on la fit admettre à la Charité, où M. Tardieu, qui suppléait M. Bouillaud, voulut bien me faire appeler.

Quelle que fût la gravité de cette phlegmasie, je ne désespérai pas d'en triompher. En effet, une seule hémospase sur la jambe, aussi énergique et aussi prolongée que me le permettait la faiblesse du pouls, suffit pour ramener immédiatement la connaissance. Le lendemain, je me présentai pour renouveler la dérivation, et ma surprise fut grande de trouver cette jeune fille en pleine convalescence.

Cette malade a subi jusqu'au douzième jour le traitement le plus énergique; à ce moment elle présentait un état des plus graves. Une seule hémospase a suffi pour donner à la maladie la plus heureuse direction.

Obs. CCLXXIX. — Strangurie occasionnée par une tumeur hypogastrique.

Appelé à l'hôpital Beaujon, par le Dr Huguier, pour faciliter par une hémospase lipothymique la réduction d'une hernie étranglée, je profitai de cette occasion pour suivre la visite.

Au nombre des malades se trouvait une femme, âgée de 47 ans, affectée d'une tumeur hypogastrique qui, à chaque période cataméniale, prenait un développement si considérable qu'il en résultait une strangurie des plus pénibles.

Pendant quelques jours les souffrances étaient de tous les moments et, pour ne pas troubler par ses plaintes le repos des autres malades, elle se condamnait à passer les nuits dans le jardin.

Témoin de tentatives infructueuses pour pratiquer le cathétérisme et voyant que les cathéters ne faisaient que s'égarer dans la tumeur, je n'hésitai pas à proposer l'emploi de la dérivation. En vingt-cinq minutes, la miction devint spontanée, bien que depuis trois jours elle ne se fût effectuée que par régurgitation.

Une double hémospase méroscélique eut lieu, à huit heures du soir, afin de provoquer le sommeil et de prévenir le retour de la strangurie dans la nuit.

Quelques dérivations, pratiquées les jours suivants, suffirent pour réduire rapidement le volume de la tumeur.

Depuis, des applications renouvelées en temps opportun, aux périodes suivantes, prévinrent le développement de la tumeur, en provoquant la menstruation, et la ménopause, qui était attendue, assura un rétablissement durable.

Obs. CCLXXX. — Tumeur abdominale.

Mme X..., septuagénaire, touchait à la convalescence

d'une méningite cérébrale, lorsqu'elle fut affectée d'une tumeur abdominale dans l'hypocondre gauche; cette tumeur paraissait de la grosseur d'un œuf, et de forme aplatie. Peu sensible au toucher, elle occasionnait une certaine angoisse et des douleurs qui s'irradiaient dans les tissus voisins.

M. Robert de Latour, appelé en consultation, reconnut la présence de cette tumeur. Il fut décidé qu'on aurait recours à l'hémospasie.

Nos dérivations eurent lieu sur les deux bras simultanément et, après dix jours de traitement, la tumeur fut graduellement réduite à un volume imperceptible.

Depuis, le rétablissement s'est maintenu.

Obs. CCLXXXI. — Tumeur abdominale.

Au moment où j'hémospasiais une malade de la salle Sainte-Monique, à l'Hôtel-Dieu, une des sœurs vint me prier de pratiquer la même dérivation sur une autre femme très-agitée que l'on croyait mourante.

Agée de 26 ans, elle avait été admise à l'hôpital pour une tumeur abdominale qui l'avait réduite au dernier degré du marasme. Elle ne supportait plus les aliments, et ses souffrances lui arrachaient des cris déchirants.

Me guidant sur le pouls qui était très-faible, je modérai la dérivation d'après l'état des forces, mais je la prolongeai. Cette première hémospase eut pour effet immédiat de ramener le calme et de provoquer le sommeil.

Encouragé par ces premiers résultats, je cherchai à gagner du temps en renouvelant les dérivations tous les soirs; vers la fin de la sixième, il y eut un peu de défaillance; la tumeur venait de s'ouvrir dans l'intestin.

Huit jours après, cette malade sortait de l'hôpital complétement guérie.

Obs. CCLXXXII. — Affection chronique de la prostate. — Emploi de l'hémospasie par l'intermédiaire de l'eau.

M. X..., docteur-médecin, âgé de 42 ans, était atteint, depuis huit mois, d'une affection chronique de la prostate ayant résisté aux traitements les plus variés.

Après avoir pris mon avis sur les avantages qu'il pouvait retirer du traitement hémospasique, il le suivit d'une manière continue, et, comme les bains tièdes lui avaient été d'une certaine utilité, je l'engageai à ne pas en suspendre l'emploi et, à cet effet, nos applications eurent lieu dans le bain même, de telle sorte que les bras étaient immergés et que la pompe agissait par l'intermédiaire de l'eau au lieu d'agir par l'intermédiaire de l'air. Nos dérivations eurent lieu simultanément sur les deux bras et furent renouvelées toutes les vingt-quatre heures; au bout de trois semaines, le rétablissement fut complet et durable.

Obs. CCLXXXIII. — Spasme de l'urèthre.

Le 18 janvier 1858, le Dr Clericy, chirurgien de l'hôpital de Nice, me conduisit près d'un de ses clients âgé de 42 ans, qui, à la suite d'un refroidissement, s'était trouvé affecté d'une rétention d'urine et d'un spasme de l'urèthre rebelles aux moyens en usage.

Les tentatives de cathétérisme, qui avaient eu lieu la veille, avaient occasionné, six heures après, un accès de fièvre des plus graves.

En présence de cette difficulté, je lui proposai l'emploi

de l'anesthésie hémospasique. Il accepta. Dès que la syncope fut complétement obtenue, le cathétérisme put s'effectuer avec la plus grande facilité et ne donna lieu à aucun accès fébrile consécutif. Depuis, ces accidents ne se sont plus reproduits.

Obs. CCLXXXIV. — Hernie crurale irréductible. — Réduction à l'aide de l'anesthésie hémospasique.

M. Huguier ayant constaté, à l'hôpital Beaujon, les bons effets de l'anesthésie hémospasique pour faciliter la réduction des hernies, m'appela, le 21 janvier 1862, près d'un de ses clients, âgé de 48 ans, qui se trouvait affecté d'une hernie crurale irréductible. Déjà tout était prêt pour l'opération, si la réduction ne pouvait être obtenue.

Dès que nous parvînmes au premier degré de la défaillance, on put remarquer que la couleur rouge de la tumeur s'effaçait graduellement, et que celle-ci diminuait.

L'anesthésie étant obtenue, le décliveur fut inversé, puis le vide et la pesanteur facilitèrent la réduction, qui fut instantanée.

Obs. CCLXXXV. — Hernie inguinale étranglée.

M. Gross, de Earl-Soham, comté de Suffolk, fut appelé auprès d'un vieillard de 74 ans, affecté d'une hernie inguinale étranglée. Après l'avoir examiné, il dut le prévenir qu'il n'y avait d'espoir que dans l'opération. Le malade n'y voulut point consentir; il préférait, disait-il, subir toutes les conséquences de l'accident qui lui était arrivé. Deux jours après, se rappelant ce que je lui avais dit, sur les facilités nouvelles qu'offre l'hémospasie pour la réduction de certaines hernies, ce praticien revint auprès de son client, qui, cette fois, accepta avec empressement le recours à notre méthode. Une double hémospase méroscélique, poussée jusqu'à un état voisin de la défaillance, permit la réduction, et tous les accidents cessèrent à l'instant.

Obs. CCLXXXVI. — Varicocèle.

A bord du vaisseau-hôpital de la Tamise, dit *Dread-Nough*, spécialement destiné aux marins étrangers, se trouvait, en 1854, un matelot norwégien affecté d'un varicocèle très-douloureux et rebelle à tous les moyens.

Dans ces circonstances, le chef de service désira tenter l'emploi de notre dérivation. Une première hémospase produisit un soulagement instantané. Je la renouvelai deux fois en vingt-quatre heures, afin d'accélérer le rétablissement de ce matelot, et, dès le troisième jour, il fut en état de regagner son navire, en partance pour un voyage de long cours.

Obs. CCLXXXVII. — Chute, contusion du genou; symptômes généraux.

G..., militaire de la garnison d'Alger, âgé de 24 ans, d'une forte constitution et d'un tempérament sanguin, est entré, le 9 avril 1858, à l'hôpital-militaire du Dey, service de M. A. Bertherand, médecin principal.

Dans une chute faite sur les glacis des fortifications, il a éprouvé au genou droit une forte contusion, accompagnée vraisemblablement de torsion dans les ligaments de l'article. Cette jointure est devenue le siége d'une violente inflammation, avec exaltation très-prononcée de la sensibilité locale et générale. Le malade est très-agité, sa face est vultueuse, le pouls fort et précipité (96); sommeil impossible, inquiétude marquée.

M. le docteur Junod se trouvant présent à la visite, M. Bertherand pensa que son appareil hémospasique pourrait amender la congestion et l'éréthisme. Application immédiate en fut faite sur le membre opposé, laquelle a été suivie instantanément de la disparition des phénomènes généraux et d'un calme bienfaisant. La nuit suivante, le blessé put dormir.

Le lendemain matin, pour continuer l'œuvre de la médication dérivative, le malade étant d'ailleurs d'une constitution très-pléthorique, M. Bertherand fit pratiquer une saignée du bras. Quelques bains et des frictions résolutives ont achevé la guérison.

Il serait peut-être exagéré d'attribuer tout le mérite de la curation à l'hémospasie. Il n'en résulte pas moins qu'une seule dérivation a suffi pour modérer presque instantanément les symptômes réactionnels et préparer l'effet d'une médication d'un autre ordre, en soustrayant le malade à une phase douloureuse de congestion et de troubles nerveux. On prévoit quelles ressources on pourra demander à cette nouvelle méthode, dans ces traumatismes violents qui produisent si souvent un état congestif avec excitation nerveuse.

Obs. CCLXXXVIII. — Arthrite traumatique. — Suite de l'extraction d'un corps étranger intra-articulaire du genou.

E..., du 18e chasseurs à pied, tempérament sanguin,

en Afrique depuis le 31 août 1856, entré à l'hôpital du Dey, à Alger, pour y être traité d'un corps osseux mobile qui s'était développé dans l'articulation du genou droit, fut opéré le 29 mars par M. A. Bertherand, qui pratiqua l'extraction d'après le procédé de Syme.

L'opération terminée, le genou fut immédiatement soumis à des irrigations froides continues. Durant les trois premiers jours, aucun trouble local ou général ne se manifesta; mais, la quatrième nuit, le malade ayant eu l'imprudence de se lever pour un instant, il en résulta des douleurs lancinantes au genou et des spasmes fréquents : obscurcissement de la vue; le pouls donna 120 pulsations; thermomètre à 39,5; langue sèche.

Afin de proportionner l'énergie du traitement à la violence des accidents, le chef de service n'hésita pas à profiter de notre présence pour soumettre ce malade à la dérivation hémospasique. En moins d'une heure, une hémospase méroscélique calma l'agitation, et la température axillaire fut réduite à 37,5; toutefois, la dérivation fut encore maintenue pendant une demi-heure, afin de diminuer le plus possible le gonflement et la tension douloureuse de l'articulation affectée et de dissiper l'obscurcissement de la vue. La séance fut immédiatement suivie d'un sommeil paisible pendant quatre heures. Le 4 avril, la nuit est bonne; mais, vers le soir, le pouls s'accélère de nouveau, des élancements commencent à se faire sentir, non plus au genou seulement, mais à la partie interne du mollet. A sept heures, nouvelle hémospase. Mêmes phénomènes : la douleur a cédé rapidement, ainsi que la céphalalgie. Depuis, les accidents ne s'étant plus reproduits, on a pu se dispenser de nouvelles dérivations et la guérison eut lieu, avec ankylose finale, par suite de complications ultérieures, étrangères à la période initiale, pendant laquelle nous avons été appelé à intervenir.

La dernière application ramena la vue à son état normal et fut immédiatement suivie d'un sommeil prolongé. On a pu remarquer que la température axillaire avait diminué, séance tenante, de deux degrés et que la muqueuse linguale avait perdu sa sécheresse.

Malgré l'ankylose finale, il n'en demeure pas moins avéré que deux hémospases, à un jour de distance, ont exercé une influence directe, prompte et très-accusée, au début d'une arthrite traumatique dont l'intensité semblait menacer la vie de l'opéré, avant l'application de notre appareil.

Obs. CCLXXXIX. — Coup de feu à la jambe. —
Fracture du tibia.

M. X..., docteur en médecine, se trouvait de service, place du Carrousel, avec d'autres gardes nationaux venus des environs d'Orléans, lorsque, dans la nuit du 26 juin 1848, il reçut un coup de feu à la jambe droite; la balle avait fracturé le tibia dans sa partie moyenne.

Il entra à l'ambulance des Tuileries, service de M. Richet.

Le 7 juillet, la fièvre redoubla et les douleurs occasionnées par la présence du projectile dans la blessure devinrent intolérables. Aucun moyen n'ayant réussi à l'extraire ou à amener le calme, le chef de service proposa à notre confrère l'emploi de notre dérivateur.

Une première hémospase fut suivie d'un soulagement immédiat; il nous dit que, pour la première fois, il avait reposé durant la nuit.

Depuis, de nouvelles dérivations furent suivies de résultats si heureux et si rapides, que, sous leur influence, la guérison put être obtenue sans extraire la balle.

Obs. CCXC. — Ulcère à la jambe.

M. X..., sexagénaire, portait, au-dessus de la malléole interne de la jambe gauche, un ulcère qui, depuis dix ans, s'était rarement cicatrisé. Les chaleurs de l'été ayant occasionné un gonflement inflammatoire considérable et très-douloureux, son médecin eut recours à l'hémospasie. Notre première dérivation fut opérée sur les bras et sur la portion supérieure du membre affecté, à l'aide du dérivateur *mérique.*

En alternant ainsi, dès le douzième jour, nous obtînmes la cicatrisation de l'ulcère sans qu'il en soit résulté aucune conséquence fâcheuse.

Obs. CCXCI. — Contusion à la jambe. —
Accidents nerveux.

M. X..., âgé de 56 ans, se trouvait, le 7 avril 1862, sur l'impériale d'un omnibus qui versa; il reçut une forte contusion à l'articulation tibio-tarsienne droite.

Dans la nuit du 25, au moment où tout danger paraissait écarté, il survint de l'agitation, des crampes et du fourmillement dans la jambe affectée.

M. le docteur Samson et M. Piet, médecin de la Compagnie, m'adjoignirent à eux.

Le 28, une première hémospase sur la jambe opposée

dissipa les accidents. Trois nouvelles dérivations suffirent pour hâter le rétablissement.

Obs. CCXCII. — Entorse du pied droit.

M. X..., âgé de 22 ans, se fit une entorse au pied droit; il éprouva de vives douleurs accompagnées de gonflement.

Appelé aussitôt par son médecin, au lieu d'hémospasier la jambe opposée, je pratiquai une dérivation méroscélique sur l'extrémité affectée. Par ce procédé, nous obtînmes, en moins d'une heure, la disparition presque complète de l'engorgement des tissus affectés; le malade put marcher et reprendre ses occupations dès le lendemain.

Obs. CCXCIII. — Congélation du pied.

En visitant les ambulances des armées de la Loire et de l'Est, j'ai eu l'occasion d'appliquer l'hémospasie non-seulement au traitement des blessures par armes à feu ou autres, mais encore pour modérer la réaction qui se produit dans les tissus congelés.

Je citerai entre autres le fait suivant, observé à Pontarlier, lors du passage de l'armée de l'Est en Suisse.

Un jeune soldat, âgé de 23 ans, se trouvait affecté d'une congélation des orteils du pied gauche. Elle provenait d'une marche prolongée dans la neige avec de mauvaises chaussures.

S'étant chauffé dès son arrivée, il provoqua une réaction tellement vive qu'elle lui arrachait des cris. Témoin de ses souffrances, j'hémospasiai l'extrémité opposée; au bout de dix minutes, il commença à se calmer, et vers la fin de la séance il céda au sommeil.

Je pratiquai une nouvelle dérivation dans la soirée, et il ne tarda pas à être en état de rejoindre son régiment.

Telles sont les observations que nous avons cru devoir présenter sous le titre de *Maladies chirurgicales*, afin de montrer comment notre méthode est applicable à la chirurgie aussi bien qu'à la médecine. Il semblerait presque, au premier coup d'œil, que le médecin seul ait à nous demander notre concours, tandis que le chirurgien ne devrait en user que par exception.

Le nombre limité des observations chirurgicales qui accompagnent ce travail paraîtrait confirmer cette manière de voir. Le lecteur se convaincra promptement du contraire, s'il veut bien se rappeler que le chirurgien est constamment obligé de faire de la médecine chez ses blessés et de traiter médicalement les hémorrhagies et les névroses qui accompagnent si souvent les traumatismes des grandes cavités et des organes vitaux. D'autre part, il observera qu'ayant déjà fourni de très-nombreuses preuves de la puissance hémospasique dans les méningites, les pneumonies, etc., de cause interne, je pouvais me dispenser d'apporter un égal contingent de faits que leur étiologie seule range dans le cercle de la chirurgie. Il suffisait de choisir quelques exemples bien frappants, bien concluants, et de renvoyer aux chapitres correspondants en médecine. Par exemple, tout le monde comprendra qu'ayant fourni de nombreux cas d'amauroses d'origine interne et montré comment agit la dérivation hémospasique, il devenait superflu de consigner un nombre aussi grand d'amauroses produites par des violences externes, l'application du remède demeurant sensiblement la même.

Ceci posé, rappelons que nous avons résumé dans l'histoire générale de l'hémospasie les principales indications thérapeutiques afférentes à la chirurgie; que nous avons fait ressortir ses avantages dans les contusions, plaies, fractures et opérations proprement dites. Nous renvoyons à ces considérations. Toutefois nous placerons encore ici quelques remarques complémentaires destinées à combler en même temps les lacunes que laissent inévitablement les faits, fussent-ils plus nombreux.

En chirurgie, chaque fois que le traumatisme ou tout autre désordre d'origine externe a retenti sur les organes essentiels, cerveau, moelle épinière, poumons, cœur, foie, reins, etc., le traitement médical est presque toujours invoqué; ce sont les saignées, les sangsues, les vésicatoires. Or, nous avons montré en plusieurs endroits de ce livre que très-souvent l'hémospasie remplaçait avec avantage ces divers moyens. Donc, notre méthode vient ici en aide à la chirurgie. Nos observations de chutes graves, de plaies de la tête ou du rachis, montrent que nous avons détourné l'afflux sanguin qui comprimait le cerveau ou l'organe cérébro-spinal, que nous avons apaisé la douleur et l'irritation nerveuse, rendu la connaissance aux blessés, etc. Un seul exemple de violente contusion du thorax, avec hémoptysie, montre l'action rapide du moyen dérivateur et suffit à indiquer son mode d'emploi dans les cas analogues, assez nombreux, du reste. J'en dirai autant du fait de péritonite traumatique, maladie beaucoup plus fréquente que la péritonite de cause interne.

J'aurais pu ajouter quelques autres faits de lésions sérieuses des voies urinaires compliquées d'albuminurie; mais il fallait éviter la prolixité. Du reste, dans tous ces traumatismes, l'hémospasie agit toujours d'une façon analogue, c'est-à-dire en luttant énergiquement contre l'afflux sanguin, origine des congestions, des hémorrhagies et des phlegmasies, en calmant le système nerveux, en donnant au blessé un sommeil plus réparateur que celui des narcotiques, presque toujours accompagné de pesanteurs de tête.

Ceci suffit à démontrer dans combien d'occasions le chirurgien peut et doit recourir à l'hémospasie. Mais elle lui apportera des secours d'un autre ordre, même dans la pratique pure de la chirurgie. Nous n'en voulons d'autre preuve que le dégorgement des vaisseaux sanguins de l'œil permettant d'opérer des cataractes (deux observations); la résolution des phlegmons par le déplacement méthodique des fluides; la facilité du cathétérisme, en réduisant l'engorgement de la prostate, ou des parois du canal.

Il est surtout un effet remarquable de l'hémospasie, que la chirurgie ne saurait manquer de mettre à profit et dont nous avons eu l'occasion de dire quelques mots. Il s'agit de son effet sur le système nerveux, effet calmant et anesthésique à la fois, que l'on aurait souvent beaucoup de peine à obtenir en associant les opiacés ou les solanées vireuses aux anesthésiques proprement dits, éther, chloroforme, chloral, etc.

Or, les cas où la pratique chirurgicale se trouve arrêtée

par le spasme, les accidents spasmodiques, c'est-à-dire l'action désordonnée du système nerveux et du système musculaire, ces cas, dis-je, sont très-nombreux et très-embarrassants. Il devient impossible de faire un pansement de fracture, de réduire une luxation, de faire rentrer une hernie, tout cela faute de pouvoir surmonter la résistance d'un organisme en désordre. Le cathétérisme, dont nous parlions un peu plus haut, ne saurait non plus être pratiqué en pareille circonstance. Quelques-unes des observations précédentes font ressortir la valeur des hémospases appliquées en temps opportun; le malade se calme, les nerfs redeviennent tranquilles, les muscles se relâchent, et la médecine opératoire peut faire son œuvre. Parfois on doit provoquer un état lipothymique ou anesthésique; mais cet état n'offre aucun danger, comme nous l'avons démontré plus haut, en en retraçant le mécanisme. Les dernières observations qui terminent ce recueil tendent à montrer l'étendue et l'universalité de notre méthode.

Nous croyons avoir réuni assez de faits de tout ordre pour convaincre nos confrères qu'ils n'auront point à se repentir d'avoir tourné leur attention vers un moyen nouveau qui leur rendra des services et leur donnera peu de mécomptes; en outre, ils nous trouveront toujours empressé de nous rendre à leur appel, ou à leur donner les renseignements nécessaires pour se procurer des appareils pourvus de nos derniers perfectionnements, première condition du succès.

DOCUMENTS

ET PIÈCES JUSTIFICATIVES.

Nous croyons devoir mettre en tête des pièces et documents les deux rapports de l'Académie des sciences, qui nous ont valu nos deux prix Montyon, en 1835 et 1870.

INSTITUT ROYAL DE FRANCE.

ACADÉMIE DES SCIENCES.

EXTRAIT

DU RAPPORT SUR LES PRIX DE MÉDECINE ET DE CHIRURGIE

DE L'ANNÉE 1835

PAR SERRES,

AU NOM D'UNE COMMISSION

COMPOSÉE DE MAGENDIE, DOUBLE, DULONG, SAVART, LARREY, ROUX, DUMÉRIL, DE BLAINVILLE, SERRES.

La pratique médicale a fait en grand l'essai de la saignée générale ou locale, l'essai des purgatifs et des toniques à des doses très-élevées. Elle est restée, au contraire, dans des limites très-restreintes dans l'emploi des dérivatifs extérieurs. Parmi ces dérivatifs, un des plus actifs est la ventouse; elle consiste, comme on sait, en une petite cloche de verre dans laquelle on fait le vide; de son action naît l'afflux du sang et la révulsion de ce fluide des parties environnantes. On sait aussi que la cause immédiate de ses effets est la pression de l'air atmosphérique. Ainsi limitée, la ventouse est d'une utilité incontestée dans le traitement des maladies aiguës et chroniques. Quel serait l'effet d'une ventouse appliquée sur toute l'étendue d'un membre, ou même sur la moitié du corps de l'homme? C'est un tel problème dont M. Junod s'est proposé la solution, et, à l'aide d'un appareil qui atteint *parfaitement* le but désiré, il a obtenu des effets puissants que l'art peut utiliser dans certaines maladies.

M. Junod fait servir aussi ses grandes ventouses à comprimer l'air autour d'un membre; l'effet de cette compression est l'inverse du précédent et a, par conséquent, pour objet de refouler le sang vers les parties soustraites à la compression, et de déterminer de cette manière une action et une réaction dont on peut espérer des résultats utiles dans certaines maladies.

En résumé, les cylindres de M. Junod et la pompe qu'il y adapte nous paraissant une acquisition importante pour la thérapeutique, la Commission propose d'accorder à ce médecin un encouragement de 2,000 francs [1].

INSTITUT IMPÉRIAL DE FRANCE.

ACADÉMIE DES SCIENCES.

(Extrait des *Comptes rendus des séances de l'Académie des sciences*, t. LXXI, séance du 11 juillet 1870.)

RAPPORT

SUR LE CONCOURS POUR LE PRIX DE MÉDECINE ET DE CHIRURGIE, FONDATION MONTYON.

Commissaires: MM. ANDRAL, J. CLOQUET, CL. BERNARD, NÉLATON, LAUGIER, LONGET, COSTE, ROBIN, BOUILLAUD, *rapporteur*.

M. le Dr Junod, inventeur de ces grandes ventouses désignées souvent sous son nom, adresse à l'Académie un travail manuscrit

[1] L'Académie des sciences a adopté les conclusions de ce rapport.

ayant pour titre : *Des médications hémospasique et aérothérapique, ou De la compression et de la raréfaction de l'air tant sur le corps que sur les membres isolés.*

Dans l'introduction de son manuscrit, M. le Dr Junod a eu soin de préciser l'expression de «médication aérothérapique» ou d'«aérothérapie,» déclarant qu'il ne s'en sert que pour indiquer l'emploi des bains d'air comprimé. Il revendique, comme lui appartenant, la «première idée» ou l'initiative de cette méthode, dont la première application formelle à la thérapeutique appartient à M. Tabarié, et qui, depuis une vingtaine d'années, a été le sujet de plusieurs ouvrages. Les plus importants de ces ouvrages sont, sans contredit, ceux de M. le Dr Pravaz, ancien élève de notre glorieuse École polytechnique[1], et de M. Bertin, de Montpellier.

En 1835, dans un Rapport de M. Serres à l'Académie sur les prix de médecine et de chirurgie, le savant rapporteur indique d'abord les effets puissants qu'on obtient des grandes ventouses du Dr Junod, et dont la cause immédiate est la diminution de pression atmosphérique dans les régions où ces ventouses sont placées, effets que l'art peut utiliser dans certaines maladies. Puis il ajoute : «M. Junod fait servir aussi ses grandes ventouses à comprimer l'air autour d'un membre, et alors, par un effet inverse du précédent, le sang est refoulé vers les parties soustraites à la compression. On peut ainsi déterminer une action et une réaction dont il est permis d'espérer des résultats utiles dans le traitement de certaines maladies.»

La Commission, dont M. Serres était le rapporteur, considérant que les cylindres de M. Junod et la pompe qu'il y adapte constituaient une acquisition importante pour la thérapeutique, proposait d'accorder à ce médecin un encouragement de 2,000 francs, et la proposition fut adoptée par l'Académie.

[1] Cet ouvrage a pour titre : *Essai sur l'emploi médical de l'air comprimé.* Lyon, 1850.

Il ne s'agissait pas alors des « effets de l'augmentation et de la diminution de la pression atmosphérique sur le corps humain tout entier. » Mais M. le Dr Junod ne tarda pas à s'occuper de cette nouvelle question. Le Mémoire qu'il lui consacra fut adressé par lui à l'Académie, et confié à une Commission dont M. Magendie fut le rapporteur. Nous reviendrons un peu plus loin sur ce Rapport. Qu'il nous suffise pour le moment de rappeler à l'Académie que ce travail n'a jusqu'ici reçu d'elle aucune récompense, et c'est pour cela que M. Junod le présente au concours de cette année.

Il y a déjà trois quarts de siècle passés, en 1783, la Société des sciences de Harlem proposait un sujet de prix dans lequel il était question de l'influence de l'air condensé sur l'économie vivante. Voici, d'ailleurs, dans quels termes elle avait formulé cette proposition de prix : « 1° Décrire l'appareil le plus propre à faire des expériences sur « l'air condensé, » de la façon la plus commode, la plus assurée; 2° Rechercher avec cet appareil l'action de l'air condensé dans des cas différents, « s'occuper, entre autres, de la « vie animale, » de l'accroissement des plantes et de l'inflammabilité des différentes espèces d'air. »

Un tel sujet de prix annonce bien l'époque à laquelle il fut proposé. Il était, en effet, pour ainsi dire, à l'ordre du jour, en 1783; dans ces temps mémorables où la « chimie pneumatique » marchait de conquête en conquête; dans ces temps où Lavoisier, bien jeune encore, mais en quelque sorte pressé d'arriver à l'immortalité, venait, par un trait de son beau génie, de dérober à la nature ce secret, si longtemps caché, de la combustion respiratoire, et, comme un autre Prométhée, de découvrir ainsi un véritable « feu sacré » de la vie, puisqu'il ne saurait s'éteindre sans que la vie ne s'éteignît elle-même.

Quoi qu'il en soit, la Société des sciences de Harlem fut assez mal récompensée d'avoir si heureusement choisi le sujet de son prix, car il ne lui fut adressé aucun ouvrage contenant la solution des problèmes proposés.

De l'aveu de Pravaz lui-même, dont l'Académie a récompensé les travaux sur «l'emploi médical de l'air comprimé,» c'est à M. le Dr Junod que l'on doit «l'initiative authentique» des recherches concernant «l'action de l'air comprimé sur le corps humain.»

Cette initiative date de 1834, époque à laquelle M. le Dr Junod, dans un Mémoire présenté à l'Académie, fit connaître les effets de la condensation de l'air sur l'homme en état de santé.

«Lorsque, dit-il, on augmente de moitié la pression naturelle de l'atmosphère, on remarque ces phénomènes : La membrane du tympan, refoulée vers l'oreille interne, devient le siége d'une pression incommode qui, toutefois, se dissipe peu à peu à mesure que l'équilibre se rétablit, probablement par l'introduction de l'air condensé dans la caisse du tympan, à travers la trompe gutturale; le jeu de la respiration se fait avec une facilité nouvelle, la capacité du poumon pour l'air semble augmenter, les inspirations sont grandes et moins fréquentes que dans l'état ordinaire, et, au bout de quinze minutes, une chaleur agréable se fait sentir dans la poitrine.

«La circulation du sang paraît modifiée; le pouls est plein et se déprime difficilement; le calibre des vaisseaux superficiels diminue et peut même s'effacer complétement, de sorte que le sang, dans son retour vers le cœur, suit la direction des veines profondes.

«Les fonctions intellectuelles sont excitées, l'imagination est vive, les pensées s'accompagnent d'un charme particulier et, chez quelques personnes, il se manifeste une sorte de délire, d'ivresse; le système musculaire partage cet accroissement d'activité, les mouvements sont faciles, énergiques et semblent plus assurés.

«Les actes digestifs et toutes les sécrétions, particulièrement celles de la salive et de l'urine, s'exercent avec facilité.

« On dirait que le poids du corps est diminué d'une manière sensible : du moins telle est la sensation qu'éprouve la personne renfermée dans l'appareil à condensation. »

Dans le Mémoire où M. Junod faisait ainsi connaître l'influence de l'air condensé sur l'homme vivant, il s'occupait également de celle qu'exerce sur celui-ci la diminution de la pression de ce même gaz. Aussi portait-il ce titre : *Des effets de l'augmentation et de la diminution de la pression atmosphérique sur le corps humain.*

Le Rapport fait à l'Institut, en 1835, par Magendie, sur le Mémoire de M. Junod, se terminait ainsi : « Vos commissaires, qui ont été témoins des expériences de cet auteur, ont en outre remarqué avec intérêt les modifications que la voix subit sous l'influence de la plus ou moins grande densité de l'air : à mesure que la pompe joue pour raréfier l'air, la voix perd de son intensité; dans le cas de compression, elle prend, au contraire, un éclat, un timbre très-prononcé et non moins extraordinaire.

« Ainsi, à l'aide de l'appareil de M. Junod, où l'air comprimé ou raréfié se renouvelle sans cesse par un mécanisme très-simple, on peut avoir la plupart des sensations qu'éprouvent les aéronautes lorsqu'ils s'élèvent à une grande hauteur, ou celles qui naissent sous la cloche à plongeur. »

En résumé, à M. le Dr Junod, qui, par son invention des grandes ventouses, avait déjà bien mérité de la thérapeutique et obtenu de l'Académie, comme nous l'avons rappelé plus haut, un prix de 2,000 francs, à M. le Dr Junod appartient l'heureuse et féconde « initiative » des travaux sur les effets de l'air comprimé, soit sur l'homme sain, soit sur l'homme malade.

Les applications importantes dont cet inventeur peut, jusqu'à un certain point, être considéré comme le promoteur, et dont quelques-unes ont été récompensées par l'Académie (celles de Tabarié et Pravaz), ajoutent en quelque sorte à la valeur intrinsèque des travaux de M. Junod. Aussi votre Commission vous propose-t-elle de lui accorder le plus élevé des trois prix qu'elle a décernés (2,500 francs).

RAPPORT

A L'ACADÉMIE DES SCIENCES

SUR UN MÉMOIRE AYANT POUR TITRE :

Recherches physiologiques et thérapeutiques sur les effets de la compression et de la raréfaction de l'air, tant sur le corps que sur les membres isolés, faites par M. TH. JUNOD, *D. M.*

Commissaires : SAVART, DOUBLE et MAGENDIE, *rapporteur.*

(Séance du lundi 31 août 1835.)

A l'aide du vide produit sous une petite cloche appliquée sur la peau, les anciens médecins déterminaient l'afflux rapide du sang vers certains points de la surface cutanée. Que se passe-t-il dans cette opération encore usitée de nos jours? On l'a ignoré pendant une longue suite de siècles; il n'a rien moins fallu que les admirables découvertes de la physique moderne sur la pesanteur de l'air, et celles de la chimie pneumatique sur la combustion, pour en donner la véritable théorie.

On aurait pu croire que l'énorme pression atmosphérique que supporte le corps de l'homme, et la grande influence de cette pression sur le jeu de nos organes étant connues, les médecins se seraient efforcés depuis longtemps d'y trouver un énergique agent thérapeutique, qui fît en grand ce que la ventouse fait en petit; il n'en est point ainsi, soit que la physique entre pour trop peu dans nos études médicales, soit que les esprits aient été détournés de cette direction par les stériles doctrines que chaque année voit naître et mourir. La ventouse est presque le seul appareil dans lequel la pression de l'atmosphère soit employée comme moyen curatif, et on la retrouve à peu près telle qu'elle est décrite dans Celse, livre *De re medica,* si ce n'est que le verre a remplacé le métal ou l'argile dont se servaient déjà les Égyptiens.

Cependant, et sans doute grâce à l'heureuse diffusion des connaissances physiques, deux médecins anglais, le docteur Clanny, de Sunderland, et le docteur Murray, de Belfast en Irlande, ont récemment essayé, chacun séparément, et à peu près à la même époque, de construire des appareils avec lesquels on pût soustraire un membre ou le corps tout entier à une partie de la pression atmosphérique.

Ces instruments paraissent avoir été de quelque utilité à l'époque où le choléra sévissait en Angleterre, mais peut-être ne sont-ils pas encore assez perfectionnés et d'une application assez facile pour entrer dans la pratique journalière. Leurs inventeurs eux-mêmes ne semblent en avoir fait usage que dans un petit nombre de cas, et il n'est pas à notre connaissance que d'autres s'en soient servis.

Né dans les Alpes, ayant visité et étudié les principales montagnes de l'Europe, M. le Dr Junod s'est livré, jeune encore, à une étude sérieuse des effets des variations barométriques sur l'économie animale, et il a conçu le projet de doter la médecine d'un agent thérapeutique au moins aussi puissant qu'aucun de ceux qu'elle a employés jusqu'ici.

Dans la vue de varier, soit en plus, soit en moins, la pression que le corps de l'homme supporte en raison de l'étendue de ses surfaces cutanées et pulmonaires, M. Junod a fait construire un appareil en cuivre, sorte de boîte sphérique, où une personne assise, peut, dès qu'elle y est hermétiquement renfermée, se trouver en partie soustraite à la pression qu'elle supportait avant d'y entrer, et un instant après y être soumise à une pression beaucoup plus forte. Est-il besoin de dire que, dans le premier cas, on raréfie au moyen d'une pompe aspirante l'air de l'appareil, et que, dans le second, on le condense à l'aide d'une pompe à compression?

Voici ce que l'auteur dit, dans son Mémoire, des effets de la condensation de l'air sur l'homme bien portant. (Voyez Rapport de M. Bouillaud.)

Voici maintenant les phénomènes que l'auteur a observés dans le cas de raréfaction de l'air.

Lorsqu'on diminue d'un quart d'atmosphère la pression de l'air dans le récipient, voici ce qui s'observe :

La membrane du tympan se trouve distendue, ce qui cause une sensation passagère analogue à celle qui est causée par la compression.

La respiration est gênée, les inspirations sont courtes et fréquentes; au bout de quinze à vingt minutes, à cette gêne de respiration succède une véritable dyspnée.

Le pouls est plein, dépressible et fréquent; tous les ordres des vaisseaux superficiels sont dans un état de turgescence manifeste. Les paupières et les lèvres sont distendues et boursouflées : assez fréquemment il survient des hémorrhagies avec tendance à la syncope; la peau est le siége d'une chaleur incommode, la perspiration est abondante. On éprouve un sentiment de faiblesse générale et d'apathie complète; les sécrétions glandulaires semblent suspendues.

Si l'on fait alterner à diverses reprises la compression avec la raréfaction de l'air sur le même individu, tous les phénomènes produits par ces deux opérations contraires deviennent de plus en plus manifestes.

Vos commissaires ont été témoins des expériences dont parle l'auteur. Il les a répétées à diverses reprises devant eux; ils ont ainsi pu vérifier la plupart des faits qui viennent d'être énoncés.

Ils ont, en outre, remarqué avec intérêt les modifications que la voix de la personne soumise à l'expérience dans le récipient subit, soit par la condensation, soit par la raréfaction de l'air. A mesure que la pompe joue pour raréfier l'air, la voix perd de son intensité et acquiert, sous l'influence de la paroi vibrante qu'elle traverse, un caractère étrange. Dans le cas de condensation, elle prend, au contraire, un éclat, un timbre métallique très-prononcé, et non moins extraordinaire.

On voit que ces résultats coïncident avec ceux qui ont été recueillis, soit sur le sommet des hautes montagnes ou dans les ascensions aérostatiques, soit dans les mines profondes ou sous la cloche à plongeur. Nul doute que, renfermé dans l'appareil de M. Junod, où l'air condensé ou raréfié se renouvelle sans cesse par un mécanisme très-simple, on ne puisse avoir la plupart des sensations qu'éprouvent les aéronautes quand ils s'élèvent à une certaine hauteur, et un instant après une partie de celles qui naissent sous la cloche à plongeur.

Tel est l'appareil avec lequel M. Junod augmente ou diminue sur le corps entier et, par conséquent, sur les surfaces cutanées et pulmonaires, la pression de l'atmosphère. C'est en agissant à la fois sur les deux surfaces que son appareil diffère de ceux qui ont été imaginés en Angleterre par Murray et Clanny; ces derniers portent exclusivement leur action sur la peau, le poumon restant en libre communication avec l'air extérieur par un tuyau séparé.

Toutefois, sous le point de vue médical, cet appareil ne paraît jusqu'ici susceptible d'aucune application, mais, placé dans un cabinet de physique, il pourrait fournir l'occasion d'expériences curieuses et d'observations utiles.

Il n'en est pas de même des instruments que M. Junod propose pour opérer le vide autour des membres, ou pour y condenser l'air. Ces instruments sont entre nos mains depuis près d'un an, et l'un de vos commissaires en a fait un fréquent usage à l'Hôtel-Dieu de Paris dans le traitement de plusieurs maladies graves.

Ces instruments consistent en des cylindres creux fermés d'un bout par un robinet; ils sont assez spacieux pour admettre soit le bras, soit la jambe tout entière; ils s'adaptent par des ajutages de diamètres divers à la partie la plus volumineuse du membre, de manière à tenir le vide. Ces cylindres, appliqués tantôt aux quatre membres simultanément, tantôt à deux ou même à un seul, communiquent par de longs tubes imperméables à une pompe qui peut, alternativement et à volonté, enlever l'air ou en apporter. A ces instruments s'adapte un petit manomètre qui permet de juger du degré de condensation ou de raréfaction de l'air intérieur des cylindres.

Lorsqu'ils sont employés à faire le vide, ces cylindres ne sont, à vrai dire, que des ventouses, mais de dimension centuple des ventouses ordinaires, et agissant sur une surface cutanée infiniment plus étendue que nos petites cloches; ils produisent par conséquent des effets beaucoup plus considérables. A l'Hôtel-Dieu, les élèves les qualifient de « ventouses monstres : » il serait sans doute mieux de leur laisser le nom de leur inventeur.

Les effets en sont prompts, énergiques et dignes de tout l'intérêt des médecins. Pour le prouver, il suffira de dire que souvent la pâleur du visage et la syncope en suivent immédiatement l'application. L'explication de leur manière d'agir est toute mécanique et très-simple; c'est l'effet des ventouses en grand. En soustrayant par ce moyen, sur une large étendue de la peau, une partie de la pression atmosphérique, les liquides et surtout le sang se déplacent; ils abondent là où ils sont moins pressés et abandonnent, par conséquent, les points où ils supportaient une pression plus forte. On comprend dès lors la décoloration du visage dont je viens de parler, ainsi que la syncope. Il arrive là ce qui a lieu dans le cas d'une hémorrhagie considérable, avec cette importante différence que le sang est bien soustrait à la circulation par l'action de l'instrument; mais cette soustraction n'est pas définitive, *ce n'est qu'un emprunt.* En effet, dès qu'on permet à la pression atmosphérique de reprendre son équilibre, le sang, détourné et resté stationnaire pendant quelques instants, rentre dans le cours de la circulation, et l'ordre se rétablit dans cette fonction si judicieusement nommée « vitale. »

Appliquées sur un seul membre, les ventouses de M. Junod ont un effet dérivatif des plus prononcés; mais quand elles sont placées simultanément sur les deux bras et les deux jambes, et que le vide y est soutenu à 7 ou 8 centimètres, les effets sont d'une énergie effrayante; la circulation du sang est permise ou suspendue à la volonté de celui qui fait jouer la pompe; de là, la syncope qui suit presque immédiatement et presque toujours cette quadruple application.

Il n'est certes pas nécessaire d'indiquer ici dans quelles circonstances on devra mettre en usage les cylindres de M. Junod; tout praticien ne regardera-t-il pas comme une nouveauté bienfaisante un moyen mécanique et certain d'attirer à l'instant vers les membres le sang dont la congestion ou l'épanchement peut causer de si prompts et de si grands ravages dans les organes de la tête, de la poitrine ou de l'abdomen, sans avoir ensuite à redouter les conséquences trop souvent funestes de la perte d'une grande quantité de ce liquide.....

En résumé, les cylindres de M. Junod et la pompe qui s'y adapte nous paraissent une importante acquisition pour la thérapeutique, surtout lorsqu'ils sont employés pour raréfier l'air; et parce que nous mettons beaucoup d'intérêt à ce que cet appareil se propage et devienne usuel, nous engageons l'auteur à le rendre aussi peu dispendieux que possible, afin que, semblable à la ventouse, il soit dans les mains de tous les médecins, et que, soumis ainsi à un très-grand nombre d'essais dans des circonstances très-différentes, on puisse définitivement fixer le rang qu'il doit prendre parmi les agents thérapeutiques.

Nous avons l'honneur de proposer à l'Académie de donner son approbation aux appareils de M. Junod.

Ces conclusions sont adoptées[1].

EXTRAIT

DES LEÇONS DE MAGENDIE AU COLLÉGE DE FRANCE,

SUR LES PHÉNOMÈNES PHYSIQUES DE LA VIE.

(T. III, p. 231.)

Les résultats obtenus par l'emploi de cet appareil pneumatique sont très-remarquables. J'ai vu son application faire cesser immédiatement des céphalalgies cruelles, qui, depuis longtemps, faisaient le tourment des malades; j'ai vu des individus, à tempérament éminemment sanguin, chez lesquels la face était habituellement vultueuse, la conjonctive injectée, le front pesant, en éprouver un bien-être instantané. Il serait à désirer que l'usage de la ventouse de M. Junod fût généralement répandu, car ce n'est pas en soustrayant des quantités données de sang, mais bien seulement en le déplaçant, qu'on parvient à diminuer la circulation dans telle partie pour l'activer dans telle autre. Saigner n'est pas une pratique aussi héroïque ni aussi innocente que se le figure l'immense majorité des médecins. Quand on peut obtenir les mêmes effets

[1] On voit qu'à l'occasion de son rapport Magendie fit des recherches historiques sur les nouveaux appareils que je soumetttais à l'Académie; il s'adressa à Clanny, de Sunderland, et à Murray, de Belfast, qui, durant la première invasion du choléra, avaient fait quelques essais relatifs au traitement de cette maladie, en opérant le vide sur une ou plusieurs extrémités.

Ces médecins paraîtraient avoir été arrêtés par les difficultés que présentait la construction des appareils, ce qui les aurait fait renoncer à ces recherches.

Ce que je viens de dire de Clanny et Murray peut encore s'appliquer à Nathan Smith et Bleg-Boroh, qui, pour le même motif, n'ont donné aucune suite à leurs essais.

sans affaiblir l'économie par des émissions sanguines, cela n'est-il pas préférable? C'est aussi pourquoi je reconnais à l'appareil de M. Junod un immense avantage, car, s'il modifie puissamment la distribution du fluide sanguin, il n'altère en rien son volume, et encore moins sa composition.

Dans l'apoplexie, dans la congestion cérébrale, il est important d'amoindrir l'activité de la circulation. Je sais bien qu'en saignant largement le malade, vous diminuez la masse du sang; mais vous vous attaquez en même temps à tout l'organisme; la prostration des forces actuelles entraînera celle des forces futures. L'individu n'aura plus assez d'énergie pour réagir contre l'affection morbide qui a frappé l'encéphale et contre les causes d'épuisement qu'un traitement débilitant a développées en lui. Aussi, combien il importerait de tenir en réserve une partie du sang pour la restituer en temps opportun! Ce but est à peu près atteint par la ventouse de M. Junod. Son action est tout aussi puissante que celle des saignées copieuses, et elle offre l'immense ressource d'être temporaire et non définitive.

TÉMOIGNAGES
DES PROFESSEURS DE CLINIQUE
ET
DES MÉDECINS DES HÔPITAUX
RELATIFS À L'INTRODUCTION DE L'HÉMOSPASIE
DANS LES ÉTABLISSEMENTS HOSPITALIERS.

Je crois devoir reproduire ici les témoignages des chefs de service dans les hôpitaux, témoignages qui ont motivé l'adoption de l'hémospasie dans ces établissements.

M. Junod a fait faire un pas à la science. Son procédé est très-utile, et, dans certains cas, il ne peut être remplacé par aucun autre.

ANDRAL.

J'estime que la demande de M. Junod mérite un accueil favorable à cause des grands avantages qui peuvent se rattacher à l'application de son appareil dans une foule de cas. Tous les médecins des hôpitaux recevront avec reconnaissance les secours d'une *thérapeutique nouvelle,* qui promet *des résultats très-importants.*

FOUQUIER.

Je suis profondément convaincu par l'expérience qu'il est des cas nombreux où rien ne peut remplacer le moyen employé par M. Junod.

BOUILLAUD.

M. Junod s'occupe, depuis seize ans, avec un grand désintéressement, de l'application de sa ventouse; j'ai eu occasion, depuis la même époque, de faire fréquemment usage de ce puissant moyen de dérivation, et n'ai eu qu'à m'en féliciter. J'estime que c'est un véritable service à rendre à la ville de Paris que de populariser l'emploi de l'appareil Junod.

G. MONOD.

Je me joins à mes collègues pour recommander à la bienveillance du Conseil M. le docteur Junod, dont le désintéressement m'est connu depuis longtemps. Il serait à désirer, dans l'intérêt des malades, que notre honorable confrère pût faire une application plus large d'un moyen qui a déjà rendu d'importants services. La méthode de M. Junod me paraît d'ailleurs devoir amener une réduction dans les dépenses que nécessite le traitement d'un grand nombre de malades.

NÉLATON.

Il y a plus de douze ans que j'ai vu fonctionner pour la première fois l'appareil de M. Junod, et, dès lors, je ne doutai plus de sa grande efficacité toutes les fois qu'il s'agit d'opérer une puissante dérivation dans l'économie.

Depuis cette époque, l'expérience a pleinement justifié l'emploi de ce nouvel agent thérapeutique. sans que jamais, à ma connaissance, cet emploi, dirigé par l'auteur, ait déterminé le moindre accident.

Je pourrais citer ici plusieurs guérisons obtenues dans les divers services de clinique médicale dont j'ai été chargé en d'autres temps comme agrégé de la Faculté. Dans deux cas entre autres très-remarquables, il a fallu un très-grand nombre de séances, et ce n'est que par l'intelligente persévérance de l'auteur, dont le zèle et le désintéressement sont à toute épreuve, que ces guérisons ont été obtenues.

Fréd. Dubois (d'Amiens).

Je ne pui qu'appuyer la demande de M. le docteur Junod; ses appareils sont très-rationnels et peuvent, dans une multitude de cas, produire les meilleurs effets. M. Junod me paraît avoir rendu un véritable service à la science.

Rostan.

Soumises aux Académies, les recherches de M. Junod ont toujours paru frappées au coin de la véritable science. L'humanité et le perfectionnement de la pratique chirurgicale, en particulier, ne peuvent que gagner à ce que sa demande soit accueillie.

Velpeau.

Le procédé de M. le docteur Junod constitue un des moyens les plus puissants de la thérapeutique. Il serait à désirer qu'on pût l'employer plus souvent dans les hôpitaux; il y aurait avantage pour les malades et économie pour l'Administration, la ventouse Junod pouvant *souvent remplacer les sangsues*. Pour ceux qui, comme moi, ont fait fréquemment usage de l'appareil de M. le docteur Junod, il doit rester prouvé que c'est un moyen indispensable dans une foule de cas.

RICORD.

Connaissant par expérience les effets salutaires de l'appareil de M. le docteur Junod, je suis persuadé qu'il constitue un moyen de traitement efficace et que, dans certaines circonstances graves, il fournit au médecin des ressources dont la privation pourrait être fort regrettable.

BARTH.

Ayant employé plusieurs fois avec avantage l'appareil de M. Junod, je regarderais comme une bonne chose d'être mis à même de pouvoir user de ce moyen dans l'hôpital où je fais le service comme médecin.

BRIQUET.

L'appareil de M. le docteur Junod peut, en nombre de cas, remplacer les saignées et les sangsues, et il est des cas où il est beaucoup plus avantageux aux malades, auxquels il procure le bénéfice d'une émission sanguine sans l'inconvénient de la faiblesse qui en résulte. Il y a donc un double motif pour le faire apprécier : l'économie et l'utilité.

MALGAIGNE.

L'utilité de l'appareil imaginé par M. le docteur Junod est aujourd'hui reconnue de tous les praticiens qui en ont fait faire l'application. J'ai eu souvent, pour ma part, l'occasion de m'en servir avec avantage, principalement dans les congestions cérébrales et dans l'hémoptysie, et je n'ai jamais vu cette médication déterminer le moindre accident. Je ne crains pas de déclarer que, dans l'état actuel de la science, il est un certain nombre de maladies dans lesquelles on ne saurait, sans inconvénient, remplacer la ventouse Junod par un autre moyen.

A. NONAT.

L'appareil de M. Junod pouvant être, dans plusieurs cas, d'une utilité incontestable, je pense que l'Administration ferait une chose bonne et utile en favorisant l'emploi de cet appareil dans les hôpitaux.

RAYER.

Je partage l'avis de mes honorables confrères sur l'utilité de la méthode de M. Junod dans certains cas, et j'appuie, par cette raison, la demande au Conseil.

LOUIS.

Ayant eu plusiéurs fois l'occasion d'observer les bons effets qui résultent de l'application de l'appareil du docteur Junod, dont l'utilité et l'économie, surtout pour les hôpitaux, paraissent ne plus pouvoir être mises en doute, je m'associe bien volontiers aux vœux de mes honorables collègues, afin de populariser et vulgariser de plus en plus l'usage de ce puissant moyen de guérison.

A. RICHER.

J'ai souvent regretté de n'avoir pas à ma disposition l'appareil inventé par M. Junod depuis que je l'ai vu heureusement appliquer à des malades de l'hôpital Necker. Je fais donc des vœux pour que le Conseil général en facilite l'adoption, comme il l'a déjà fait pour la ventouse ordinaire. Il ne faut pas oublier que l'instrument de M. Junod remplit une indication *spéciale* et *urgente* qu'on chercherait vainement dans tous les moyens que l'Administration met à la disposition des médecins.

BRICHETEAU.

Plus d'une fois j'ai eu recours, avec de grands avantages, à l'appareil de M. le docteur Junod dans ma pratique en ville. Souvent j'ai regretté, dans les hôpitaux, de ne pouvoir en faire usage, particulièrement dans les cas de congestion cérébrale et de crachement de sang. Je m'estimerais heureux si mon témoignage pouvait contribuer au succès de la demande de M. Junod.

BLACHE.

L'utilité de l'appareil Junod est maintenant généralement admise. C'est un moyen qui ne peut être appliqué qu'avec prudence; il vaut donc mieux que ce soit l'inventeur que tout autre qui soit appelé à exécuter les prescriptions des médecins sur ce point.

GENDRIN.

Je partage la manière de voir de mes honorables confrères sur l'utilité du procédé de M. Junod, surtout dans de certaines maladies où il est besoin de déplacer la congestion ou d'arrêter un effort hémorrhagique.

JOBERT DE LAMBALLE.

J'ai depuis longtemps acquis, par expérience, une entière conviction sur l'importance de la méthode de M. Junod.

ROBERT.

Tous les encouragements que l'Administration des hôpitaux accordera à M. le docteur Junod tourneront au profit des malades.

BAUDELOCQUES.

Les effets de l'appareil Junod ayant depuis longtemps acquis la plus heureuse influence dans le traitement d'un grand nombre d'affections, il y aura utilité à introduire ce puissant agent thérapeutique dans la pratique des hôpitaux.

A. BÉRARD.

L'usage que j'ai fait, dans ma pratique particulière, de l'appareil de M. Junod, et les avantages que j'en ai retirés, me font vivement désirer que M. Junod puisse venir à Bicêtre faire l'application de sa méthode.

LEURET.

J'appuie la demande de M. le docteur Junod, d'abord, parce que le moyen dont il est l'inventeur est utile, ensuite parce que j'y trouve pour l'Administration des hôpitaux un moyen économique de remplacer souvent des applications de sangsues.

S. SANDRAS.

Je suis heureux de me joindre à mes collègues pour appuyer la demande de M. le docteur Junod, et je le fais avec d'autant plus de conviction que j'ai plusieurs fois eu recours à ce procédé pour mes malades.

DEVERGIE.

L'appareil Junod est un moyen utile qui, dans beaucoup de cas, ne peut être remplacé par aucun autre; il peut suppléer, dans certains cas, à l'application des sangsues. Je crois donc que ce moyen thérapeutique important doit être conservé dans la pratique civile et dans celle des hôpitaux, où j'ai été plusieurs fois le témoin de ses bons effets.

GUERSANT.

La méthode de M. le docteur Junod étant d'un puissant secours dans certaines maladies, c'est avec le plus vif intérêt que j'appuie sa demande auprès de MM. les membres du Conseil, qui savent comme moi que, jusqu'à ce jour, M. Junod s'est rendu à notre appel avec le plus grand empressement et le plus grand désintéressement.

P. GUERSANT.

Je me joins à mes honorables confrères pour recommander l'usage de l'appareil Junod dans les cas où il est utile de combattre une congestion sanguine, une hémorrhagie rebelle, sans cependant affaiblir le malade par une saignée. J'ai eu l'occasion d'en faire usage dans des cas semblables, particulièrement contre une hémorrhagie opiniâtre de l'utérus, qui s'arrêta enfin après une seule application faite par M. Junod.

GERDY.

M. Junod a étendu, avec la plus grande utilité pratique, l'application de sa ventouse à la thérapeutique. Il s'est toujours montré très-désintéressé et a prodigué ses soins aux pauvres.

PIORRY.

L'usage du procédé de M. Junod peut rendre d'utiles services. Je fais des vœux bien sincères pour que MM. les membres du Conseil en favorisent l'application dans les hôpitaux, dans les cas où les autres moyens thérapeutiques ont échoué.

BLANDIN.

L'usage de l'appareil employé par M. Junod est, dans certains cas, d'une incontestable utilité et préférable aux saignées et aux autres ventouses.

J'ai moi-même souvent conseillé l'emploi de cette méthode dans ma pratique, et il serait à désirer que l'Administration des hôpitaux nous mît à même d'y recourir aussi souvent qu'il serait nécessaire.

A. TROUSSEAU.

L'économie qui résulte du procédé de M. le docteur Junod sera d'autant plus grande, que les moyens d'application seront rendus plus faciles.

Il conviendrait peut-être qu'il en fût de ses appareils comme il en a été des appareils pour bains de vapeur de M. Duval, avec cette différence toutefois, que, les premiers exigeant de l'instruction et de l'expérience, M. Junod serait chargé d'en faire l'application.

HONORÉ.

J'ai été à portée de voir les brillants résultats qu'on peut obtenir de l'application de l'appareil de M. Junod. Il est à désirer que le Conseil général mette ce moyen à la disposition des chefs du service de santé dans les hôpitaux. J'ai vu, à l'Hôtel-Dieu et en ville, divers sujets sur lesquels le procédé de M. Junod avait été employé sans que *jamais* il soit survenu aucun accident dépendant de son application. Je crois que, si l'emploi en était généralement adopté, il pourrait devenir une source d'économie considérable, surtout en diminuant le nombre des sangsues.

HORTELOUP.

Il est une foule de cas où la ventouse Junod ne peut être remplacée par aucun autre moyen.

CRUVEILHIER.

Le zèle et le désintéressement de M. Junod sont connus. Un grand nombre de nos collègues et moi avons pu constater l'utilité de l'appareil dont il est l'inventeur.

GIBERT.

Dans les hôpitaux et en ville, j'ai fait un fréquent usage de l'appareil hémospasique inventé par M. le Dr Junod; j'en ai retiré de notables avantages, sans que j'aie à lui attribuer *le moindre accident*.

Je ne doute pas qu'un moyen thérapeutique doué d'une aussi grande puissance ne soit appelé à rendre dans l'avenir plus d'un service à l'art de guérir. Je me joins à mes collègues pour solliciter la bienveillance du Conseil en faveur de l'inventeur, qui, pour propager ce moyen, a fait de grands sacrifices en conservant la dignité de la profession; qui, pendant longtemps, l'a appliqué dans les hôpitaux sur la demande des chefs du service, et cela sans rétribution et à titre onéreux.

LEGROUX.

Je me réunis bien volontiers aux opinions exprimées par mes honorables confrères, et je pense que le procédé du Dr Junod, employé avec la prudence et la modération qui le caractérisent, peut rendre des services signalés. Il est à ma connaissance que, dans quelques cas soumis à mon observation, sa méthode a été d'une grande efficacité.

E. CHASSAIGNAC.

Je me joins à mes confrères pour recommander au Conseil le procédé employé par M. Junod. Il peut avoir de bons résultats, même dans quelques cas désespérés, comme j'ai eu occasion de m'en convaincre à l'Hôtel-Dieu.

PIEDAGNEL.

J'ai employé plusieurs fois à Beaujon l'appareil de M. Junod; il serait à désirer que l'emploi de ce moyen fût rendu facile dans les hôpitaux.

Martin SOLON.

Indépendamment des avantages thérapeutiques, très-grands et très-réels, qu'on peut tirer de l'emploi de l'appareil Junod dans un grand nombre de cas, il en est quelques-uns où cet emploi est indispensable et de toute nécessité.

Ph. BOYER.

Je regarde l'emploi de la ventouse de M. Junod comme fort utile dans les cas de congestion sanguine et d'hémorrhagies cérébrales ou thoraciques. Je pense qu'on ne saurait trop faciliter son extension.

BARON.

Je me joins avec empressement à mes collègues pour recommander l'usage de l'appareil de M. le Dr Junod. L'introduction plus générale dans les hôpitaux de ce moyen puissant, dont les avantages sont aujourd'hui incontestablement reconnus, serait un bienfait pour les malades et une ressource précieuse pour les médecins.

M. Casenave.

La méthode de l'honorable Dr Junod peut être de la plus grande utilité dans le traitement des maladies mentales, et particulièrement chez les déments paralytiques: je serais heureux de posséder dans mon service un de ses principaux appareils, et je verrais, avec le plus vif intérêt pour mes malades, ce praticien ingénieux et persévérant obtenir un service plus spécial dans nos hôpitaux.

J. Voisin.

Frappé des services véritables et rendus avec zèle, depuis tant d'années, par M. le Dr Junod, je me fais un plaisir de me joindre à mes collègues des hôpitaux pour appuyer sa juste demande. J'ai la conviction que son appareil possède des avantages thérapeutiques incontestables et fais des vœux pour que l'Administration, dans sa sollicitude pour nos indigents, favorise l'emploi de ce moyen. Pour ma part, je pense que dans la plupart des phlegmasies des vieillards, où le fait pathologique est un état congestionnaire, le procédé de M. Junod est un moyen des plus efficaces, et que, dans un très-grand nombre de cas, il doit remplacer les saignées, les sangsues et les ventouses. En donnant son appui à cette méthode thérapeutique, l'Administration ferait tout à la fois le bien de nos malades et préparerait pour l'avenir de grandes économies dans les dépenses des hôpitaux.

A. Labric.

Il résulte des déclarations de mes collègues et des observations que j'ai eu occasion de recueillir :

1° Que l'appareil de M. Junod possède des avantages thérapeutiques incontestables;

2° Que cet appareil, souvent préférable aux saignées et aux autres ventouses, peut devenir une source d'économie, surtout en diminuant le nombre des sangsues;

3° Que l'emploi de cet appareil n'a jamais été suivi d'accidents consécutifs;

4° Que, par sa conduite modeste et désintéressée, M. Junod s'est acquis la bienveillance de ses confrères.

D'après toutes ces considérations, nous n'hésitons pas à appuyer la juste demande de M. Junod.

GÉRARDIN.

LETTRE
DU SECRÉTAIRE DES HOSPICES.

Paris, le 2 avril 1839.

Le secrétaire général de l'Administration des Hospices civils de Paris, à Monsieur le docteur Junod, *medecin, auteur de la méthode hémospasique et des appareils à compression, etc.*

Monsieur le Docteur,

Le Conseil général des hospices a entendu, avec beaucoup d'intérêt, le rapport qui lui a été présenté sur les services que vos utiles découvertes ont rendus, dans une foule de circonstances graves, aux malades reçus dans les établissements charitables de Paris. Il a examiné votre dernière réclamation appuyée d'observations développées par un grand nombre de professeurs les plus distingués de la Faculté, et il a reconnu qu'il ne pouvait qu'être avantageux de faire usage de vos procédés, aussi ingénieux que puissants, lorsque les médecins et chirurgiens des hôpitaux en prescrivent l'application.

L'arrêté dont j'ai l'honneur de vous adresser une expédition consacre cette disposition. Cet acte va être transmis aux membres de la Commission administrative qui en donneront connaissance aux directeurs des établissements, et ceux-ci à MM. les médecins et chirurgiens chefs du service de santé.

Ces détails ainsi réglés, il me reste, Monsieur le Docteur, conformément aux intentions du Conseil, à vous remercier des soins, aussi désintéressés qu'empressés, que vous avez depuis longtemps donnés à nos pauvres malades. En continuant l'emploi de vos grandes ventouses, vous acquerrez de nouveaux droits à la reconnaissance du Conseil comme à la gratitude des indigents. Être noblement utile à ses semblables, leur venir en aide quand ils souffrent, sont des titres que tous les hommes de bien savent apprécier et qui appelleront toujours la sympathie des administrateurs spécialement occupés, par devoir et par penchant, du soulagement de la classe nécessiteuse.

Recevez, Monsieur le Docteur, l'assurance de ma considération la plus distinguée.

Le Secrétaire général,
THUNOT.

RAPPORT
DU CONSEIL DE SANTÉ DE ROCHEFORT
SUR LA VENTOUSE JUNOD,

ADRESSÉ À M. LE MINISTRE DE LA MARINE LE 7 DÉCEMBRE 1846.

D'après les instructions contenues dans la dépêche ministérielle du 20 août dernier accompagnant l'envoi de la ventouse Junod, lesquelles enjoignaient de s'assurer de l'emploi de ce nouveau moyen de révulsion, en suivant les indications détaillées de l'auteur, des expériences suivies ont été faites à l'hôpital de la Marine sur quelques malades offrant diverses affections qui réclamaient la médication révulsive, et il est résulté de ces expériences :

1° Que la ventouse Junod est d'une application très-facile en suivant exactement l'indication fournie par l'auteur ;

2° Qu'après l'action suffisamment prolongée de la pompe aspirante adaptée à la boîte métallique, on obtient une injection très-remarquable des vaisseaux capillaires sanguins, de la partie soumise à l'expérience, d'où il résulte une révulsion énergique exempte d'accidents, les malades ne se plaignant en général que d'un picotement très-marqué pendant l'action de la pompe qui fait le vide ; en conséquence, et pour conclure, nous dirons qu'il est à désirer que ce moyen thérapeutique soit habituellement employé dans les cas pathologiques réclamant une prompte et énergique révulsion, moyen qui, d'après les nombreuses attestations des médecins les plus distingués des hôpitaux de Paris, a amené les résultats les plus favorables dans un grand nombre d'affections diverses.

COPIE D'UN RAPPORT

SUR

UN APPAREIL A VENTOUSES DE M. JUNOD,

ADRESSÉ AU PRÉFET MARITIME DE CHERBOURG,

LE 19 FÉVRIER 1848,

PAR LES MEMBRES DU CONSEIL DE SANTÉ.

Cet appareil s'est prêté convenablement à toutes les expériences auxquelles il était destiné par les intentions qui ont présidé à sa construction. Application commode et facile, solidité de construction, libre mouvement du mécanisme qui assure la régularité de son jeu, graduation facultative de ses effets : tels sont les avantages qu'il réunit. Quant à sa solidité, elle est incontestable. La puissance et la rapidité avec lesquelles les déplacements des congestions sanguines s'accomplissent sous l'influence des aspirations qui résultent de l'apposition et de la manœuvre de cette grande ventouse, la rendent d'un emploi fort heureux dans plusieurs circonstances importantes de la pratique médicale. Cet appareil manquait à l'intervention thérapeutique. Le succès avec lequel il a été confectionné dans le modèle qui a été mis à notre disposition nous paraît à peu près complet.

En somme, nous pensons que l'emploi des grandes ventouses de M. Junod se recommande puissamment dans les circonstances graves, où la célérité de leur action peut conjurer les accidents les plus funestes, particulièrement chez les sujets pleins de vigueur, comme le sont la plupart de ceux admis pour le service de la flotte. En ajoutant que, dans bien des cas, ces ventouses peuvent suppléer à l'indication des évacuations sanguines, nous trouvons encore dans cette disposition un motif de plus pour désirer que leur usage soit adopté pour le service des hôpitaux, et même pour celui des bâtiments sur lesquels les localités permettent d'en placer.

Dans un second Rapport, en date du 11 décembre 1848, le même Conseil ajoute : « La ventouse Junod, maintes fois employée avec avantage dans les cliniques de l'hôpital de Cherbourg, y a donné lieu à des résultats précieux, qui n'eussent pu être obtenus aussi heureusement par d'autres moyens. Leur application se lie généralement à des conditions de gravité morbide, qui parfois donneraient lieu de regretter d'être privé de cet appareil. Son mode d'emploi est simple et direct. Moyennant quelques précautions bien faciles à prendre, l'usage de cette ventouse ne peut être suivi d'aucun accident sérieux. »

RAPPORT MÉDICAL

SUR L'UTILITÉ

DE L'EMPLOI DE LA VENTOUSE DITE JUNOD,

ADRESSÉ A M. LE MINISTRE DE LA MARINE,

LE 25 JANVIER 1849,

PAR M. LE PRÉFET MARITIME DE TOULON.

Conformément à une dépêche ministérielle du 30 octobre 1848, le conseil de santé s'est livré à de nouvelles expériences pour constater une seconde fois les avantages de la ventouse inventée par le docteur Junod, et il lui reste démontré que cet appareil produit des effets réels, incontestables, comme moyen puissant de révulsion ; que son application est facile et ses résultats très-prompts. Les changements manifestes survenus dans la circulation générale et locale lui permettent d'affirmer que la puissance congestive de la ventouse Junod est très-grande, et que la thérapeutique possède en elle un de ses agents les plus énergiques.

TÉMOIGNAGE

DU MÉDECIN ET DU CHIRURGIEN EN CHEF

DE L'HÔPITAL DE NICE.

Nous soussignés A. Deporta, médecin en chef et P. Clericy, chirurgien en chef de l'hôpital Saint-Roch de Nice-Maritime, déclarons et certifions que M. le Dr Junod a eu l'obligeance charitable de faire l'application de l'appareil hémospasique dont il est l'inventeur, sur quatre malades de nos salles.

Deux se trouvaient dans nos salles de médecine et étaient affectés, l'un d'hémoptysie par congestion des poumons, l'autre d'une légère congestion cérébrale, avec épistaxis. Deux, dans les salles de chirurgie, étaient affectés d'ophthalmie.

Le résultat a été très-bon. Chez le premier de ces malades, la congestion a cessé presque instantanément, et l'hémorrhagie a disparu. Le malade était bien, après huit à dix jours. L'application de l'appareil a été suivie d'une sueur générale qui a duré près de vingt-quatre heures. Chez le second, l'épistaxis a cessé immédiatement, ainsi que la congestion. Il s'en est également suivi une transpiration marquée.

Dans les deux autres cas d'ophthalmie, on a vu que la rougeur des yeux disparaissait de suite et que les malades se trouvaient mieux.

Les soussignés sont persuadés que ce moyen thérapeutique, énergique et prompt, est d'une efficacité incontestable, qu'il serait dans l'intérêt humanitaire qu'il fût généralisé et que M. le Dr Junod est bien méritant de le propager.

Nice, 29 janvier 1858.

Prof. chev. DEPORTA, D. M.

PACIFIQUE CLERICY.

Vu, pour la légalisation des signatures de M. le docteur chevalier Deporta, médecin en chef de l'hôpital civil de Nice, et de M. le docteur Pacifique Clericy, chirurgien en chef du même hôpital.

Le Ve syndic administrateur,

A. CLERISSY.

EXTRAIT D'UN MÉMOIRE

lu à l'Académie des sciences, le 18 juin 1849, sur l'application de la méthode hémospasique au traitement des plaies par armes à feu et à diverses affections chirurgicales.

.....Video meliora proboque,
Deteriora sequor. (Ovide.)

S'il est une loi pathologique démontrée, c'est qu'aucune solution de continuité, soit dans les parties molles, soit dans les os, ne se guérit sans une inflammation préalable.

Mais si l'inflammation prouve les efforts de la nature médicatrice pour la guérison, efforts plus ou moins prompts, plus ou moins heureux, l'expérience constate aussi que cette inflammation est la source, la cause d'une infinité de graves accidents. C'est par elle et par ses suites que succombent presque toujours les individus qui sont atteints de blessures graves.

Sans doute il n'en serait pas ainsi lorsque ce *molimen* conservateur de la nature a lieu, si les efforts de réaction qui se manifestent étaient constamment dans une mesure proportionnée au but à atteindre.

Malheureusement ils dépassent presque toujours les limites compatibles avec l'ordre régulier des fonctions. Une blessure grave étant reçue, il se passe pour ainsi dire un temps d'arrêt, pendant lequel la nature semble recueillir et ramasser ses forces, puis elle réagit avec une violence, une impétuosité souvent suivie d'accidents plus ou moins formidables.

Sans vouloir en faire le tableau, car ils sont généralement connus et appréciés, nous signalerons les principaux : la fièvre à tous les degrés, le délire, la douleur dans toutes ses gradations les plus vives, et avec la douleur, l'afflux de sang, les congestions, les engorgements des organes, des tissus et des parenchymes; car : *ubi dolor, ibi fluxus;* puis viennent les spasmes, les convulsions, le tétanos; plus tard enfin les longues suppurations, l'épuisement, la fièvre de résorption.

Il en résulte que l'inflammation, utile et salutaire dans son principe, devient parfois une cause de désorganisation de l'économie, soit par son excès, soit par sa continuité. Aussi les chirurgiens, à toutes les époques, ont-ils cherché à la combattre dans ses écarts. Régulariser, modérer, tempérer, diminuer et même éteindre l'inflammation, suite de blessures graves, a toujours été le but essentiel, la grand *desideratum* de l'art chirurgical.

Il faut l'avouer, ce but n'est pas encore complétement atteint par les moyens ordinaires de la pratique, et cependant ces moyens ne sont pas sans résultats, sans une utilité incontestable.

Les plus importants sont au nombre de trois :

1° La saignée;

2° La diète;

3° La réfrigération.

Mon intention n'est pas d'entrer dans une série de détails relatifs à leur emploi; je me contenterai d'affirmer que, si ces divers moyens sont utiles dans bien des cas, ils présentent aussi de nombreux inconvénients. Il y a mille circonstances où, relativement à la saignée, il y a contre-indication formelle, positive, prise dans l'état du sujet.

La diète poussée trop loin, comme on le faisait il y a peu de temps, ne laisse pas d'avoir ses dangers; trop négligée, elle n'est pas moins à craindre, elle réclame la plus sérieuse attention de la part des praticiens. Une juste mesure est très-difficile à établir, de l'aveu même des médecins les plus judicieux.

Quant à la réfrigération, on l'a beaucoup vantée pour modérer la réaction inflammatoire dans les blessures et prévenir les accidents; mais les inconvénients qu'elle entraîne ont tellement frappé les chirurgiens, que beaucoup d'entre eux y ont renoncé ou ne l'emploient que dans des cas particuliers.

L'insuffisance de ces moyens, dans la plupart des cas de plaies et de lésions graves, m'a amené à me demander si l'appareil hémospasique, ou la méthode de déplacement du sang, ne pourrait pas être employé avec autant d'avantages dans le traitement des blessés que dans celui d'un grand nombre d'affections internes, où il a produit des résultats si heureux. Cette question ne peut être résolue qu'en la considérant sous le double point de vue de la théorie et de la pratique.

Au point de vue théorique, nous demandons ce qui se passe dans une plaie au bout d'un temps plus ou moins long :

Une exaltation de la sensibilité, bientôt suivie d'un *raptus du sang* et d'engorgement inflammatoire local.

Que faut-il faire pour contre-balancer autant que possible ce mouvement fluxionnaire? Il faut en diminuer l'énergie, en amoindrir la violence: or c'est là précisément l'effet de la méthode hémospasique qui, par une puissance supérieure de révulsion, détourne un cinquième au moins de la masse du sang, finit, au moyen d'applications réitérées, par empêcher non-seulement le mouvement fluxionnaire de s'accroître, mais le neutralise complétement, et facilite ainsi la guérison des blessures.

Non-seulement ces applications occasionnent une dérivation salutaire, mais elles établissent une sorte de contre-stimulisme, dont le résultat est de diminuer instantanément les pulsations du cœur et la congestion inflammatoire. Sous l'influence de ce moyen, nous avons vu les blessés éprouver un calme tout particulier, et si instantané qu'ils ne pouvaient s'en rendre compte. Il en est qui, tourmentés par une insomnie cruelle, finissaient par s'endormir même avant que la séance fût terminée; ce qui tendait à réparer le trouble général des fonctions.

La pratique elle-même n'a pas tardé à confirmer ce point de vue théorique.

Les discordes civiles, qui nous ont donné le triste privilége de voir dans la cité ces plaies graves par armes à feu et autres, qu'on n'observait autrefois que sur les champs de bataille éloignés, nous ont fourni tout récemment de nombreuses occasions d'expérimenter la méthode dont nous parlons, et de reconnaître toute son efficacité, qu'elle se soit trouvée combinée avec les autres moyens, ou qu'elle ait été exclusivement destinée à les remplacer.

Pendant les journées de février et de juin, nous avons été appelé un grand nombre de fois dans les ambulances et les hôpitaux, pour hémospasier des blessés, chez lesquels les saignées et les préparations opiacées avaient échoué ou ne pouvaient plus être employées.

D'un autre côté, il n'échappera point à l'Académie que notre méthode possède une précision toute mathématique, puisqu'elle permet d'apprécier d'une manière rigoureuse la quantité de sang déplacée et la durée de ce déplacement. Il faut remarquer aussi que, non-seulement cette dérivation si énergique rend les battements du cœur moins forts, mais qu'elle va chercher le sang jusque sous les aponévroses; ce qui, chez les blessés, est d'une haute importance pour prévenir les phlegmons consécutifs et d'autres accidents inflammatoires.

Je ne veux pas dire que les applications de l'appareil hémospasique soient d'une efficacité constante; mais, on le sait, la certitude dans nos moyens thérapeutiques n'est qu'une source plus ou moins grande de probabilités; tout ce que je puis affirmer, c'est que ces applications ont été extrêmement utiles. On doit, au surplus, s'en rapporter ici à l'expérience, car elle est le souverain juge du vrai et du faux dans l'art de guérir.

EXTRAIT DE LA *GAZETTE MÉDICALE*,

TOME XI, 22 JUILLET 1843.

DE L'HÉMOSPASIE.

Qu'est-ce que l'*hémospasie?* Cette question sera certainement faite par beaucoup de médecins qui ne connaissent ni le nom ni la chose. En effet, on les chercherait inutilement dans cette foule de dictionnaires qui, depuis plusieurs années, paraissent sur l'horizon scientifique. Mais ces médecins ne pourront se défendre de quelque étonnement, quand ils apprendront que l'*hémospasie* est une méthode thérapeutique efficace et entièrement basée sur les phénomènes de la vie; que l'Académie des sciences, assez bon juge, comme on sait, sur ces objets, s'en est longuement occupée il y a quelques années; que, d'après deux excellents rapports, l'un par M. Magendie, l'autre par M. Serres, elle a décerné à l'inventeur un des prix Montyon; quand ils sauront que du sein de l'Académie des sciences la méthode dont il s'agit a passé dans les hôpitaux pour y subir la redoutable épreuve des applications réitérées, et que les résultats ont été des plus heureux. Aussi les praticiens les plus haut placés dans la science n'ont-ils pas hésité à affirmer publiquement par leur signature ce qu'ils avaient expérimenté et constaté; aussi le Conseil général des hospices a-t-il adressé des remercîments au docteur Junod pour les services que sa méthode avait rendus aux malades des hôpitaux. Ce sont là, si nous ne nous trompons, de graves et irrécusables témoignages.

Maintenant on se demande : comment l'*hémospasie* n'a-t-elle pas, dans la science, le rang qui lui convient? Comment restet-elle encore obscure, ignorée par un grand nombre de praticiens? Disons-le, c'est que l'esprit du véritable progrès est inconnu à la foule, qui se prend d'ordinaire au bruit, au fracas de l'annonce et de la réclame, variées sur tous les tons.

Mais enfin, dira-t-on, *qu'est-ce que l'hémospasie?* Le voici : c'est la méthode révulsive poussée de degrés en degrés, jusqu'à son *summum* le plus élevé, jusqu'au point où il faut nécessairement s'arrêter, s'il n'est pas indiqué de provoquer la lipothymie. Cette révulsion se fait au moyen du vide, mais du vide qu'on obtient sur de larges surfaces, sur un ou deux membres, même sur la moitié du corps, à l'aide d'appareils particuliers et construits avec soin. Produire un *raptus* intense de sang, du centre à la périphérie, dissiper les congestions, neutraliser les mouvements fluxionnaires morbides, changer et modifier jusqu'à un certain point l'action circulatoire, dégager ainsi l'organe opprimé par la maladie, tel est le but qu'on se propose d'atteindre, but général, comme on le voit, mais qui s'applique à une multitude de cas pathologiques.....

On peut donner, comme une preuve de la rapide et vive action de ce moyen sur l'économie, les phénomènes qui se manifestent quand on y a recours; le pouls s'accélère d'abord pour se ralentir ensuite, le visage pâlit, la température des téguments s'abaisse, surtout aux mains et au visage, les inspirations sont plus profondes, il y a une tendance au sommeil et à la défaillance, le cœur n'ayant plus la quantité normale de sang nécessaire à son action. On doit penser que ces effets sont variés et surtout proportionnés à la différence de constitution individuelle. Il n'en est pas moins vrai que, si l'on employait les appareils hémospasiques sans précaution, on déterminerait des phénomènes ayant un caractère opposé à l'état ordinaire, ce que l'on peut facilement éviter.....

Nous n'entrerons dans aucun détail sur les maladies où la méthode *hémospasique* doit être employée. Nous renvoyons à ce sujet au petit ouvrage du docteur Junod que nous avons déjà cité. D'ailleurs, cette méthode n'est nullement spéciale pour telle ou telle maladie: c'est un moyen puissant, efficace, auquel on doit recourir dans un grand nombre d'affections pathologiques. En effet, comme dans la plupart il existe un état congestionnel, c'est déjà beaucoup de pouvoir diminuer la masse de sang, d'enlever par là l'excès de stimulus qui fatigue l'organe et oppresse les forces; aussi la méthode hémospasique est-elle un moyen assez énergique pour amener des solutions heureuses et inattendues. Qui ne sait qu'en liant un ou plusieurs membres, on parvient à guérir une fièvre intermittente? Que se passe-t-il dans ce cas? un trouble insolite dans la circulation. Il en est bien autrement dans la méthode hémospasique où ce trouble peut être augmenté, diminué, gradué, d'après les intentions du praticien et les indications qui se présentent. Remarquons que cette action sur le mouvement circulatoire du sang est toujours sans danger quand on sait la diriger. Il est même des circonstances où la méthode hémospasique est d'un emploi nécessaire dans les maladies aiguës, notamment dans les inflammations franches : c'est lorsque le malade, d'une constitution délicate, ne peut être saigné, ou du moins ne doit perdre qu'une petite quantité de sang, ou bien lorsque, épuisé par la maladie, par le régime, les saignées répétées, toute émission de sang ultérieure serait préjudiciable. On trouve alors dans la méthode hémospasique une bonne et précieuse ressource. En y ayant recours, la saignée s'opère en quelque sorte, mais pas une goutte de sang ne se perd, la masse de ce fluide se retrouve entière pour hâter ensuite la convalescence et le retour des forces. Ce que nous disons ici de la saignée peut s'entendre des applications réitérées de sangsues, applications dès lors inutiles, puisque l'effet est produit, et il l'est immédiatement sans redouter le trop grand abaissement de l'énergie vitale. Ajoutons qu'on a parlé d'une économie de sangsues; elle est là, ou elle n'est nulle part.

Il est des praticiens, et malheureusement c'est le plus grand nombre, qui ignorent l'existence de cette méthode; c'est ce qui fait qu'elle n'a pas encore, dans la thérapeutique, le rang qui lui convient et auquel elle arrivera indubitablement. Il est d'autres praticiens qui en ont entendu parler, qui même l'approuvent, mais ne l'emploient jamais, probablement parce qu'elle n'est pas dans leur *formulaire* habituel; ils savent qu'on fait le *vide*, qu'on fait le *plein*, et ils s'en tiennent là; cependant ils se disent partisans du progrès. Enfin il en est qui, plus avancés, ne la connaissent que superficiellement ou élèvent des objections contre son emploi. Voyons ce qu'elles ont de valeur. On peut réduire ces objections à deux principales : la première, qu'immédiatement après l'application des appareils il se fait une *réaction* violente et en sens contraire, d'où résulterait une congestion secondaire formidable sur des organes importants. Cette réaction, nous pouvons l'assurer positivement, est tout à fait imaginaire. La raison en est simple : indépendamment de l'expérience qui prouve le contraire, c'est que l'injection n'a lieu que dans le système capillaire superficiel des téguments, et qu'elle ne se dissipe que peu à peu et du jour au lendemain. La seconde objection est que ce gonflement peut déterminer des épanchements, des congestions, des ruptures de vaisseaux, etc.; tout cela est conjectural, nullement fondé sur les faits. Jamais nous n'avons vu d'accidents pareils dans le grand nombre d'applications hémospasiques faites sous nos yeux et avec cette prudente hardiesse qui caractérise tout praticien judicieux.

Du reste, en parlant des bons effets de la méthode hémospasique, nous ne prétendons nullement en faire une panacée universelle. Ce n'est pas aux médecins instruits, consciencieux, qu'il faut prêcher le dogme de l'infaillibilité; ils savent que nous ne pouvons agir hors des limites du vrai et du possible, que la *probabilité* seule à différents degrés nous appartient, et non jamais la *certitude* absolue; laissons donc cette prétendue infaillibilité aux inventeurs de remèdes, affichés de toutes parts, annoncés dans les journaux de tous les formats: et comme notre temps est toujours gros d'industrie, d'industriels et d'industrialisme, nous ne manquerons pas de moyens de guérison qu'on dit toujours souverains. Sans avoir d'aussi hautes prétentions, la méthode hémospasique n'en présente pas moins des avantages marqués dans le traitement de beaucoup de maladies. Malheureusement, à cause de sa nouveauté sans doute, on l'emploie souvent trop tard; quand on a épuisé tous les autres moyens, quand le mal triomphe de l'art, en un mot qu'on ne sait plus que faire, alors, par la raison du *melius anceps quam nullum*, on a recours au moyen dont il s'agit. C'est ce que nous avons eu l'occasion d'observer bien des fois. Eh bien! malgré ce désavantage, la méthode hémospasique a souvent triomphé dans certains cas, et déterminé dans beaucoup d'autres une amélioration et un soulagement marqués.

On voit, d'après ce qui vient d'être dit, que la *méthode hémospasique,* ou éminemment *révulsive,* n'est la conséquence d'aucun système en particulier, qu'elle appartient à la vraie médecine, c'est-à-dire à la médecine expérimentale, qui marche avec les faits, s'appuie sur l'observation, se vérifie par des résultats bien constatés; c'est dire que cette méthode se trouve dégagée de toute recherche ambitieuse des causes et de la commodité dangereuse des explications subtiles. Mais quiconque veut avancer sagement dans la route des idées progressives, des nécessités scientifiques, comprendra l'utilité d'un pareil moyen thérapeutique, uniquement fondé, comme nous l'avons dit, sur les lois physiologiques les plus manifestes, en sorte que rien n'est plus facile ici que de rallier l'évidence de la théorie à l'évidence du fait.

Si maintenant on voulait chercher d'autres preuves de l'efficacité de cette méthode, on en trouverait deux assez remarquables. La première est la hâte, l'empressement que certaines personnes ont mis à s'emparer de ce moyen, dans des vues qui ressemblent peu au désintéressement.....

La seconde preuve dont nous voulons parler, et qui n'est point à dédaigner, en faveur de la méthode en question, c'est que beaucoup de médecins y ont recours pour leur propre compte. M. Junod s'est fait, pour ainsi dire, une *clientèle* de médecins; si ce n'est pas la meilleure sous certains rapports, au moins est-elle une preuve décisive de l'efficacité présumée ou démontrée d'un moyen thérapeutique. On est bon juge ordinairement quand il s'agit de maladies qui nous atteignent; c'est là suivre le conseil que donne Montaigne aux médecins.

Maintenant, si nous ne nous abusons, on doit comprendre l'importance de la méthode hémospasique, ou la révulsion portée à son *summum* d'action. Pourquoi, dira-t-on, ne l'emploie-t-on pas généralement? C'est qu'elle a manqué de cette vulgaire publicité acquise à tant de moyens ou insignifiants, ou inutiles, ou dangereux. Du reste, il ne faut pas s'en étonner. A l'exception de ce qui frappe les imaginations, de ce qui pique vivement la curiosité, il n'est pas un principe, pas une découverte, pas une idée utile qui n'aient d'abord rencontré une ligue formidable d'opinions acquises, d'habitudes routinières, et comme une conjuration de tous les anciens préjugés. Mais la vérité, aidée de son puissant allié, le temps, finit par vaincre, s'établir et pénétrer dans les esprits. Toujours est-il que M. Junod n'a cessé d'appeler l'attention des praticiens sur la méthode hémospasique. Ce qu'il redoute le plus est de voir confondre son procédé avec cette foule de prétendues inventions, de découvertes, de remèdes prônés par la cupidité, et accueillis avec la crédule faiblesse de l'ignorance et du préjugé. Terminons donc cet article par une réflexion aussi juste que vraie, que nous empruntons à l'auteur : « Il ne s'agit point « ici, dit-il, et j'en fais tout exprès la remarque, d'un remède se« cret, d'une spéculation quelconque, d'un industrialisme merce« naire et tarifé. C'est une méthode médicale, basée sur les lois de « la vie les mieux connues, puis expérimentée sur de larges pro« portions. Aussi, je m'adresse aux esprits graves et judicieux, aux « hommes instruits et impartiaux. Je puis dire hardiment aux mé-

« decins, comme aux malades, aux praticiens les plus sévères, comme « au public éclairé : venez et voyez, examinez et jugez. »

R. P.

EXTRAITS DU JOURNAL ANGLAIS *THE LANCET.*

PREMIER ARTICLE.

14 JUILLET 1838.

NOUVEL APPAREIL PROPRE À OPÉRER LE VIDE SUR LA MOITIÉ INFÉRIEURE DU CORPS, PAR M. JUNOD.

Les effets du vide sur une petite portion du corps sont connus dès la plus haute antiquité. Mais ce n'est que tout récemment que des expériences ont été tentées pour remplir certaines indications thérapeutiques, en appliquant ce moyen sur une large échelle.

Nous avons déjà appelé l'attention de nos lecteurs sur les ingénieuses inventions de M. Junod, pour opérer le vide sur les extrémités, et nous nous trouvons aujourd'hui en mesure de représenter la gravure de l'un des appareils qui lui servent à cet effet.

Depuis, M. Junod vient de donner une nouvelle extension à l'emploi de ses appareils, en faisant construire un récipient qui permet d'isoler la moitié inférieure du corps.

Les effets de la diminution de la pression atmosphérique à la surface du corps, ou de l'augmentation de cette pression, sont frappants et d'un nouveau genre. Le résultat le plus remarquable obtenu à l'aide de ce nouvel appareil est la facilité qu'il offre pour provoquer ou dissiper à volonté la syncope. Il n'est pas très-facile de déterminer en ce moment tous les avantages qui pourront en résulter; mais si la syncope a l'importance qu'on lui attribue pour arrêter l'inflammation, cette dernière découverte de M. Junod ne peut être que de la plus haute importance.

Il paraît, en outre, que de nombreux malades débilités par des causes très-variées, ont recouvré des forces nouvelles par l'emploi des bains d'air comprimé, également dus aux recherches du Dr Junod.

Attiré par le désir de propager l'emploi de ces deux grands systèmes, l'auteur vient d'envoyer ses appareils à l'exposition universelle de Londres, et, dans une étude qu'il a publiée sur ce sujet, on trouve sous forme de documents l'approbation unanime de plus de cinquante médecins des hôpitaux de Paris.

Nous ne pouvons terminer cette notice sans exprimer l'espoir de voir quelques-uns de nos médecins ou chirurgiens adopter ces nouveaux moyens de guérison.

DEUXIÈME ARTICLE.

12 JUILLET 1851.

NOUVELLE INVENTION APPLICABLE À LA PATHOLOGIE INTERNE ET EXTERNE : APPAREIL HÉMOSPASIQUE DU DOCTEUR JUNOD.

En 1838, nous avons eu l'occasion d'appeler l'attention des praticiens sur un appareil inventé par le Dr Junod, dans le but d'opérer le vide sur les extrémités ou sur de larges surfaces du corps. Il a été constaté que des effets importants en ont été obtenus, entre autres celui de pouvoir provoquer à volonté la syncope et, par là, d'arrêter le progrès de l'inflammation sans diminuer les forces.

Nous avons en ce moment sous les yeux un travail du Dr Junod, intitulé : *De l'hémospasie.*

L'auteur se propose :

1° D'obvier aux inconvénients des émissions sanguines, en leur substituant, souvent avec avantage, l'emploi de l'hémospasie;

2° De prévenir l'abus de certains médicaments plus ou moins nuisibles ou dangereux.

Depuis plus de vingt ans le Dr Junod a poursuivi ses recherches avec le plus louable dévouement, et chaque année a ajouté au nombre des faits nombreux qu'il a déjà recueillis.

Les observations qu'il a communiquées à l'Académie des sciences ont engagé ce corps savant à faire des rapports si favorables sur cette invention, que dans ce moment on y a recours dans un grand nombre des hôpitaux de la France pour arrêter l'inflammation.

Le Dr Junod est en outre l'inventeur d'un autre appareil non moins important.

Il consiste en une chambre pneumatique, destinée à donner des bains d'air comprimé ou raréfié.

Le bain d'air raréfié paraît débilitant, mais l'effet contraire est obtenu à l'aide des bains d'air comprimé qui relèvent les forces.

FIN.

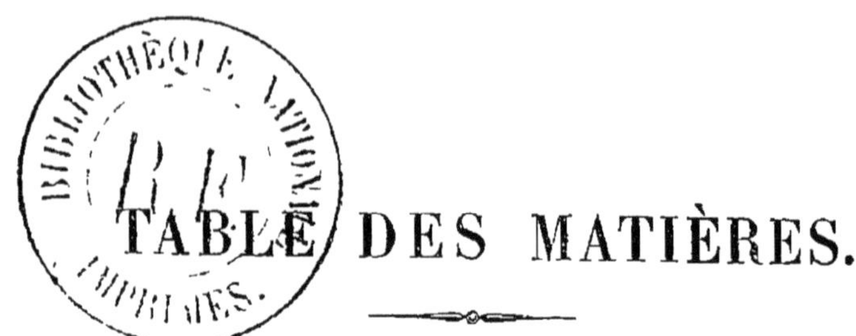

TABLE DES MATIÈRES.

PREMIÈRE PARTIE.

CHAPITRE PREMIER.

CHAPITRE II.

MODE D'APPLICATION.

CHAPITRE III.

REMARQUES PRATIQUES SUR LE MODE D'APPLICATION EN GÉNÉRAL.

Pages.

DEUXIÈME PARTIE.

CHAPITRE PREMIER.

CHAPITRE II.

EXPÉRIENCE PHYSIOLOGIQUE SUR UN HOMME SAIN.

TROISIÈME PARTIE.

THÉRAPEUTIQUE.

CHAPITRE PREMIER.

PHYSIOLOGIE PATHOLOGIQUE.

CHAPITRE II.

DES INDICATIONS.

SECTION I.

PATHOLOGIE INTERNE.

SECTION II.

PATHOLOGIE EXTERNE.

Pages

CHAPITRE III.

CHAPITRE IV.

CHAPITRE V.

MALADIES DE LA TÊTE ET DU RACHIS.

SECTION I.

MALADIES DU SYSTÈME CÉRÉBRO-SPINAL.

SECTION II.

NÉVROSES ET NÉVRALGIES.

SECTION III.

MALADIES DES YEUX ET DE L'OREILLE.

Pages.

MALADIES DE POITRINE.

SECTION I.

MALADIES DES VOIES RESPIRATOIRES.

SECTION II.

MALADIES DU COEUR.

MALADIES DE L'ABDOMEN.

SECTION I.

MALADIES DES VOIES DIGESTIVES.

SECTION II.

MALADIES DE L'UTÉRUS.

SECTION III.

MALADIES DES VOIES URINAIRES.

MALADIES GÉNÉRALES.

SECTION I.

FIÈVRES.

SECTION II.

RHUMATISMES.

MALADIES CHIRURGICALES ET DIVERSES.

DOCUMENTS ET PIÈCES JUSTIFICATIVES.

FIN DE LA TABLE DES MATIÈRES.

www.ingramcontent.com/pod-product-compliance
Ingram Content Group UK Ltd.
Pitfield, Milton Keynes, MK11 3LW, UK
UKHW020320200726
13857UKWH00001B/223

9 782011 78503